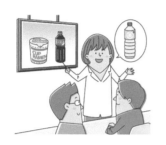

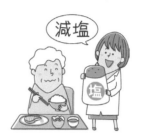

臨床に役立つ

精神疾患の
栄養食事指導

功刀　浩／阿部裕二 編著

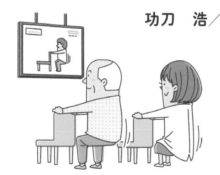

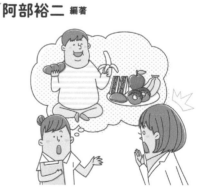

講談社

執筆者一覧

• • •

赤坂さつき	(独)国立病院機構 沖縄病院統括診療部栄養管理室 栄養管理室長（3.4節）
阿部裕二＊	(独)国立病院機構 東京病院栄養管理室 栄養管理室長（前（国研）国立国際医療研究センター国府台病院）（3.1節，4.1節，4.2節，4.4節，5.2節，6章）
池内寛子	栃木県保健福祉部健康増進課健康長寿推進班 主査（3.7節）
石岡拓得	(一財)愛成会 弘前愛成会病院診療部栄養科 科長（6章）
井上久仁子	(医社)哺育会 横浜相原病院栄養科 科長（6章）
太田晴久	昭和大学附属烏山病院発達障害医療研究所 講師（4.3節）
神谷しげみ	(独)国立病院機構 久里浜医療センター栄養管理室 栄養管理室長（4.5節）
功刀　浩＊	帝京大学医学部精神神経科学講座 主任教授（1章，2章）
小池早苗	(一財)精神医学研究所附属東京武蔵野病院栄養科 主任（6章）
近藤安恵	(医社)じうんどう 慈雲堂病院診療支援部栄養科 科長（6章）
柴原奈津子	(医社)仁清会 グリーンヒルズ若草病院栄養課 課長（6章）
鈴木　文	港区障害者支援ホーム南麻布 管理栄養士（前 昭和大学附属烏山病院栄養科）（4.3節）
鈴木　太	東海大学医学部付属大磯病院診療協力部栄養科（5.3節）
須永将広	(独)国立病院機構 渋川医療センター栄養管理室 栄養管理室長（5.1節）
滝　由美	(医社)翠会 成増厚生病院栄養科 主任（6章）
瀧下淳子	(医)唐虹会 虹と海のホスピタル栄養管理科 チーフ（6章）
中谷成利	(独)国立病院機構 さいがた医療センター栄養管理室 栄養管理室長（3.2節）
西宮弘之	(公財)積善会 曽我病院栄養科 科長（6章）
馬場真佐美	(独)神奈川県立病院機構 神奈川県立精神医療センター栄養管理科 栄養管理科長（3.6節，6章）
早川明子	(独)国立病院機構 甲府病院栄養管理室 栄養管理室長（4.7節）
福吉大輔	(医)全隆会 指宿竹元病院栄養部 主任（6章）
宮本佳世子	(国研)国立精神・神経医療研究センター病院栄養管理室 栄養管理室長（3.3節，3.5節，5.4節）
森山　裕	国立療養所多磨全生園栄養管理室 栄養管理室長（前（独）国立病院機構 小諸高原病院）（4.6節）

〔五十音順，＊印は編者，（　）は担当箇所。6章は本文の文末に執筆者名記載〕

ブックデザイン・本文デザイン …… 相京厚史 (next door design)

イラスト ………………………… ホンマヨウヘイ

はじめに

本書は，精神栄養学と臨床栄養学の観点から精神疾患の栄養食事指導について解説した書籍になります。精神疾患には統合失調症や気分障害，発達障害や摂食障害，アルコール依存症，認知症などが含まれ，それぞれの疾患の特徴に合わせた栄養管理や栄養食事指導が求められます。

精神疾患の患者数は増加傾向にあり，特に近年では，うつ病や認知症などの増加が目立っています。そのような状況のなか，精神疾患は平成25年度から都道府県が策定した「5疾病・5事業および在宅医療」のなかに加わりました。また，平成29年に精神障害者の一層の地域移行を進めるための地域づくりを推進する観点から「精神障害にも対応した地域包括ケアシステム」の構築をめざすことになっており，なお一層の精神保健福祉の向上が課題となっています。

この精神科領域において「栄養」はこれまで摂食障害やアルコール依存症を除いて重視されることは少ない状況でした。しかし，2000年前後に出現した第2世代抗精神病薬は高い治療効果が得られるようになってきたものの，一部の薬剤に体重や血糖の管理を要するものがあり食生活改善が重視されるようになってきました。また，近年では栄養素や食事の仕方が精神疾患の療養や予防に効果を及ぼすエビデンスが集まるとともに，身体疾患に関連するメンタルヘルスも注目されています。そのような背景からこの領域における栄養食事指導も少しずつではありますがエビデンスや報告が集まるようになっており，今後さらに期待が高まっていくと考えられます。

しかしながら，臨床栄養に関する書籍は多数ありますが，精神疾患と栄養について書かれた書籍や，なかでも栄養食事指導に関して特化されたものはほとんどありません。そもそも，管理栄養士の養成課程でも摂食障害やアルコール依存症の栄養管理についてはふれられることがあっても，統合失調症や気分障害などの疾患や，その栄養管理を学ぶ機会も少ないのが現状です。私も含め，多くの管理栄養士は実際の臨床現場に出てから経験している状況です。しかし，先に記したとおり，精神疾患の患者数は増加傾向にあって地域での包括的なケアが推進されると，多くの管理栄養士が精神疾患をもつ患者さんの栄養管理や栄養食事指導をする機会が増えてくると考えられます。

そこで，本書の目標は精神疾患における栄養食事指導の「基礎」をねらいとしました。精神科栄養に興味を持ちはじめた若手や，普段は一般診療科を中心に従事しているが精神疾患の栄養について知識を広げたい管理栄養士・栄養士，また学生にも手にとっていただきたいと感じています。一方，精神科栄養を専門とする管理栄養士や中堅からベテランの方にとっても，精神疾患と栄養における臨床研究のトピックなども含まれているため，参考になると考えています。内容は，1章，2章を精神科栄養の基本と疾患の理解を目的に功刀 浩先生にご執筆いただきました。3章，4章は精神疾患の栄養食事指導の基本として

専門的な立場や経験を有する管理栄養士といっしょに執筆しました。5章は身体疾患におけるメンタルヘルスの観点から，それぞれの分野で経験豊富な管理栄養士に協力していただきました。6章は精神科栄養の専門資格である日本精神科医学会認定栄養士でQ&Aを作成しました。また，多くの執筆者から具体的な資料を提示いただいたため，巻末に資料集としているのでご覧いただきたいと思います。精神疾患に関連した栄養食事指導を行う管理栄養士・栄養士が少しでも本書を臨床で役立てていただけたら幸いです。

　本書をまとめるにあたり多くの方から支援や経験する機会を受けました。国立精神・神経医療研究センターでは本書の共同編者である功刀 浩先生をはじめ多くの先生から栄養食事指導の経験と精神栄養学について学ぶ機会をいただきました。国立国際医療研究センター国府台病院では精神疾患の栄養食事指導で多くの症例を経験しました。全国精神科栄養士協会や精神科栄養サポート研究会には多くの情報を提供していただき，執筆の協力をいただきました。全国国立病院管理栄養士協議会の会員にも執筆の協力をいただくとともに，職場では日常業務と並行するなかでサポートしていただきました。また，本書の企画・執筆・編集では堀 恭子様に大変お世話になりました。多くの皆様のお力添えがあって刊行できることに感謝の言葉を申し上げます。

2021年7月

著者代表　阿部裕二

目　次

・・・

第 **4** 章　　精神疾患別栄養食事指導の
ポイント

精神疾患の基礎知識

第1章

精神疾患の治療における栄養学的観点

1.1 精神疾患の治療

精神疾患の治療法は大別して，①環境調整，②精神療法，③薬物療法，④脳刺激療法，⑤リハビリテーションや運動療法，⑥食事・栄養学的介入，⑦その他に大きく分けることができる。

1 環境調整

精神疾患患者の多くはストレスを誘因として発症したり，元来ストレス耐性が低いために比較的弱いストレスで病状が悪化したりする。したがって，過度なストレス，あるいはその患者が苦手とするような状況は避ける生活環境にすることは症状軽減に効果的である。たとえば，仕事内容が変化し，長時間労働が続いてうつ病を発症した場合，仕事量を軽減させる，重度の場合には自宅療養や入院による静養が必要となる。

2 精神療法

現代のストレスの多くは，人間関係のストレスである場合が多く，そのような場合の患者の苦悩は，「話を聞いてもらえる」ことで癒されるというメカニズムがある（カタルシス効果）。温かい雰囲気のなかで，治療者が相槌をうちながら患者の内的世界に寄り添うだけでも，本人が話をするなかで気持ちの整理ができていく。ただし，その際，治療者は患者が語ることに対して価値判断をせずに「傾聴」することが大切である。というのも，価値判断をしては寄り添うことにならず，突き放すことになりかねないからである。なんらかの「評価」をする際には，叱らずに，できたところを褒めるにとどめておくのが基本である。

傾聴はすでに立派な精神療法であるが，さらに一歩進めて，患者が苦手とする相手や状況下でもストレスをそれほど感じなくなれるように訓練することを目的とした精神療法もあり，認知行動療法はその代表的なものである。たとえば上司に叱られたりすると，「自分はダメ人間だ」と思って気分が落ち込んでしまいがちなうつ病の患者に対して，「上司は期待しているから叱咤激励してくれている」といった具合にポジティブに考えられるように訓練していく。

3 薬物療法

　向精神薬による治療は現在の精神科治療の中心的役割を果たしている。統合失調症の幻覚や妄想は抗精神病薬という一群の薬物で改善することが多く，治療に必須の薬物となっている。うつ病には抗うつ薬，躁－うつ的気分変動を示す躁うつ病（双極性障害）には気分安定薬，不安障害には抗不安薬，不眠には睡眠薬が使われる。ただし，気をつけなければならないのは，抗精神病薬は時としてうつ病や双極性障害にも使われるし，抗うつ薬は不安障害やストレス障害にも用いられる。また，抗不安薬や睡眠薬は精神疾患全般に用いられる。すなわち，薬の種類と使われる病名は一対一に対応するわけではない。それぞれの患者さんにとってベストの治療薬のいわば「カクテル」を探して用いることになる。

4 脳刺激療法

　主に入院中で，しかも薬物療法などではコントロール困難な重度の患者に対して，通電療法（電気けいれん療法）が古くから行われている。通電療法は興奮や昏迷（意志発動性がない状態）が強い場合や自殺念慮が強い場合，拒絶や食欲低下が強く食事をとらずに身体の衰弱が著しい場合など，急性期の統合失調症や重度のうつ病に対して主に用いられる。最近は修正型電気けいれん療法といって，麻酔科医の管理下に筋弛緩薬を投薬して筋肉のけいれんを起こさずに通電する方法が主流になっている。一度に数秒程度の通電を週に2〜3回，合計4〜10回程度行う。もうひとつの脳刺激療法として，2019年から経頭蓋磁気刺激療法がうつ病に対する保険適応に承認された。これはやはり薬物に反応しない難治性うつ病患者を対象に，うつ病の病態に関連する脳領域の刺激を行うもので，原則的に週5日×4週間施行される。ただし，いまのところ実施している施設は非常に限られている。

5 リハビリテーションや運動療法

　前述のような治療法を行い，症状がある程度軽減したとしても，実社会において適応できるまでに十分回復するとは限らない。特に職場復帰するにはハードルが高い場合がしばしばである。そのような場合，保護的な環境から徐々に実社会に適応できるようにトレーニングしていくリハビリテーションを行う必要がある。実際にはデイケア，作業所，就労援助などを通じて訓練を行い，社会復帰へとつなげていく。運動療法は急性期を過ぎた患者に対してはよい適応となる。適度な運動は脳の構造・機能に良好な影響を与え，身体能力の向上にとどまらず，認知機能や精神・身体症状の改善に有用であることを示すエビデンスが急速に蓄積されてきている。それによって社会復帰に近づける効果は大きいし，再発予防にも有効である。また，将来の認知症の発症予防効果もある。また，運動療法は後述の「1.2節　食事・栄養学的介入」と車の両輪をなすものである。

1.2 節を参照のこと。

前述のような治療法以外にさまざまな治療法が提言されている。鍼灸，ヨガ，アロマセラピー，芸術療法などが試みられているが，効果に関するエビデンスのさらなる蓄積を要する。

1.2　食事・栄養学的介入

近年，精神疾患における食事や栄養学的問題が病態や治療経過において重要な役割を果たすことを示すエビデンスが増えてきたことから，食事療法，栄養食事指導，栄養補充療法が注目されるようになった。産業が発達し，高度に文明化された現代において，心の不調の見過ごされやすい要因のひとつに食生活の問題がある。多くの人にとって，現代はもはや明日の食糧を心配する時代ではなく，むしろ，いかに食べ過ぎずに過ごすことができるかに苦慮する時代となった。人類が狩猟採集生活を送っていた時代には食糧確保の保証もなかったことから，食糧がたくさん入手できるうちにエネルギーを脂肪として溜め込むシステム（倹約遺伝子など）を発達させ，それによって自然淘汰を勝ち抜いてきた。そうしたなかで飽食の時代となり，周知のとおり，エネルギー過剰摂取，すなわち肥満になりやすい問題が生じた。また，食事の内容も自然の食材から口当たりのよい食品として製品化されたものが流通するようになり，製品化の過程で食糧本来の栄養が失われるといった事態も生じている。このほかにも，食の欧米化によって栄養バランスが失われがちであるといった問題もある。さらに，日本特有の問題として，成人女性のなかには，この飽食の時代にあって，エネルギー摂取量が非常に低いレベルにとどまっている人が少なくなく（2019 年「国民健康・栄養調査」によれば，20 代女性の 20.7% が BMI（体格指数）18.5 未満である），それによる栄養不足も指摘されている。

これまで精神疾患において，摂食障害やアルコール症などの精神疾患以外では，栄養学的視点は必ずしも重要視されてこなかった。しかし，前述のような栄養学的問題がそのほかの精神疾患の発症や経過にも大きな影響を与えることがわかってきている。

したがって，精神疾患患者の治療では，精神症状や心理的ストレスの把握にとどまらず，栄養学的問題の把握が重要である。体重や体格指数のモニターのほか，脂質異常，耐糖能異常，ビタミンやミネラルといった微量栄養素の不足などについて血液検査で把握する必要がある。そうして，それぞれの問題に対して栄養食事指導や医薬品・サプリメントなどを用いた栄養補充療法を行う。機能性食品を用いた精神疾患の治療の有効性に関する研究も進んでいる。

具体的な食生活への介入は，主治医と管理栄養士が連携して栄養食事指導を行う。したがって，管理栄養士も精神疾患をもつ患者への指導に習熟する必要がある。なお，うつ病や認知症などの精神疾患の病名で栄養食事指導料を算定することはできないが，精神疾患患者には，脂質異常症，高血圧，糖尿病，肥満など栄養食事指導料を算定できる病気を合併しているケースが非常に多い。事実，筆者は管理栄養士と連携し，精神疾患患者に対する栄養食事指導を積極的に行っているが，ほとんどの場合，栄養食事指導料を算定できている。

1 精神疾患患者の栄養食事指導を行う場合の留意点

　精神疾患患者の栄養食事指導を行う場合，留意すべき重要な点がいくつか挙げられる。1つめは，栄養食事指導に対する動機づけをしっかり行うことである。「自分の問題は心の問題であって，食事の問題ではない。現代のような豊かな時代に栄養不足などあるのだろうか」といった考えをもつ患者は少なくない。「食べる楽しみが減ると精神症状が悪化してしまうのではないか？」と危惧する患者や家族，管理栄養士もいる。しかし，精神疾患の発症やその後の経過には栄養学的問題が大きく影響しており，適量，バランスのよい食事をとることが，治療にも役立つことをしっかり伝え，栄養食事指導に対する動機を高める。

　2つめは，食生活に関する十分な情報収集を行うことである。しかし，患者のなかには自分の食生活についてうまく説明できない場合もしばしばあるので，家族などから食生活に関連する生活環境について情報収集することが大切である。ただし，患者自身が買物や料理をすることができなくなっている場合も多くみられるので，そのような場合は，誰からの援助を受けることができるのか，キーパーソンは誰なのか，それとも援助する人がいないのか，援助する人がいない場合にはコンビニや惣菜屋，弁当屋などを活用せざるをえないが，その利用上の工夫などについて指導する必要がある。

　3つめは，指導がストレスにならないように配慮することである。指導する際には，叱らずに，できたところを褒めるにとどめておくのがよい。これは支持的精神療法における基本的態度と共通である。また，認知機能障害（認知症だけではなく，統合失調症，うつ病，双極性障害など，種々の精神疾患において認知機能がある程度障害されていることが少なくない）により理解力や記憶力が低下している患者が少なくないため，複雑なことはいわず，簡単な言葉でわかりやすく，くり返し伝えることが重要である。カロリー計算はできるだけ使わず，〝ジュースではなくお茶を飲みましょう〟といった習慣の是正に重点を置く。

　栄養食事指導は，通常，数回の指導で卒業になることが多い。しかし，精神疾患患者の場合は，元来の知識不足，認知機能障害による理解や記憶の低下などがあるため，根気よく指導する必要がある。半年〜1年，長い場合はそれ以上にわたる指導が必要になることが少なくない。筆者の患者さんのなかには1か月に1回の定期診察の後に毎回栄養食事指導を受けて帰宅することを長年続けている方もいる。実際，体重などに少しずつ効果が現れている。

第2章

精神疾患の基礎知識と栄養学的問題点

2.1 統合失調症

1 統合失調症とは

厚生労働省の調査（2017年）によれば，統合失調症やその類縁疾患によって専門的治療を受けている患者の数はおよそ80万人である。日本では人口のおよそ0.7％が発症するとされるが，一般に人種によって大きな違いはないとされている。思春期から成人早期に発症のピークがあり，10歳未満や60歳以上での発症はほとんどみられない。女性では閉経前の40歳代後半にも発症の小さなピークがある。男女比は1：1であるが，男性のほうが比較的予後が悪い。入院患者数はおよそ15.4万人で，精神疾患の病床総数30.2万人のおよそ半分を占める重大な疾患である。

急性期は，幻覚・妄想，精神運動興奮，了解困難なまとまりのない行動や会話などの陽性症状（健常者には通常みられない症状）が目立つ。幻覚では幻聴が多く，自分の悪口をいう他人の声の幻聴や，あれこれ命令する内容の幻聴が多い。妄想では，被害妄想や関係妄想（自分に関係のない人，事物に対して関係があると確信する）などが多い。これらの陽性症状は抗精神病薬に比較的よく反応して改善する場合も多い。しかし，こうした症状が消退しても意欲低下，自閉，感情鈍麻，思考の貧困といった陰性症状（健常者がもっている脳機能が減退している症状）や，記憶力・知能，実行機能（課題を達成する能力），情報処理機能などの認知機能障害が残存することが多く，それによって，社会的機能障害を呈し，学業や就職などが困難になる場合が多い。

世界で汎用されている米国精神医学会による統合失調症の診断基準[1]を表2.1に示す。

2 統合失調症の栄養学的問題

❶ 生活習慣病や寿命について

栄養学的問題として，統合失調症は双極性障害と同様，ないしそれ以上に肥満，喫煙，糖尿病，高血圧，脂質異常，メタボリック症候群（メタボリックシンドローム）といった心血管疾患のリスクを高める要因をもつ頻度が高いことが知られている[2]（表2.2）。さらに，これらの生活習慣病をきちんと治療していない者が多い。抗精神病薬で治療を受けている患者に関する大規模調査を行ったCATIE（Clinical Antipsychotic Trials of Intervention Effectiveness）研究によれば，およそ3分の1の統合失調症患者がメタボリック症候群に該当し，脂質異常症をもつ患者の88％，高血圧患者の62％，糖尿病の

表2.1 統合失調症の診断基準の要点（米国精神医学会DSM-5[1] による）

問診による情報に基づいて行われる

A	＜特徴的な症状＞ 次のうち2つ以上が1か月間ほとんどいつも存在する 1. 妄想 2. 幻覚 3. 解体した会話 4. 解体した行動，緊張病性の行動 5. 感情の平板化，思考の貧困，意欲の欠如などの陰性症状
B	＜社会的または職業的機能の低下＞ 仕事・対人関係・自己管理などの面で，1つ以上の機能が 病前の水準より著しく低下している
C	障害の徴候が6か月以上続いている （Aの症状は1か月以上）
D	統合失調感情障害や気分障害ではない
E	薬物乱用や身体疾患によるものではない

- A，D，Eを満たし，症状が1か月以上続いているが6か月以内のものは「統合失調症様障害」という
- Aの1〜4のうち，1つ以上の症状があるが，1か月以内にすっかりよくなるものを「短期性精神病性障害」という

表2.2 統合失調症と双極性障害患者における改善可能な
心血管疾患のリスク要因の推定発症率と相対危険率

改善可能なリスク要因	推定発症率（相対危険率）%	
	統合失調症	双極性障害
肥満	45〜55（1.5〜2）	21〜49（1〜2）
喫煙	50〜80（2〜3）	54〜68（2〜3）
糖尿病	10〜15（2）	8〜17（1.5〜2）
高血圧	19〜58（2〜3）	35〜61（2〜3）
脂質異常	25〜69（≦5）	23〜38（≦3）
メタボリック症候群	37〜63（2〜3）	30〜49（1.5〜2）

〔Correll CU. 2007[2] より〕

38％はそれらの疾患に関する治療を受けていなかった[3]。これは海外のデータなので，日本での実態は不明であるが，同様の傾向はあることは否めないと思われる。

　特記すべきことに，日本精神科病院協会と日本臨床精神神経薬理学会による大規模調査では，外来患者7,655人中メタボリック症候群は34.2％であったのに対し，入院患者15,461人中メタボリック症候群であったのは13.0％であり，外来患者は入院患者の3倍程度メタボリック症候群の頻度が高いことがわかった[4]。これは，入院患者は原則として管理栄養士による病院食を長期間摂取しているが（日本の統合失調症入院患者は平均在院

日数が 532 日と海外に比べて桁外れに長いことが知られている），外来患者は栄養管理が
あまりなされていないことによると考えられる。したがって，統合失調症患者は栄養管理
が非常に重要なことが裏づけられる。

　このようなことから，統合失調症は一般人口と比較して寿命が短いことが知られてい
る。Hennekens ら[5] の報告によれば，一般人口の平均寿命が 76 歳（男性 72 歳，女性
80 歳）であったのに対し，統合失調症の平均寿命は 61 歳（男性 57 歳，女性 65 歳）で
あり，20％程度寿命が短かった。この要因として統合失調症は自殺率が高いことのほか
に，特に心筋梗塞などの心血管疾患を発症することによって死亡年齢が早まることが指摘
されている。

❷ 栄養素や食品の摂取について

　肥満やメタボリック症候群のリスク因子としては，食生活のほか，統合失調症の陰性症
状（意欲低下による活動量の低下）や薬物療法の影響もある。統合失調症患者の食事に関
する過去 31 研究のメタアナリシスによれば，統合失調症患者は一般健常者と比較して，
飽和脂肪酸の摂取量が多く，食物繊維や果物の摂取が少なかったという報告が多く，概し
て非健康的な食生活を送っていることが指摘されている[6]。筆者らの検討でも，統合失調
症患者は健常者と比較して，BMI が有意に高く（23.7 ± 5.1 v. 21.8 ± 3.3），BMI が 30
以上の肥満の頻度も有意に多かったが（11.8％ v. 3.6％，オッズ比 3.5），パンや菓子パン
を食べる頻度やコーラ・ジュースを飲む頻度が多いことが肥満に影響していた[7]。また，
統合失調症患者は食べるスピードが速いことが指摘されているが，筆者らの検討でもこれ
を支持する結果を得ている。

❸ 薬物療法の影響について

　抗精神病薬には，体重増加や耐糖能異常をきたす副作用をもつものがあり，前述のリス
ク要因に影響を与えるものが少なくない[8,9]。現在主に使われている第二世代抗精神病薬
のなかで，特にクロザピン，オランザピンは体重増加しやすく，耐糖能異常，脂質異常症
のリスクも高める。クエチアピンとリスペリドンは中等度ないし軽度の体重増加作用があ
るが，耐糖能異常や脂質異常を引き起こすという明確なエビデンスはない。アリピプラ
ゾールには体重増加作用は少なく，耐糖能異常や脂質異常症に関する報告はない。抗精神
病薬の体重増加に関する最新の比較では図 2.1 のようになっている[10]。

　抗精神病薬による体重増加のメカニズムとしては，ヒスタミン受容体への作用，ムスカ
リン受容体遮断作用，ドパミン系（報酬系）への作用などが指摘されているが，そのほか
セロトニンやそれらによる食欲増進作用，運動量低下，基礎代謝の低下などが複雑に絡み
合っていると考えられている。耐糖能異常は，肥満になってから二次的に生じるという面
があるほか，薬物の膵臓からのインスリン分泌に対する直接作用もあるという考え方が有
力である。というのも，耐糖能異常は抗精神病薬の投与後早期に生じることや，薬物の中
止によって改善するからである[11]。

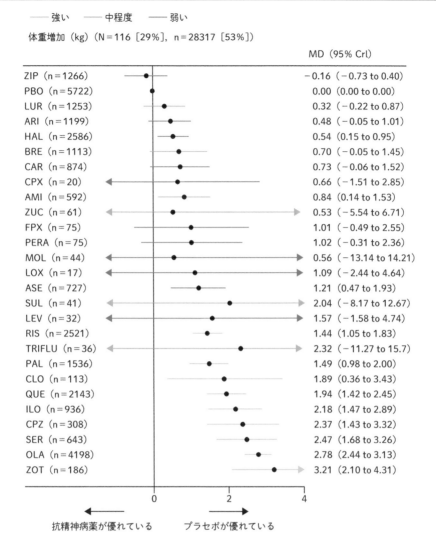

――― 強い ――― 中程度 ――― 弱い

体重増加（kg）（N＝116 [29%]，n＝28317 [53%]）

	MD（95% Crl）
ZIP（n＝1266）	−0.16（−0.73 to 0.40）
PBO（n＝5722）	0.00（0.00 to 0.00）
LUR（n＝1253）	0.32（−0.22 to 0.87）
ARI（n＝1199）	0.48（−0.05 to 1.01）
HAL（n＝2586）	0.54（0.15 to 0.95）
BRE（n＝1113）	0.70（−0.05 to 1.45）
CAR（n＝874）	0.73（−0.06 to 1.52）
CPX（n＝20）	0.66（−1.51 to 2.85）
AMI（n＝592）	0.84（0.14 to 1.53）
ZUC（n＝61）	0.53（−5.54 to 6.71）
FPX（n＝75）	1.01（−0.49 to 2.55）
PERA（n＝75）	1.02（−0.31 to 2.36）
MOL（n＝44）	0.56（−13.14 to 14.21）
LOX（n＝17）	1.09（−2.44 to 4.64）
ASE（n＝727）	1.21（0.47 to 1.93）
SUL（n＝41）	2.04（−8.17 to 12.67）
LEV（n＝32）	1.57（−1.58 to 4.74）
RIS（n＝2521）	1.44（1.05 to 1.83）
TRIFLU（n＝36）	2.32（−11.27 to 15.7）
PAL（n＝1536）	1.49（0.98 to 2.00）
CLO（n＝113）	1.89（0.36 to 3.43）
QUE（n＝2143）	1.94（1.42 to 2.45）
ILO（n＝936）	2.18（1.47 to 2.89）
CPZ（n＝308）	2.37（1.43 to 3.32）
SER（n＝643）	2.47（1.68 to 3.26）
OLA（n＝4198）	2.78（2.44 to 3.13）
ZOT（n＝186）	3.21（2.10 to 4.31）

0　　　　2　　　　4

←抗精神病薬が優れている　　　プラセボが優れている→

AMI＝amisulpride（アミスプリド），ARI＝aripiprazole（アリピプラゾール），ASE＝asenapine（アセナピン），BRE＝brexpiprazole（ブレクスピプラゾール），CAR＝cariprazine（カリプラジン），CLO＝clozapine（クロザピン），CPX＝clopenthixol（クロペンチキソール），CPZ＝chlorpromazine（クロルプロマジン），FPX＝flupentixol（フルペンチキソール），HAL＝haloperidol（ハロペリドール），ILO＝iloperidone（イロペリドン），LEV＝levomepromazine（レボメプロマジン），LOX＝loxapine（ロクサピン），LUR＝lurasidone（ルラシドン），MOL＝molindone（モリドン），OLA＝olanzapine（オランザピン），PAL＝paliperidone（パリペリドン），PBO＝placebo（プラセボ），PERA＝perazine（ペラジン），QUE＝quetiapine（クエチアピン），RIS＝risperidone（リスペリドン），SER＝sertindole（セルチンドール），SUL＝sulpiride（スルピリド），TRIFLU＝trifluoperazine（トリフルオペラジン），ZIP＝ziprasidone（ジプラシドン），ZOT＝zotepine（ゾテピン），ZUC＝zuclopenthixol（ズクロペンチキゾール）．＊

図2.1　抗精神病薬の体重増加副作用の比較
MDの値が大きいほど体重増加作用が高い。下線は日本未承認の薬剤 [Huhn M et al., 2019[10]）より]

❹ 肥満・メタボリック症候群への介入について

　肥満やメタボリック症候群に関連する問題に対する介入法としては，食事での介入，運動療法，認知行動療法，そしてこれらを組み合わせて行うものがあるが，これらの介入法を行った23の研究のメタアナリシスによれば，概して体重コントロールやメタボリック症候群の指標となる数値の改善に有効であるという[12]。また，統合失調症を対象とした

運動療法は，脳機能を高める可能性が指摘されている。Pajonk ら[13] は，統合失調症を対象に有酸素運動（サイクリング）を用いた運動療法を行い，海馬体積の変化や記憶テストスコアの変化を検討した。その結果，運動療法を行った患者は海馬体積が平均 12％増加したが，サッカーゲームを行った対照患者群の海馬体積については有意な変化はみられなかった。運動療法群における海馬体積の増加は，体力の増加（最大酸素摂取量の増加）と強い相関を示した。また，患者全体において，治療前後の短期記憶テストのスコアの変化は，海馬体積の変化とよく相関したという。

その後，多数の運動療法の検討がなされ，メタアナリシスにより運動療法の有効性がおおむね確立している。Dauwan ら[14] は，運動療法の効果を検討した 29 の研究（1,109 人の患者を含む）を分析した。その結果，重症度スコアの合計得点，陽性症状，陰性症状，総合精神病理尺度のいずれも運動療法群はコントロール群と比較して，有意に改善効果をもっていた。さらに，生活の質，総合的機能，うつ症状に対しても有意な改善効果をもっていた。Firth ら[15] は，認知機能をアウトカム（目標とする治療結果とすること）にした運動療法の研究（合計 385 人の患者を対象とした過去の 10 研究）を対象として解析した。その結果，有酸素運動は総合的認知機能を有意に改善した。運動量が多いほど効果が大きく，専門家による指導を受けた場合のほうがそうではない場合に比べて認知機能改善効果が高かった。認知機能のなかでも，作業記憶，社会的認知，注意・集中力に関する有意な効果があったが，処理速度，言語性記憶，視覚性記憶，推論・問題解決能力に関しては有意な効果はなかったという。筆者らの検討でも，統合失調症患者の握力を BMI で割った値（握力／ BMI）は種々の認知機能効果と正の相関を示した[16]。

食生活の改善，運動の促進による肥満やメタボリック症候群の治療／予防は，身体機能の改善による生活の質の改善のみならず，脳機能を改善し，認知機能の改善や社会復帰にもつながることから，統合失調症の治療においても重要なアプローチであることは明らかである。ただし，精神疾患患者を対象とした栄養食事指導や運動療法を実際に行う場合，困難な面も少なくない。今後，臨床実践研究によるノウハウを蓄積していく必要がある。

3　まとめ

統合失調症における栄養学的問題は，発症リスクを高める要因としてより，経過を大きく左右する要因として重要な位置を占める。特に，肥満・メタボリック症候群といった問題による循環器疾患のリスクを下げることが，寿命を延ばすこと，認知機能改善から社会復帰へとつながるため極めて重要である。もちろん，不健康な食事による栄養バランス異常も指摘されており，それを改善することも有効であろう。統合失調症患者においてとりわけ重要な栄養学的介入についてまとめると表 2.3 のようになる。また，食生活においては，表 2.4 のような指摘がなされている[17]。最近，日本精神神経学会，日本糖尿病学会，日本肥満学会でも本項に関連したガイドラインを出版しているので参照されたい[18]。

表2.3　統合失調症患者に対するメタボリック症候群関連の指導（筆者作成）

- ●メタボリック症候群に関連した生活習慣病について定期的にチェックする
- ●体重測定，腹囲測定，血液検査など
- ●糖負荷試験はHbA1Cなどのスクリーニング陰性でも考慮
- ●喫煙者は禁煙する
- ●身体活動・運動を増やす
- ●食生活の改善
- ●薬物の変更（肥満傾向の場合，肥満しにくい薬物に）
- ●栄養食事指導

表2.4　抗精神病薬で治療している患者に推奨される食生活習慣指針

- ●食事の献立をたてる際は家族も参加する
- ●ソフトドリンクではなく水を飲む
- ●1日の食事を4〜6回に分けて食べる
- ●毎日朝食を食べる
- ●食べ物は大盛りにしない
- ●グリセミック負荷の低い食事をゆっくり食べる
- ●飽和脂肪酸の摂取量を減らす
- ●可溶性食物繊維を1日25〜30g以上
- ●おなかが空いてもいないのにおやつ（間食）を食べない
- ●ファストフードを食べるのは1週間に1回以下にする
- ●1日2時間以上，じっとしていない
- ●毎日30〜60分以上運動する

〔Correll CU, et al., 2006[17] より〕

［参考文献］

1) American Psychiatric Association: Diagnostic and statistical manual of mental disorders 5th edn. (DSM-5). American Psychiatric Association. Arlington. 2013.(髙橋三郎・大野裕 監訳：DSM-5　精神疾患の分類と診断の手引. 医学書院. 2014.)
2) Correll CU: Balancing efficacy and safety in treatment with antipsychotics. CNS Spectr. 2007；12：12-20.
3) Nasrallah HA, et al. Low rates of treatment for hypertension, dyslipidemia and diabetes in schizophrenia: data from the CATIE schizophrenia trial sample at baseline. Schizophr Res. 2006；86：15-22.
4) Sugai T, et al. High Prevalence of Obesity, Hypertension, Hyperlipidemia, and Diabetes Mellitus in Japanese Outpatients with Schizophrenia: A Nationwide Survey. PLoS One. 2016　Nov 17；11(11)：e0166429.
5) Hennekens CH, et al. Schizophrenia and increased risks of cardiovascular disease. Am Heart J. 2005；150：1115-1121.
6) Dipasquale S1, Pariante CM, Dazzan P, et al. The dietary pattern of patients with schizophrenia: a systematic review. J Psychiatr Res. 2013；47：197-207.

7) 古賀賀恵ほか．統合失調症患者の肥満と関連する食生活および服薬について．第68回 日本栄養・食糧学会大会講演要旨集．2014；268.

8) Newcomer JW. Second-generation (atypical) antipsychotics and metabolic effects: a comprehensive literature review. CNS Drugs. 2005；19：1-93.

9) De Hert M, et al. Metabolic syndrome in people with schizophrenia: a review. World Psychiatry. 2009；8：15-22.

10) Huhn M, et al. Comparative efficacy and tolerability of 32 oral antipsychotics for the acute treatment of adults with multi-episode schizophrenia: a systematic review and network meta-analysis. Lancet. 2019 Sep 14；394(10202)：939-951.

11) van Winkel R, et al. Major changes in glucose metabolism including new-onset diabetes within 3 months after initiation or switch of atypical antipsychotic medication in patients with schizophrenia and schizoaffective disorder. J Clin Psychiatry. 2008；69：472-479.

12) Hjorth P, et al. A systematic review of controlled interventions to reduce overweight and obesity in people with schizophrenia. Acta Psychiatr Scand. 2014；130：279-289.

13) Pajonk FG, et al. Hippocampal plasticity in response to exercise in schizophrenia. Arch Gen Psychiatry. 2010；67：133-143.

14) Dauwan M, et al. Exercise Improves Clinical Symptoms, Quality of Life, Global Functioning, and Depression in Schizophrenia: A Systematic Review and Meta-analysis. Schizophr Bull. 2016；42：588–599.

15) Firth J, et al. Aerobic Exercise Improves Cognitive Functioning in People With Schizophrenia: A Systematic Review and Meta-Analysis. Schizophr Bull. 2017；43：546-556.

16) Hidese S, et al. Relationship of Handgrip Strength and Body Mass Index With Cognitive Function in Patients With Schizophrenia. Front Psychiatry. 2018 Apr 25；9：156.

17) Correll CU, Carlson HE. Endocrine and metabolic adverse effects of psychotropic medications in children and adolescents. J Am Acad Child Adolesc Psychiatry. 2006 Jul；45(7)：771-791.

18) 「統合失調症に合併する肥満・糖尿病の予防ガイド」作成委員会 編．統合失調症に合併する肥満・糖尿病の予防ガイド（日本精神神経学会・日本糖尿病学会・日本肥満学会 監修）．新興医学出版社．2020.

2.2 気分障害

1 気分障害とは

　厚生労働省の調査によれば，日本のうつ病など気分障害で専門的治療を受けている患者の数は，1999年に44万人だったのが，2017年には128万人とおよそ3倍に急増した。それでもなお，うつ病に罹患していても治療を受けている人は一部にすぎないことが指摘されており，実際は，その何倍もの患者がいると推定されている。WHOによる調査では，世界の人口の4.4％がうつ病であるとされる。

　気分障害は大別してうつ病相（うつ病エピソードともいう）だけを呈する単極性うつ病と，うつ病相だけではなく，躁病相（躁病エピソード）ないし軽躁病を呈する双極性障害（躁うつ病）とに分かれる。両者の概要は表2.5のとおりである。

❶ 単極性うつ病（うつ病）

　典型的なうつ病を「大うつ病性障害（Major Depressive Disorder；MDD）」（以下，うつ病）と呼び，表2.6に世界で最も汎用されている米国精神医学会の診断基準（DSM-5）の要点を挙げる[1]。基準Aにある9項目の症状のうち，「抑うつな気分」か「興味・喜びの喪失」のいずれかがあり，全部で5項目以上当てはまる期間が2週間以上続き，著しい苦痛や機能障害がある場合に該当する。

　生活のなかで強いストレスがかかったり不運なことがあったりすると，気分が落ち込ん

表2.5　気分障害の概要

分類	うつ状態	躁状態
●双極性障害（躁＋うつ） ●単極性うつ病（うつ）	●抑うつ気分 ●興味と喜びの喪失 ●易疲労感の増大 ●活動性の減少 ●集中力低下 ●自信喪失 ●罪責感（妄想） ●悲観的思考 ●自殺念慮・企図 ●食欲低下 ●睡眠障害	●高揚気分 ●絶好調 ●過活動 ●社交性増大，多弁 ●転導性亢進 ●自信過剰 ●誇大妄想 ●尊大な態度 ●性的活力亢進 ●浪費 ●睡眠欲求の減少
生涯罹病率 ●双極性：2.4%　男⇔女 ●単極性：10～25%　男＜女		
遺伝率 ●双極性：80% ●単極性：40%		
治療薬（主剤） ●双極性：気分安定薬（炭酸リチウム，カルバマゼビン，バルプロ酸，ラモトリギン） ●単極性：抗うつ薬（三環系，選択的セロトニン再取り込み阻害薬など）		

表2.6　大うつ病性障害の診断基準の要点（米国精神医学会DSM-5[1]による）

A	次の症状のうち5つ以上が2週間以上続き，そのうち少なくともひとつは，1. 抑うつ気分か，2. 興味・喜びの喪失である。 　　1. 抑うつ気分 　　2. 全般的な興味・喜びの喪失 　　3. 体重や食欲の減少／増加 　　4. 不眠または過眠 　　5. 精神運動性の抑制または焦燥 　　6. 易疲労性／気力減退 　　7. 無価値感／罪責感 　　8. 思考力や集中力の減退，決断困難 　　9. 自殺念慮／自殺企図
B	症状によって苦痛や機能障害が生じている。
C	薬物の影響や他の病気によるものではない。

だり眠れなくなったりすることは誰でも経験することであり，その程度や期間はさまざまであろう。そうした日常的な落ち込みから病的なうつ病までは連続性があると考えられるが，表2.6の基準を満たす場合は医療の対象とすべきというのがコンセンサスになっている。未治療の場合，自然に治癒することもあるが，最悪の場合は自殺などの不幸な転帰をたどる。そうでなくても仕事や家庭生活が困難になることから，少なくとも大うつ病性障害に該当する場合は速やかに専門的治療を受けるべきである。うつ病は仕事のプレッシャー，人間関係の葛藤などの慢性ストレスが誘因となって発症することが多い。うつ病患者の病前性格としては，責任感が強い，真面目，几帳面，律儀，正義感が強い，仕事熱

心，他人思いなどの「メランコリー親和型性格」をもつ人が多い。

❷ 双極性障害（躁うつ病）

双極性障害は，表2.7に示すような躁病相ないし軽躁病相を呈したことがある場合をいう。少なくとも1回の躁病エピソードがあると双極Ⅰ型障害，躁病エピソードはないが，軽躁病エピソードを呈した場合は双極Ⅱ型障害という。（軽）躁病相だけを呈してうつ病相を呈しないケースはまれであり，うつ病相を伴う場合がほとんどである。躁病相の際には本人は好調感があるので病識がないことが少なくなく，うつ病相になって初めて医療機関を自ら受診する場合も多い。

表2.7　躁病相の診断基準の要点（米国精神医学会DSM-5[1]による）

A	気分高揚，開放的，易怒的，異常で持続的な活動亢進がほぼ毎日，一日の大半において出現。
B	以下の症状が3つ以上（Aで易怒的のみの場合4個以上） 　1. 自尊心の肥大，誇大 　2. 睡眠欲求の減少 　3. 多弁 　4. 観念奔逸（考えが次々に浮かびまとまらない） 　5. 注意散漫・易刺激性 　6. 目標志向性の活動の増加，または精神運動性の焦燥 　7. まずい結果になる可能性が高い活動への熱中
C	社会的ないし職業的機能に著しい障害があるか入院が必要，あるいは幻覚・妄想がある。
D	薬物の影響や他の病気によるものではない。

- Aの症状が1週間以上持続し，機能障害が著しいか，入院が必要，あるいは精神病性の特徴（幻覚・妄想）がある場合は「躁病エピソード」
- Aの症状が4日間以上続き，機能障害が重篤でない場合は「軽躁病エピソード」

❸ 気分障害治療の6つの柱

気分障害治療の大枠は，心身の休息，環境調整，生物学的治療法，心理療法，リハビリテーションに加えて，近年，栄養学的アプローチの重要性が指摘されている（表2.8）。第一に，休息は概して病気の治療で必要なものである。また，一定の生活リズムと十分な睡眠により適正な睡眠－覚醒リズムを形成することが大切である。第二に，ストレスが誘因になって発症する場合が多いので，環境調整によって過度のストレスを低減させることが有効である。長時間労働などが誘因になっているケースでは仕事の負担を軽減したり，職場が強いストレス要因になっている場合は一時的に自宅療養するなどの調整を行ったりする。第三に，抗うつ薬などの生物学的な治療を行う。双極性障害では，気分安定薬が主剤となる。食事をほとんどとらない場合や強い希死念慮がある場合など重症な場合は通電療法を用いることもある。また，2019年から抗うつ薬に対する治療抵抗性患者に対する経頭蓋磁気刺激療法が保険適応になった。第四に，心理療法ではストレスにうまく対処でき

表2.8　気分障害治療の6つの柱

- ●心身の休息：適正な睡眠－覚醒リズムの形成
- ●環境調整：ストレスの低減
- ●生物学的治療法：抗うつ薬，通電療法，経頭蓋磁気刺激療法
- ●心理療法：認知行動療法，マインドフルネスなど
- ●リハビリテーション：職場復帰訓練（リワーク）
- ●栄養学的アプローチ（栄養食事指導，栄養補充療法，運動）

るように指導やトレーニングを行う。第五に，薬物療法などにより症状がある程度軽減しても職場で十分働けるまでには回復していないケースも少なくなく，デイケアなどで職場復帰訓練（リワーク）を行う。そして，近年になり，バランスのとれた食事と栄養の補充が有効であることを示すエビデンスが増えてきており，栄養補充療法や管理栄養士による栄養食事指導を行うことが望ましい。

2　気分障害の栄養学的問題

❶ エネルギーの過剰摂取

a. うつ病

　うつ病は，肥満，メタボリック症候群，糖尿病など，エネルギーの過剰摂取が主因となって引き起こされる病態と双方向性の関連がある。15の縦断的研究に関するメタアナリシスによれば，肥満はうつ病発症リスクを1.6倍に高め，うつ病は肥満発症のリスクを1.6倍に高める[2]。メタボリック症候群でも同様にうつ病のリスクを1.5倍に高め（9つのコホート研究でのデータ），うつ病はメタボリック症候群のリスクを1.5倍に高める結果であった（4つのコホート研究）[3]。筆者らのうつ病歴のある1,000人と対照群10,876人を対象とした大規模なWeb調査の解析でも，肥満や朝食の欠食，夜食や間食がうつ病と関連していた[4]。

　糖尿病とうつ病についても双方向性の関連を指摘されている。日本人男性の調査（2,764人を8年間追跡調査）では，うつ症状をもつ者は糖尿病発症リスクが2.3倍高かった[5]。日本人糖尿病患者を対象にうつ病の合併率を調査した研究では，129人の外来糖尿病患者のうち36.4%がうつ病症状をもち，疼痛や微小血管障害，特に神経障害をもつ者はうつ病罹患率が高かったと報告されている[6]。

　肥満，メタボリック症候群，糖尿病などの病態では，慢性的な軽度の炎症があり，炎症性サイトカインやアディポカインの変化がうつ病発症に関与すると考えられている。また，インスリンは，脳でのエネルギー摂取に関与するほか（従来，脳ではインスリン非依存的にグルコースをとり込むとされていたが，インスリン依存性のメカニズムが脳でも働いていることがわかってきている），神経保護作用や神経栄養作用をもつことから，インスリン抵抗性が脳機能に影響を与える可能性が指摘されている。耐糖能異常やメタボリッ

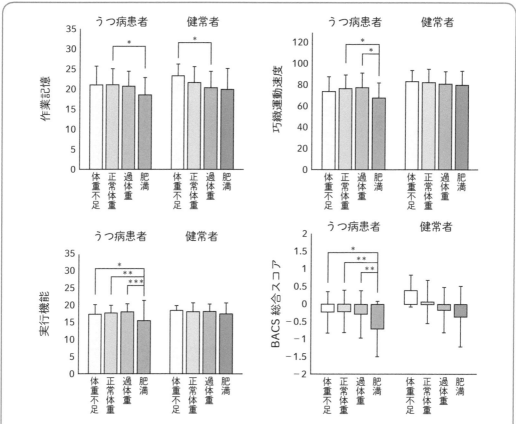

図2.2 BMI 30 以上の肥満をもつ大うつ病性障害患者は認知機能が低い[7]

大うつ病性障害患者（以下，うつ病患者）307人と健常者294人の認知機能についてBMI（body mass index：体格指数）に基づいてグループ分けして体格との関係について検討した。その結果，特にうつ病患者群においてBMI 30以上の肥満がある群は他の群と比較して統合失調症認知機能簡易評価尺度（Brief Assessment of Cognition in Schizophrenia；BACS）を用いて評価した作業記憶，巧緻運動速度，実行機能などの領域で，有意に低下していた（＊：$p < 0.05$；＊＊：$p < 0.01$；＊＊＊：$p < 0.001$）。BMI値は欧米の基準に従い，18.5未満を体重不足，18.5〜25未満を正常体重，25〜30未満を過体重，30以上を肥満と定義した。

ク症候群をもつ者は大脳皮質や海馬の体積が小さいということを見出した脳画像研究もある。筆者らの大うつ病性障害患者に関する検討でも，BMI 30 以上の肥満を呈する患者はそうでない患者と比較して認知機能が低下しており（図2.2），認知機能に関与する脳領域の皮質体積が有意に小さいことを示す結果を得た[7]。認知機能の低下は職場復帰を妨げる要因となることから，栄養食事指導や運動の推奨などによって肥満を解消することが，うつ病の治療経過を好転させると考えられる。

b．双極性障害

　双極性障害患者でも肥満やメタボリック症候群の患者は多い。McElroy ら[8] の 644 人の双極性障害患者での検討では，58％の患者が BMI ≧ 25 の過体重を示し，21％が肥満（BMI ≧ 30），5％が BMI ≧ 40 の〝超肥満〟であり，肥満患者は糖尿病，高血圧，関節炎などの合併症の頻度が高かったと報告された。また，肥満患者の 13.5％，〝超肥満〟患者の 50％に過食性障害（Binge Eating Disorder；BED，むちゃ食い障害ともいう）の既

往があったという（正常体重の患者では4.9%）。51人の双極性I型障害を対象とした研究でも，27%が神経性大食症ないし，「過食性障害」の既往があったという報告がある[9]。このように双極性障害に摂食障害を合併することが少なくない。

肥満は精神症状とも関連し，肥満のある双極I型障害患者は，肥満でない患者と比較して過去のうつ病相ないし躁病相の回数が多いこと，難治性の病相を呈することが多いこと，急性期治療後の再発が多いことなどが報告されている[10]。BMIが高い者は自殺企図歴も多いという結果も報告された[11]。

Elmslieら[12]は89人の双極性障害と445人の性・年齢のマッチした健常者群について調べたところ，それぞれ19%，12%が肥満（BMI≧30）であったが，双極性障害群は健常者群と比較して，摂取カロリーが高く（特に女性），1日の砂糖と炭水化物の摂取量が多く，特に甘い清涼飲料，ケーキやお菓子の摂取量が多く，概して不健康な食事パターンをとっているうえ，軽度～中等度ないし高度な身体活動に携わる回数が有意に少なかったと報告し，肥満となる要因を詳細に明らかにした。

双極性障害患者ではメタボリック症候群の頻度も高く，Vancampfortら[13]の過去の文献のメタアナリシス（37報，N＝6,983）によれば，メタボリック症候群は37.3%の患者に認められ，一般人口と比較しておよそ2倍高いという。高齢患者では比率が高く，また，抗精神病薬で治療されている患者はメタボリック症候群を発症している者の比率が高かった（45% v. 32%）。

糖尿病の合併も多いことが知られており，たとえばCassidyら[14]の345人の双極性障害による入院患者の検討によれば，合併率は9.9%であり，一般人口から予測される数字（3.4%）より有意に高く，糖尿病を合併している患者はそうでない患者と比べて入院回数が有意に多かったことから，糖尿病の合併は重症度と関連するのではないかと述べている。

双極性障害におけるこうした代謝性の障害は，現在のような薬物療法が導入される以前から知られており，薬物の副作用だけによって説明できるものではない。ひとつには大うつ病性障害と同じように，双極性障害においてもストレス応答に重要な役割を果たす視床下部－下垂体－副腎系の亢進があること，近年では慢性的な軽度の炎症による炎症性サイトカインなどの分子が双極性障害や代謝障害の双方の病態発生にかかわるとする説が有力である。

c. 向精神薬と代謝性障害

向精神薬のなかには体重増加や代謝異常のリスクを高める副作用をもつ薬物が少なくない。抗うつ薬に関するメタアナリシスによれば，維持療法においてはパロキセチン，アミトリプチリン，ミルタザピンには有意な体重増加作用があると報告されている[15]。気分安定薬では，リチウム＞バルプロ酸＞カルバマゼピン＞ラモトリギンの順に体重増加をきたしやすいとされ，後二者は体重増加をきたしにくいので肥満患者に適している。気分障害でも抗精神病薬（特に非定型抗精神病薬）が用いられることが少なくないが，抗精神病薬には体重増加や耐糖能異常，脂質異常といった代謝性の副作用をきたすものがある（8ページ参照）。以上のように肥満や代謝性障害の有無は，向精神薬の選択において重要なポイントのひとつとなる。

❷ 食事スタイルとの関連

　食生活の欧米化の過程で多くの栄養バランスの異常が生じることに注目した研究がなされている。欧米では健康によい食事スタイルとして知られている地中海式食事とうつ病リスクとの関連が検討されている。地中海式食事とは，欧米で健康食とされる食事スタイルで，果物，野菜，豆類，穀類や魚の摂取量が多いが，肉，乳製品（チーズやバター）の摂取量が抑えられており，飽和脂肪酸摂取量に対する一価不飽和脂肪酸（オリーブ油からとれる n-9 系オレイン酸）の摂取比が高く，アルコール摂取が適量（1 日あたり 30 g 未満のアルコール摂取：ワインではグラス 2 杯まで）であることが特徴づけられる。一般に地中海式食事に準じた食生活を送っていると，一定期間での死亡率が低く，がん，心臓病，脳卒中，神経変性疾患（アルツハイマー病，パーキンソン病）のリスクが低下することが知られている。縦断的研究のメタアナリシスによれば，地中海式食事に準じた食生活を送っている者は，そうでない群と比較してうつ病リスクが 0.67 倍に低下するという [16]。また，地中海式食事のような健康食は概して慢性炎症を引き起こしにくいが，同じ文献において，食事炎症指数で評価した「炎症を引き起こしにくい食事」もうつ病リスクを 0.76 倍に低下させると報告された。双極性障害の食事スタイルも不健康な者が多く，地中海式食事に準じている者の割合が少ないことが報告されている [17]。

　ただし，欧米人にとって地中海式食事がよいからといって，全面的に日本人の栄養食事指導に適応できるとは限らないので注意が必要である。日本人は欧米人に比べて，魚の摂取量がはるかに多く（日本人は 1 人あたり年間 50 kg の魚を食べるとされるが，アイスランドなどの例外的な国を除く欧米諸国では一般に 20 〜 30 kg である），乳製品や肉類の摂取は少ない。そのような背景でさらに地中海式食事に近づけて乳製品や肉類を減らすと，かえって栄養不足に陥る可能性がある。日本人の食事スタイルとうつ病との関連をみた研究では，Nanri ら [18] による職域での簡易食事歴調査票を用いた研究がある。野菜や果物，大豆製品，きのこ，緑茶などの摂取が多いことによって特徴づけられる「健康日本食パターン」の得点が高いほど，うつ症状出現のオッズ比が低下する傾向を認めたと報告されている。

❸ n-3 系多価不飽和脂肪酸

　n-3 系（ω-3）多価不飽和脂肪酸（必須脂肪酸）のうち，エイコサペンタエン酸（EPA）やドコサヘキサエン酸（DHA）は，魚から摂取しないと不足しやすい。これらの栄養素が心疾患イベントの予防に有効であることは古くから知られているが，うつ病でも，魚の摂取量が少ないことや，血中 n-3 系多価不飽和脂肪酸濃度の低下とリスクとの関連が指摘されている。また，EPA や DHA の補充療法が有効であるという報告は，うつ病や双極性障害を含む種々の精神疾患に対してなされている。筆者らは，最近，双極性障害患者は健常者と比較して血漿中 EPA 濃度が低く，EPA 濃度は炎症性サイトカインであるインターロイキン-6（IL-6）や腫瘍壊死因子 α（TNF-α）の血漿中濃度と逆相関し，EPA に抗炎症作用があることを支持する結果を報告した [19]。難治性うつ病のなかには潜在的な双極性障害も含まれていることが指摘されており，EPA の有効性を支持する結果であった。

米国精神医学会では，週に少なくとも2回は魚を食べることや，気分障害だけではなく，衝動制御障害，精神病性障害などに EPA＋DHA の摂取を推奨している[20]。EPA や DHA 製剤は医薬品でも市販されており，適応症である脂質異常症を併発しているうつ病では使用を積極的に考慮すべきであろう。

❹ ビタミン

ビタミンでは，B$_1$，B$_2$，B$_6$，B$_{12}$，葉酸，ビタミン D などとうつ病との関連が指摘されている。特にエビデンスが多いのは葉酸である。血清中の葉酸濃度や赤血球中の濃度が低いとうつ病リスクを高めるという所見は比較的一致して報告されてきた。日本のデータでは，九州のある市役所職員 530 人の調査では，36％の人がうつ症状をもっていたが，血清葉酸値が最も低い 4 分の 1 の人たちはうつ症状をもつ人の割合が高かった[21]。筆者らの調査でも大うつ病性障害患者は，健常者と比較して葉酸欠乏（＜4.0 ng/ml）の者が 3.2 倍多かった[22]。

葉酸や B$_6$，B$_{12}$ などのビタミンは，いずれもメチオニン・葉酸代謝を行うメチル化サイクルや葉酸サイクルにおいて重要な役割を果たしている。このメチオニン・葉酸代謝は，生体内でメチル基（－CH$_3$）やホルミル（アルデヒド）基（－CHO）などの一炭素化合物の供与を行い，DNA やたんぱく質，リン脂質，カテコーラミンなどの産生に用いられる。さらに，このサイクルになんらかの異常をきたしてホモシステインが貯まると，高ホモシステイン血症となり，心疾患やうつ病を含む種々の精神神経疾患（統合失調症，アルツハイマー病，パーキンソン病など）のリスクを高めることが指摘されている[23]。メチル化サイクルのなかでメチル基を供与するのは活性型メチオニン（S-Adenosylmethionine；SAM-e）であり，SAM-e が抗うつ薬効果をもつことを示唆するエビデンスは高く[24]，ヨーロッパでは処方薬として用いられており，北米では OTC として市販されている。

葉酸の補充療法はうつ病治療に効果的であるという報告が少なくないが，メタアナリシスでは結果は必ずしも効果が支持していない。しかし，葉酸製剤は医薬品として使用されており，葉酸欠乏の治療や予防に用いられていることから，葉酸を測定し，不足の患者に補充するのが適当であろう。また，野菜，レバー，大豆製品といった食品の摂取を促す。

なお，食行動異常を合併し，長期の栄養不良が続いているようなケースでは，アルコール症によらない脚気やコルサコフ症候群が報告されており[25]，このようなケースでは，ビタミン B$_1$ などの血中濃度も測定することが望ましい。

ビタミン D は小腸と腎臓でカルシウムとリンの吸収促進作用があり，骨や歯の形成を促進するため，その欠乏は成人では骨軟化症や骨粗しょう症をきたす。骨粗しょう症にならないための十分なビタミン D（25-水酸化ビタミン D）の血中濃度は 30 μg/L 以上であるとされ，日本人の 90％以上が不十分（20〜30 μg/L）ないし欠乏（20 μg/L 未満）であることが知られている。ビタミン D 受容体や活性型ビタミン D 生成に必要な酵素が脳にも存在することが知られ，脳での機能が注目されている。近年，ビタミン D は脳で産生され，前頭前皮質，海馬，帯状回，視床，黒質などに作用することや，神経細胞において炎症や酸化ストレスを抑制し，種々の神経栄養因子の発現を高め，神経保護作用をもつ

ことがわかってきた[26]。

　うつ病との関連もエビデンスが蓄積されつつあり，血中ビタミンD濃度とうつ病との関連を検討した過去の研究のメタアナリシスによれば，うつ病患者は健常者と比較して，ビタミンD濃度が低いと結論された[27]。日本の職域でのデータでは，ビタミンD欠乏濃度域にある群と比較して，そうでない群はうつ症状をもつ頻度が有意に低い（オッズ比0.6～0.8）と報告されている[28]。また，季節性うつ病は冬季の日照時間の短縮によるビタミンD欠乏が関係しているのではないかという意見がある（実際，ヒトのビタミンD濃度は顕著な季節変動を示す）。季節性うつ病に対するビタミンD補充療法の有効性を報告した論文もある。以上から，うつ病患者に対しては25-水酸化ビタミンD濃度を測定し，少なくとも欠乏域にある者に対しては，補充療法を行うべきであろう。また，日光浴を推奨したり，ビタミンDを多く含む食品（きのこ類，魚）の摂取を促すとよい。

❺ アミノ酸

　セロトニンの原料となるトリプトファンは不可欠アミノ酸であるため，食事から摂取する必要があるが，トリプトファンが涸渇すると，うつ病患者やうつ病の素因をもつ者は気分の落ち込みを引き起こす可能性が古くから指摘されている。また，うつ病患者では，健常者と比較して血中トリプトファン濃度が低下しているという報告も多く，筆者らはメタアナリシスによって確認した[29]。しかし，トリプトファンを抗うつ薬の増強療法として用いたランダム化比較試験が数件なされているが，有効性を見出した研究もあるものの，否定的な結果が多い。筆者らのうつ病患者と健常者の血中アミノ酸濃度に関する検討では，トリプトファン以外にもモノアミン神経伝達物質の原料となるフェニルアラニンやチロシン，前述のメチル化サイクルの起始点であるメチオニンがうつ病患者で減少しており，他方，グルタミン酸は上昇していることを示唆する結果を得た[30]。

❻ ミネラル

　鉄はドパミンの産生や代謝に関与する酵素のはたらきに必要であり，鉄不足はドパミン機能を障害するとされる。これと一致して，鉄欠乏症の症状には，疲労，焦燥感，無関心，集中力低下などうつ病様症状が生じることが知られている。出産は出血を伴い，産後うつ病も頻度が高いことから，鉄欠乏とうつ病発症との関連を検討した研究が多い。筆者らの大規模調査の解析では，鉄欠乏貧血とうつ病の既往やストレス症状との間に関連がみられた[31]。また，子どもを出産後に貧血を呈していた母親は，貧血のなかった者に比べて産後うつ病のリスクが高まるという報告や，貯蔵鉄の量を反映するフェリチン値と産後うつ病とは強い関連を示したという報告もある。貧血を呈している産褥期の母親に鉄のサプリメントを投与するとうつ症状を軽減させたという報告もある。これらの結果から，血清鉄やフェリチン値による潜在的鉄欠乏をチェックし，食事療法や鉄剤による治療を行うことがうつ病症状改善に有効であろう。

　亜鉛欠乏とうつ病リスクの報告もあり，血清亜鉛値についてもチェックしておく必要がある。動物実験では，亜鉛による抗うつ様作用（強制水泳テストにおける無動時間の減

少）があることが示唆されている。ヒトの臨床研究はいまだに少ないが，通常の抗うつ薬に加えて亜鉛のサプリメントを投与すると，通常の抗うつ薬では治らなかったうつ病患者の症状改善に有効であったという報告がある。近年，亜鉛製剤（ノベルジン®）が亜鉛欠乏症に対して適応拡大されたこともあり，うつ病患者では亜鉛濃度をチェックし，低下している場合にはこれによって補充することが可能である。

そのほか，マグネシウムとうつ病との関連も指摘されている。たとえば，ノルウェーの5,708人の一般人口の調査によれば，食事調査によって推定したマグネシウム摂取量が少ないほど，うつ症状が高かったという[32]。

❼ 嗜好品やハーブ

セントジョーンズワート（西洋オトギリソウ）は抗うつ作用のあるハーブとして古くから知られており，諸外国ではうつ病に対する有効性のエビデンスが蓄積されている。海外ではサプリメントとして汎用されており，ドイツでは医薬品として医師が処方している。安全性も高いとされるが，種々の医薬品との相互作用があるため，他の医薬品との併用は避けるように指導されている（厚生労働省）。

緑茶はカフェイン，カテキン，テアニンなどの薬効成分を含み，薬用植物のひとつとみなすことができる。緑茶をよく飲む人は，うつ症状が少ないという報告があり，筆者らの検討でも，うつ病患者は健常者と比較して緑茶を飲む頻度が少ないという結果を得た[33]。職域や地域高齢者の調査により，緑茶をよく摂取するとうつ症状を呈している者が少ないことを示した報告もある。テアニンは茶に特有のアミノ酸成分であるが，リラックス効果，抗うつ効果，睡眠改善効果など多彩な脳機能改善作用が指摘されている[34]。

うつ病で治療している場合，アルコールは原則禁止すべきである。その理由は，治療薬との相互作用があること，お酒に頼っているうちにアルコール依存症を併発する可能性があること，意識レベルの低下や判断力の低下により自殺行動や事故を引き起こしやすいこと，寝酒は睡眠の質を低下させることなどが挙げられる。

❽ 腸－脳相関

近年，さまざまな疾患と腸内細菌との関連が指摘されるようになり，腸内環境と脳活動との関連も研究が進んでいる。動物実験によりプロバイオティクス（腸内細菌叢のバランスを改善することによって宿主の健康に好影響を与える生きた微生物で，ビフィズス菌や乳酸桿菌などが代表的）がストレスに誘起されたうつ病様行動やそれに伴う脳内変化を緩和することが示唆されている。うつ病患者における腸内細菌に関するエビデンスはいまだに乏しいが，筆者らはうつ病患者において乳酸桿菌やビフィズス菌といったいわゆる〝善玉菌〟が少ない者が多いことを示唆する所見を得た[35]。最近，プロバイオティクスがストレス症状やうつ病に有効であるという臨床試験の結果も報告されるようになり，否定的な報告もあるものの，腸内環境の改善もうつ病患者において重要な役割を果たすと考えられる[36]。うつ病患者では，原因不明の慢性的な腹痛や下痢・便秘を呈する過敏性腸症候群を合併するものが多いとされる（前述の筆者らの症例ではおよそ30％）。こうした症例

を見逃さず活性菌製剤やプロバイオティクス，食物繊維の摂取などにより腸内環境を整えることが有用であると考えられる。

3 食物アレルギーとうつ病との関連

　食物アレルギーがうつ病やストレス症状と関連することを検討した研究は内外にほとんどない。筆者らは，前述の日本人 11,876 人が参加した大規模な Web 調査のデータを解析した[37]。その結果，食物アレルギーは，うつ病に罹患したことがある人はそうでない人より多くみられること，食物アレルギーがある人は，ストレス症状を示す割合が有意に高いことを明らかにした。また，うつ病では，いくつかの食物アレルゲン（えび，卵，さけ，かに，キウイフルーツ，牛乳，バナナ，いか）をもつ割合が高く，食物アレルギーとうつ病およびストレス症状との関連は，食物アレルゲンの数が多いほど強くなることが示唆された（図2.3）。これまでうつ病の臨床において食物アレルギーに対する配慮はほとんどされてこなかったが，食物アレルギーに着目していく必要があり，アレルゲンを避けることが有用であると考えられる。

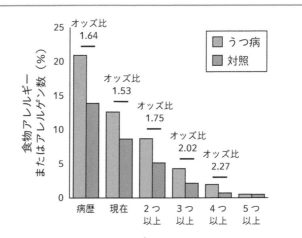

図2.3　食物アレルギーとうつ病との関連[37]
食物アレルギーがある人は，うつ病群で対照群より有意に多かった。また，アレルゲンが増えるほどうつ病との関連を示すオッズ比が高くなった。

4 うつ病と運動の関係

　日本人で運動習慣（1 回 30 分以上の運動を週 2 回以上実施し，1 年以上継続している）がある者の割合は，男性で 31.8％，女性で 22.5％と低い数字にとどまっており（2019年「国民健康・栄養調査」），運動不足は深刻である。うつ状態では「休息」が治療の第一原則であるが，そのポイントはストレスを受けないということを目的とした「心の休息」である。身体は，むしろ休ませるより動かしたほうが治療や予防によいことを示唆するエ

ビデンスが蓄積されている。

　身体活動量や運動量が少ない人は，その後うつ病に罹患するリスクが高いという研究結果はおおむね一致している。最近発表された 33,908 人の成人を 11 年間の経過観察した縦断調査でも，1 週間に 1 回程度の余暇での運動はうつ病のリスクを低下させると報告されている [38]。

　さらに，運動はうつ病を発症してからの治療法としても有効性が指摘され，メタアナリシスでも示されている [39]。実際の運動療法としては，週に 2 〜 5 回程度のウォーキングやジョギング（1 回 30 分〜 40 分程度，集団で行うものが多い）やエアロビクスやダンス（1 回 20 分〜 1 時間）などを用いているものが多い。ただし，うつ病患者に対して最初から 30 分以上のウォーキングを指示しても無理な人が多いので，はじめは 1 回 5 〜 10 分のウォーキングとし，1 週間ごとに 5 分ずつ伸ばし，最終的に 30 〜 40 分程度を継続できるようにし，徐々に早歩きをとり入れていくのがよい（スモールステップで）。また，可能であれば，筋トレも行うとよい。

5 　まとめ

　気分障害患者に対する食生活・栄養学的介入をまとめると表2.9 のようになる。これまで気分障害の治療は，主として，心身の休息，環境調整，精神療法，薬物療法などで行われてきたが，食生活習慣や運動習慣などのライフスタイル改善が気分障害の治療や予防に

表2.9　気分障害患者に対する食生活・栄養学的介入の要点

- 肥満，糖尿病，メタボリック症候群を合併している場合には，これらに対する薬物治療だけではなく栄養食事指導を行い，適正なエネルギー量の摂取を促進する
- 抗うつ薬，気分安定薬，抗精神病薬は食欲に影響を与えるため，抗うつ薬の選択の際，肥満か「やせ」かに留意する
- 健康食の推奨（野菜，大豆製品，レバー，魚，全粒穀物など）
- n-3系多価不飽和脂肪酸の補充，特に脂質異常症がある場合はEPAやDHA製剤の補充を考慮する
- アミノ酸不足にならないようたんぱく質を十分に摂取する
- ビタミン：特に葉酸，ビタミンDの血中濃度を測定し，不足者には補充する（ビタミンD不足には日光浴も推奨）
- ミネラル：貯蔵鉄，亜鉛濃度などを測定し，不足している場合には補充する
- ジュースなどの砂糖入り飲料より緑茶やコーヒー（砂糖なし）の摂取を推奨する
- ヨーグルトなどプロバイオティクス（善玉菌）が入った食品を推奨し，過敏性腸症候群や関連腹部症状がある場合には活性菌製剤を積極的に使用する
- 管理栄養士に栄養食事指導を依頼。ただし，精神疾患患者への栄養食事指導には一定の配慮が必要である（5ページ参照）
- 運動を推奨する（スモールステップで）

重要である。それによって，薬物療法を促進するとともに，薬物療法だけでは改善しない
難治性の患者を改善させることができるようになる。

［参考文献］

 1) American Psychiatric Association: Diagnostic and statistical manual of mental disorders 5th edn. (DSM-5). American Psychiatric Association. Arlington. 2013. （高橋三郎・大野裕 監訳：DSM-5 精神疾患の分類と診断の手引. 医学書院. 2014.

 2) Luppino FS, et al. Overweight, obesity, and depression: a systematic review and meta-analysis of longitudinal studies. Arch Gen Psychiatry. 2010；67：220-229.

 3) Pan A, et al. Bidirectional association between depression and metabolic syndrome: a systematic review and meta-analysis of epidemiological studies. Diabetes Care. 2012；35：1171-1180.

 4) Hidese S, et al. Association of depression with body mass index classification, metabolic disease, and lifestyle: A web-based survey involving 11,876 Japanese people. J Psychiatr Res. 2018；102：23-28.

 5) Kawakami N, et al. Depressive symptoms and occurrence of type 2 diabetes among Japanese men. Diabetes Care. 1999；22：1071-1076.

 6) Yoshida S, et al. Neuropathy is associated with depression independently of health-related quality of life in Japanese patients with diabetes. Psychiatry Clin Neurosci. 2009；63：65-72.

 7) Hidese S, et al. Association of obesity with cognitive function and brain structure in patients with major depressive disorder. J Affect Disord. 2018；225：188-194.

 8) McElroy SL1, et al. Correlates of overweight and obesity in 644 patients with bipolar disorder. J Clin Psychiatry. 2002；63：207-213.

 9) Ramacciotti CE, et al. Relationship between bipolar illness and binge-eating disorders. Psychiatry Res. 2005；135：165-170.

10) Fagiolini A, et al. Obesity as a correlate of outcome in patients with bipolar I disorder. Am J Psychiatry. 2003；160：112-117.

11) Fagiolini A1, et al. Suicide attempts and ideation in patients with bipolar I disorder. J Clin Psychiatry. 2004；65：509-514.

12) Elmslie JL1, et al. Determinants of overweight and obesity in patients with bipolar disorder. J Clin Psychiatry. 2001；62：486-491.

13) Vancampfort D, et al. Metabolic syndrome and metabolic abnormalities in bipolar disorder: a meta-analysis of prevalence rates and moderators. Am J Psychiatry. 2013；170：265-274.

14) Cassidy F, et al. Elevated frequency of diabetes mellitus in hospitalized manic-depressive patients. Am J Psychiatry. 1999；156：1417-1420.

15) Serretti A, Mandelli L. Antidepressants and body weight: a comprehensive review and meta-analysis. J Clin Psychiatry. 2010 Oct；71(10)：1259-1272.

16) Lassale C, et al. Healthy dietary indices and risk of depressive outcomes: a systematic review and meta-analysis of observational studies. Mol Psychiatry. 2019；24：965-986.

17) Łojko D, et al. Diet quality and eating patterns in euthymic bipolar patients. Eur Rev Med Pharmacol Sci. 2019；23：1221-1238.

18) Nanri A, et al. Dietary patterns and depressive symptoms among Japanese men and women. Eur J Clin Nutr. 2010；64：832-839.

19) Koga N, et al. Altered polyunsaturated fatty acid levels in relation to proinflammatory cytokines, fatty acid desaturase genotype, and diet in bipolar disorder. Transl Psychiatry. 2019；9(1)：208.

20) Freeman MP, et al. Omega-3 fatty acids: evidence basis for treatment and future research in psychiatry. J Clin Psychiatry. 2006；67：1954-1967.

21) Nanri A, et al. Serum folate and homocysteine and depressive symptoms among Japanese men and women. Eur J Clin Nutr. 2010；64：289-296.

22) 功刀浩ほか. うつ病患者における栄養学的異常. 日本生物学的精神医学会誌. 2015；26：54-58.

23) Bottiglieri T. Homocysteine and folate metabolism in depression. Prog Neuropsychopharmacol. Biol Psychiatry. 2005；29：1103-1112.

24) Sarris J, et al. Adjunctive nutraceuticals for depression: a systematic review and meta-analyses. Am J Psychiatry. 2016；173：575-587.

25) Mantero V, et al. Non-alcoholic beriberi, Wernicke encephalopathy and long-term eating disorder: case report and a mini-review. Eat Weight Disord. 2020. (Online ahead of print)

26) Langa F, et al. 1,25(OH)2D3 in brain function and neuropsychiatric disease. Neurosignals. 2019；27：40-49.

27) Anglin RE, et al. Vitamin D deficiency and depression in adults: systematic review and meta-analysis. Br J Psychiatry. 2013；202：100-107.

28) Mizoue T, et al. Low serum 25-hydroxyvitamin D concentrations are associated with increased likelihood of having depressive symptoms among Japanese workers. J Nutr. 2015；145(3)：541-546.

29) Ogawa S, et al. Plasma L-tryptophan concentration in major depressive disorder: new data and meta-analysis. J Clin Psychiatry. 2014；75：e906-915.

30) Ogawa S, et al. Plasma amino acid profile in major depressive disorder: Analyses in two independent case-control sample sets. J Psychiatr Res. 2018；96：23-32.

31) Hidese S, et al. Association between iron-deficiency anemia and depression: A web-based Japanese investigation. Psychiatry Clin Neurosci. 2018；72：513-521.

32) Jacka FN, et al. Association between magnesium intake and depression and anxiety in community-dwelling adults: the Hordaland Health Study. Aust N Z J Psychiatry. 2009；43：45-52.

33) 古賀賀恵ほか．緑茶，コーヒーを飲む習慣と大うつ病との関連．New Diet Therapy．2013；29：31-38.

34) 秀瀬真輔・功刀浩．L-テアニンの多彩な向精神作用について．ILSI．2020；142：9-16.

35) Aizawa E, et al. Possible association of Bifidobacterium and Lactobacillus in the gut microbiota of patients with major depressive disorder. J Affect Disord. 2016；202：254-257.

36) 功刀浩．気分障害と腸内環境．臨床精神薬理．2019；22：1045-1052.

37) Hidese S, et al. Food allergy is associated with depression and psychological distress: A web-based study in 11,876 Japanese. J Affect Disord. 2019；245：213-218.

38) Harvey SB, et al. Exercise and the Prevention of Depression: Results of the HUNT Cohort Study. Am J Psychiatry. 2018 Jan 1；175(1)：28-36.

39) Kvam S, et al. Exercise as a treatment for depression: A meta-analysis. J Affect Disord. 2016；202：67-86.

2.3 神経発達症（発達障害）：自閉スペクトラム症と注意欠如・多動症

1 神経発達症（発達障害）とは

　神経発達症（NDD）は発達障害という名で呼ばれてきたが，米国精神医学会のDSM-5からNDDとしてまとめられた。発達早期，その多くは学童期以前に症状が出現し，個人・社会・学業・職業的な機能の障害を生じる一群の障害をいい，自閉スペクトラム症（Autism spectrum disorders；ASD），注意欠如・多動症（Attention-Deficit Hyperactivity Disorder；ADHD），限局性学習症（Specific Learning Disorder；SLD），知的能力障害（知的発達症，Intellectual Disability；ID）（以下，知的障害），コミュニケーション症，運動症，他の神経発達症を含む。有病率は国や地域による差はあるものの，ASDが1〜2％，ADHDが5％程度，SLDが2.5〜10％，IDが1％程度である。NDDは一個人において2種類以上の障害が併存することが少なくなく，たとえばASDにおいては，ADHDは約30％，IDは約40％で併存が認められる。また，ADHD児の約35％にSLDの一種である読字障害を認めることが報告されている。ここではASD（自閉スペクトラム症）とADHD（注意欠如・多動症）とその栄養学的問題を中心に解説する。

2 自閉スペクトラム症（ASD）とは

　自閉スペクトラム症（以下，ASD）は生後3年以内に徴候が現れ，社会性の獲得や言語発達の遅れ，限定的な行動パターンなどの行動学的問題を生じる。社会性の獲得の点では，自分以外の人とのかかわりに関する興味が弱く，関係をつくろうとしないことや，視

線を合わすことや表情，身振り手振りなどの非言語的コミュニケーションの遅れがあり，言語発達の異常がみられることもある。一般に，音声言語に対する情報よりも視覚情報に対する注目が優位であるため，口で説明するより，文字や絵などを用いて説明するほうが理解しやすいとされる。これは栄養食事指導を行う際に留意しておくべき点である。一方で，特定の事柄や対象物に対する強いこだわりがあり，それに長時間従事したり，関連した物や知識の収集量が膨大になったりする。自分のやり方へのこだわりも強く，新しいやり方をする必要が出てくる事態になると混乱し，不安やかんしゃくを起こすなどの不適応症状を現す。攻撃性や自傷行為などの深刻な行動異常を呈することも多い。感覚過敏，すなわち，聴覚，触覚，味覚，嗅覚，ときには視覚（太陽光線など）などに対する過敏があり，会話は静かな環境でないと成立しなかったり，嗅覚や味覚への過敏性によって特定の食物以外は受けつけなかったりする（4.3 節（117 ページ）参照）。なお，ASD は対人関係の構築が難しいなど種々の問題により，成人になって不安障害やうつ病などの精神症状を併発することも少なくない。

ASD はおよそ 4：1 の比率で女子より男子に多く発症する。病因は不明であるが，遺伝子異常（染色体の微小なコピー数異常など），毒素への暴露，免疫学的異常のほか腸内細菌叢の異常などが関与すると考えられている。

治療は知的障害を伴う場合は，療養施設などで対応を図り，そうでない場合は，デイケアなどを用いて社会場面の対処法について，体験を通じてトレーニングを行う。薬物療法は一部の抗精神病薬において易刺激性などの症状に対する適応があり，成人期にみられる二次的な不安，抑うつ，不眠に対しては抗不安薬や抗うつ薬，睡眠薬を用いることもある。児童期の睡眠障害にはメラトニンの適応がある。

3 自閉スペクトラム症（ASD）の食事・栄養学的問題

❶ 食行動異常

ASD 児は好き嫌いや偏食などの食行動異常（picky eaters とも呼ばれる）をもつ者が多く，それによって栄養学的問題をきたしやすい[1]。食行動異常としては，まとめると表2.10 のようなものが挙げられている。

こうした食行動異常に関する具体的な対応法としては，子どものこだわりをよく観察し，偏食を叱ったり脅したりせず，できるだけ子どものこだわりに付き合いながら，無理強いをせず，少しずつ（スモールステップで），褒めながら，苦手な食べ物を克服するようにしていくのがよい[2]。一般に，幼児期に偏食が改善することは難しいが，小学校高学年頃には偏食が改善している子どもが多いとされる。

❷ 体重増加

体重についての報告は必ずしも一致していないが，一般になんらかの発達障害をもつ児童は定型発達児と比較して標準体重児が少ない（肥満／やせが多い）という報告が多い。たとえば，米国における 12 〜 17 歳の 9,619 人の調査によれば，自閉症児（n ＝ 93）に

表2.10 ASD児の食行動異常

- 新奇の食べ物を食べたがらず（食物新奇性恐怖），そうした食物を捨ててしまう
- 特に乳児期にテクスチャー（歯ごたえ，食べごたえなどの食感）のある食品への移行が困難で，固形物を受け入れようとしない
- 特定の食品カテゴリー，食品の色，外見，味，臭い，製造元，パッケージ，温度などにこだわる
- 食事の際，特定のプレート，ナイフやフォーク，食べ物の位置などにこだわる
- 食物の触感，テクスチャー，温度へのこだわりにより，それに合わないものは食べようとしない
- 落ち着いて食事ができない，あるいは家族といっしょに食事ができない
- 同じ食べ物ばかり欲しがったり，同じ作り方にこだわる
- 異食行動（食べ物ではないものを食べる）
- 一般に歯ごたえの少ない食物，エネルギー含有量が多いものを好み，野菜は好まない傾向がある

は発達障害をもたない児童（n = 8141）に比べて肥満（BMIで95パーセンタイル以上）の頻度が2～3倍高かったが，やせ（下位95パーセンタイル）は有意差がなかった[3]。この調査では，ADHD児（n = 845）では肥満もやせも発達障害をもたない者と同様の頻度であった。一方，自閉症のない知的障害児（n = 60）ではやせ（BMIで5パーセンタイル未満）の頻度が高かった。自閉症が肥満と関連する要因としては，低出生体重（低出生体重で生まれた子どもはのちに肥満になりやすいことが知られている），偏食（砂糖を多く含む高カロリーな食物を好むなど），低い身体活動量，向精神薬による食欲増加なども要因として挙げられる。

❸ 偏食と栄養不足

　前述のような偏食は微量栄養素（ビタミン，ミネラル）や食物繊維などの摂取に影響を与え，これらは不足しているものが多い。Zimmerら[4]による摂取食品の品目数に関する比較では，定型発達児では平均54.5品目を食べていたのに対し，自閉症群は平均34.5品目と少なく，摂取食品の種類が少ないほど，栄養欠乏症に陥りやすいという結果であった。

a. ビタミン

　ビタミンでは，食事歴調査からASD児ではビタミンA，ビタミンB_2，ビタミンB_{12}，葉酸，ビタミンC，ビタミンD，ビタミンEの摂取不足が指摘されている。生体試料（血液，毛髪など）の濃度を測定した多くの論文からも，ビタミンA，パントテン酸，ビタミンB_{12}，葉酸，ビタミンC，ビタミンD，ビタミンE，ビオチンなどが正常域未満に低下している者が多いことが報告されている。

b. ミネラル

　食事歴調査からカルシウム，鉄，亜鉛の摂取不足がしばしば報告されている。血液や毛髪，爪などの測定では，カルシウム，マグネシウム，亜鉛，ヨウ素，クロム，セレニウムなどに関して ASD 児では健常児と比較して低下していることが報告されている。一方，銅，ホウ素，水銀，鉛の濃度が高いという報告もある。鉄欠乏に関しては，いくつかの報告によれば，ASD における鉄欠乏は 24 〜 32％，貧血は 8 〜 16％と報告されている。発達期の鉄欠乏は修復不可能な認知機能障害を与えることが古くから知られており，注意が必要である。カタールでの 308 人の ASD 児（平均 5.4 歳）と同数の同年齢の健常コントロール群の比較では，ASD 群の血清鉄濃度は有意に低く，ヘモグロビン値，フェリチン値（貯蔵鉄の指標），マグネシウム，カリウム，カルシウム，リンは ASD 群の方が低値であり，ビタミン D 欠損（腎でのカルシウムの再吸収低下の要因となる）も有意に多かったと報告している [5]。

c. アミノ酸

　血漿中のアミノ酸濃度については，種々の結果が報告されているが，比較的一致しているのはトリプトファンやチロシンの低下である [6,7]。トリプトファンはセロトニンやメラトニンの原料となる必須アミノ酸であり，チロシンはドパミン，ノルアドレナリン，アドレナリンなどのカテコラミンの原料となる。偏食の多い ASD 児ではたんぱく質の摂取が不足しがちであるという報告もある [4]。また，体内に炎症があるとトリプトファン ⇒ キヌレニンへの代謝が亢進するため，トリプトファン不足になりやすい。不足している場合にはトリプトファンや 5- ヒドロキシトリプトファンの補充が有効である可能性が指摘されている。

d. その他

　エイコサペンタエン酸（EPA）やドコサヘキサエン酸（DHA）といった n-3 系多価不飽和脂肪酸の不足が中枢神経系の発達障害をきたす可能性が報告されているが，いまだに資料が少ない。食物繊維の摂取量が少ないという報告も複数存在する。また，血液中の酸化ストレスマーカーについては ASD 児において上昇しているという報告が少なくない。

❹ 胃腸症状

　前述の食行動異常とおそらく関連すると思われるが，ASD 児には胃腸症状（腹痛，腹部膨満感，便秘，下痢，嘔吐，嚥下困難など）が多いことが知られている。研究方法によってばらつきがあるが，ASD 児の 23 〜 70％に胃腸症状があるとされる。カリフォルニア大学による 960 児の調査では，ASD 児は定型発達児に比べて一般的な胃腸症状が 3 倍以上，頻度が高かった [8]。また，胃腸症状をもつ ASD 児はもたない ASD 児と比較して，引きこもり，常同行為，落ち着かなさといった ASD 症状のほか，不安，攻撃性，自傷行為といった副次症状も強くなる傾向があることも明らかにされている。したがって，ASD の病態において腸内環境が重要な役割を果たす可能性が示唆される。

❺ 腸内細菌叢の役割

前述のような胃腸症状は腸内細菌叢の撹乱が一因となっている可能性が指摘されている。子どもの腸内細菌叢は，胎生期における母親の食事，抗生物質の使用，分娩様式（自然分娩か帝王切開か），出生後には，母乳栄養か否か，抗生物質の使用，食事の内容などによって変化する。これと関連して，胎生期の母親の抗生物質の使用[9]や帝王切開[10]はASDのリスクを高めるという報告や，母乳栄養はASDの発症リスクを下げるほか[11]，ASD児の胃腸症状を低下させるという報告もある[12]。

腸内細菌との関連は比較的早期から検討されており，2002年にFinegoldら[13]は，13人のASD児と8人の健常児の腸内細菌を比較し，*Clostridium*属の菌数が健常児と比較して障害児で多く，菌種も多いと報告した。その後，ASD群（n = 58）では健常児群（n = 10）と比較して神経毒を産生する*Clostridium histolyticum*が増えていたという結果も報告された[14]。また，*Sutterella*属が増えていたという報告も複数ある。しかし，ASD児の特徴的な腸内細菌叢の異常としてはっきりしたものはいまだに確立していない。なお，ビフィズス菌などの有用菌は腸のバリア機能を高めることが知られ，バリア機能の破綻は炎症や毒素の体内侵入の要因となる。腸の透過性亢進（いわゆる leaky gut）に関する検討では，コントロール児における頻度が4.8％であったのに対し，ASD児やその同胞は，36.7％，21.2％と頻度が高かったという報告がある[15]。腸の透過性亢進は，腸管からの抗原となる物質の体内への侵入を容易にし，炎症性サイトカインの血中濃度を増加させる。これは脳血液関門を通過して神経炎症を引き起こす可能性がある。それによって脳が傷害され，ASDの発症や症状形成に寄与している経路が考えられる。

❻ 栄養学的治療

栄養学的治療としては，前述のようにASD児にはしばしば偏食がみられることから，その是正に努めることが第一である。次に，体重測定，食事歴調査，血液検査による微量栄養素の測定によって栄養学的異常を把握し，肥満に対しては食事指導を行い，微量栄養素の不足に対しては補充療法を行うべきであろう。ビタミンではビタミンA，ビタミンB_6，ビタミンB_{12}や葉酸，ビタミンC，ビタミンDなど，ミネラルでは鉄，マグネシウム，亜鉛など，さらにEPAやDHAなどのn-3系多価不飽和脂肪酸の補充療法の有効性が指摘されている[16]。

そのほか，特殊な栄養学的治療法としては，カゼイン（牛乳のたんぱく質）やグルテン（小麦の成分を用いてつくられる，弾力性のあるたんぱく質）などを含まないよう食事制限を行う有効性が指摘されている。しかし，カゼインを除くためにはミルク，ヨーグルト，チーズ，バター，アイスクリームなど乳製品の摂取を控えるため，カルシウム不足に陥りやすいことからもわかるように，食事制限することにより，かえって微量栄養素の不足を助長する可能性もある。また，他の児童とは別の食事をしなければならないことにより集団行動の制限も伴うため，社会性の発達においてもマイナス効果が生じる可能性がある。したがって，明らかな食物への不耐症や食物アレルギーがある場合を除いて，そのような制限食による食事療法を積極的に行うことの有効性は疑問視されている[17]。

ケトン食は難治性てんかんの食事療法として有効性が指摘されている。自閉症児の３分の１はてんかん様症状が生じるという報告もあり，ケトン食がASDにも有効である可能性がある。近年では，ケトン食は認知症など脳の変性疾患にも有効である可能性も指摘されており，その適応疾患は徐々に広がってきている。エジプトの３〜８歳の45人のASD児を①バランスのとれた通常の食事，②グルテン・カゼイン制限食，③ケトン食（修正アトキンズダイエット）の３群に分けて６か月間経過をみた研究によれば，③＞②＞①の順に自閉症症状の軽減効果が高かったと報告している[18]。

　腸内細菌の改善を標的にしたプロバイオティクス，プレバイオティクス，細菌叢移植，食事療法などによる治療の可能性も探られている。Kangら[19]は，18人の胃腸症状のあるASD児に対して，２週間の抗生物質による腸内浄化ののちに便の腸内細菌移植を行ったところ，80％の消化器症状が消失し，自閉症の行動異常も改善し，それらの効果は８週間後の追跡調査時にも続いていた。菌叢ではビフィズス菌などが増え，この効果も８週間後まで持続していたという。今後，乳酸菌やビフィズス菌などのプロバイオティクスを用いた臨床試験が多数行われることが予想される。

　なお，ASD児の行動異常は成人になるにつれて次第に改善し，食生活も同様の方向であるものの，成人になっても食生活指導や栄養学的介入は重要であることが指摘されている。しかし，ASD児が成人した後の食生活異常や栄養学的問題に関する研究はほとんどなく，実態はわかっていない。よって，今後の研究の発展が期待される。

4 注意欠如・多動症（ADHD）とは

　注意欠如・多動症（以下，ADHD）は不注意，多動性，衝動性を主な症状とし，学童期ないしそれ以前から明らかになるものであり，その特徴は成人期になっても持続することが多い。不注意症状としては，仕事などでミスが多い，時間管理が苦手で遅刻や締め切りに間に合わないことが多い，忘れっぽく，大事な物（財布，鍵，携帯電話など）をなくしてしまうことが多い，気が散りやすく，時間のかかる仕事などをやり通したり，長い文書を読み通したりすることができない，人の話を聞いていないようにみえるといった面に現れる。多動性は，長時間じっとしていられない，走り回る，落ち着かず，座っていても常に手や足を動かしている，おしゃべりでうるさいなどである。衝動性は，順番が待てない，相手が話しているのに口を挟む，邪魔をしたり干渉したりしたがるなどの行動として現れる。多くみられる症状に基づいて，不注意優位型，多動・衝動優位型，混合型の３群に分ける場合もある。

　海外のデータによれば有病率は学童のおよそ５％，成人の2.5％程度であり，男女比は約２：１であるとされるが，日本のデータでは，成人の1.65％であり，男女比は大きな差はない数字が報告されている[20]。

　ADHDの病因はいまだに不明であるが，遺伝要因としては，ドパミン機能に関連したいくつかの遺伝子多型がリスク因子となることが示唆されており，前頭葉のドパミン機能低下が病因となる可能性が示唆されている。環境要因としては，周産期異常（母体出血・

低出生体重・早産・胎児ジストレスなど），母体の多量アルコール摂取，鉛・ダイオキシンなどの毒物への暴露などの報告がある。

　治療は，不注意や時間管理法への対処法に関するトレーニングが行われる。薬物療法ではドパミン刺激薬（メチルフェニデート）やノルアドレナリン再取り込み阻害薬（アトモキセチン塩酸塩），選択的 α_{2A} アドレナリン受容体作動薬（グアンファシン塩酸塩）などの薬物に ADHD への適応がある。成人期に併存する不安，抑うつ，不眠などにも薬物が用いられる。なお，ドパミン刺激薬には食欲不振，体重減少と長期使用による成長遅延が指摘されている。

5　注意欠如・多動症（ADHD）の栄養学的問題

　ADHD の栄養学的問題にはおおむね次のような指摘がある。これらの点をふまえたアプローチが必要である。

❶ 食事パターン

　ADHD の食事パターンに関する過去 6 研究（n = 8816）のメタアナリシスによれば，野菜，果物，ナッツ類，魚の摂取が多い「健康的な食事パターン」をとっている者は ADHD リスクが低下するが（オッズ比 0.63），赤肉，精製穀物，加工肉，トランス脂肪酸の摂取が多い「西洋式食事パターン」（オッズ比 1.92）や，砂糖入り飲料やスイーツの摂取が多い「ジャンクフード型」（オッズ比 1.51）もリスクが高まるという [21]。

　貧困などによる食料供給上の不安（food insecurity）も ADHD のリスクとなることが指摘されている [22]。また，ADHD においては，ASD における極端な偏食のようなものは指摘されていないが，負の情動や情動不安定を介して甘いものなどの食物への嗜癖が生じることが多いことが指摘されている [23]。

❷ 栄養素との関連

a. ミネラル

　ADHD 患者のミネラル摂取量や，ミネラル補充療法の効果に関する研究も多数行われている。マグネシウム，鉄，亜鉛，銅，セレンに関する過去の文献検討によれば，研究によって 結果が異なり，一定の結論は得られていない [24]。しかし，このなかでも鉄と亜鉛の低下傾向がある可能性が指摘されている。鉄不足はドパミン機能を障害し（鉄はチロシンからドパミンが産生される酵素反応の補因子であることなどによる），ADHD ではドパミン機能が障害されていると考えられることから，鉄不足は ADHD に関与している蓋然性がある。

b. ビタミン

　ビタミン D はドパミン機能への影響も大きく，ADHD の病態と関連することが指摘されており，ビタミン D 補充療法の有効性を報告した研究結果も複数ある [25]。

c. 多価不飽和脂肪酸

多価不飽和脂肪酸は脳の発達に大きな影響を与えることから，特に n-3 系の EPA や DHA の補充療法の ADHD への有効性が多数のランダム化比較試験（RCT）によって検討されてきたが，有効性がみられなかった結果もあり，結果は一致していない [25]。

❸ 腸内細菌叢

ADHD と腸内細菌叢との関連についても多数の研究があり，やはりビフィズス菌などの有用菌が病態に関与し，治療にも有効である可能性が指摘されている。なお，帝王切開，早産，母乳栄養でないこと，新生児期での抗菌剤の投与はビフィズス菌の減少の要因となり，これらは ADHD のリスクを高めるとされる [26]。

［参考文献］

1) Ranjan S, Nasser JA. Nutritional status of individuals with autism spectrum disorders: Do we know enough? 2015；Adv Nutr 6：397–407.
2) 西村実穂・水野智美．具体的な対応がわかる気になる子の偏食—発達障害児の食事指導の工夫と配慮．チャイルド本社．2014.
3) Phillips KL, et al. Prevalence and impact of unhealthy weight in a national sample of US adolescents with autism and other learning and behavioral disabilities. Matern Child Health J. 2014；18：1964–1975.
4) Zimmer MH, et al. Food variety as a predictor of nutritional status among children with autism. J Autism Dev Disord. 2012；42：549–556.
5) Bener A, et al. Iron and vitamin D levels among autism spectrum disorders children. Ann Afr Med. 2017；16：186-191.
6) Adams JB, et al. Nutritional and metabolic status of children with autism vs. neurotypical children, and the association with autism severity. Nutr Metab (Lond). 2011；8：34.
7) Arnold GL, et al. Plasma amino acids profiles in children with autism: potential risk of nutritional deficiencies. J Autism Dev Disord. 2003；33：449–454.
8) Chaidez V, Hansen RL, Hertz-Picciotto I. Gastrointestinal problems in children with autism, developmental delays or typical development. J Autism Dev Disord. 2014；44：1117–1127.
9) Atladóttir HÓ, et al. Autism after infection, febrile episodes, and antibiotic use during pregnancy: an exploratory study. Pediatrics. 2012；130：e1447–e1454.
10) Curran EA, et al. Association between obstetric mode of delivery and autism spectrum disorder: a population-based sibling design study. JAMA Psychiatry. 2015；72：935-942.
11) Schultz ST, et al. Breastfeeding, infant formula supplementation, and autistic disorder: the results of a parent survey. Int Breastfeed J. 2006；1：16.
12) Penn AH, et al. Breast milk protects against gastrointestinal symptoms in infants at high risk for autismduring early development. J Pediatr Gastroenterol Nutr. 2016；62：317–327.
13) Finegold SM, et al. Gastrointestinal microflora studies in late-onset autism. Clin Infect Dis. 2002；35 (Suppl 1)：S6-S16.
14) Parracho HM, et al. Differences between the gut microflora of childr with autistic spectrum disorders and that of healthy children. J Med Microbiol. 2005；54 (Pt 10)：987-991.
15) de Magistris L, et al. Alterations of the intestinal barrier in patients with autism spectrum disorders and in their first-degree relatives. J Pediatr Gastroenterol Nutr. 2010；51：418–424.
16) Kawicka A, Regulska-Ilow B. How nutritional status, diet and dietary supplements can affect autism. A review. Rocz Panstw Zakl Hig. 2013；64：1–12.
17) Marí-Bauset S, et al. Evidence of the gluten-free and casein-free diet in autism spectrum disorders: a systematic review. J Child Neurol. 2014；29：1718–1727.
18) El-Rashidy O, et al. Ketogenic diet versus gluten free casein free diet in autistic children: a case-control study. Metab Brain Dis. 2017；32：1935–1941.
19) Kang DW, et al. Microbiota Transfer Therapy alters gut ecosystem and improves gastrointestinal and autism symptoms: an open-label study. Microbiome. 2017；5：10.
20) 中村和彦ほか．おとなの ADHD の疫学調査．精神科治療学．2013；28：155–162.

21) Shareghfarid E, et al. Empirically derived dietary patterns and food groups intake in relation with Attention Deficit/Hyperactivity Disorder (ADHD): A systematic review and meta-analysis. Clin Nutr ESPEN. 2020；36：28-35.
22) Lu S, et al. The Relationship between Food Insecurity and Symptoms of Attention-Deficit Hyperactivity Disorder in Children: A Summary of the Literature. Nutrients. 2019；11：659.
23) El Archi S, et al. Negative Affectivity and Emotion Dysregulation as Mediators between ADHD and Disordered Eating: A Systematic Review. Nutrients. 2020；12：3292.
24) Robberecht H, et al. Magnesium, Iron, Zinc, Copper and Selenium Status in Attention-Deficit/Hyperactivity Disorder (ADHD). Molecules. 2020；25：4440.
25) Rosi E, et al. Use of non-pharmacological supplementations in children and adolescents with attention deficit/hyperactivity disorder: a critical review. Nutrients. 2020；12：1573.
26) Bull-Larsen S, Mohajeri MH. The potential influence of the bacterial microbiome on the development and progression of ADHD. Nutrients. 2019；11：2805.

2.4 摂食障害

1 摂食障害とその分類

　主に神経性やせ症（Anorexia Nervosa；AN：神経性食欲不振症，神経性食思不振症，思春期やせ症などの病名があったが統一された），神経性大食症（Bulimia Nervosa；BN），過食性障害（Binge Eating Disorder；BED），回避・制限性食物摂食障害（Avoidant/Restrictive Food Intake Disorder；ARFID）の４つの診断カテゴリーに分類される。摂食障害は気分障害，不安障害，アルコール・物質常用障害，パーソナリティ障害などの他の精神医学的問題を伴っている場合が多い（70％以上）。治療方法は主に栄養学的治療が中心で，すでに多数の成書やガイドラインが出版されているので，ここでは概要のみを述べる。

2 神経性やせ症

　神経性やせ症（以下，AN）はほとんどの場合，30歳までに発症し，圧倒的に女性が多く，男性は患者の５〜10％程度である。生涯罹患率はおおよそ女性の100人に一人とされる。体重が増えることへの恐怖やボディ・イメージの障害，すなわち，やせていても太っていると認知する特徴がある。食物摂取の制限（拒食）だけによる「摂食制限型」と，過食に対する代償行動，すなわち排泄行動（自己誘発性嘔吐，下剤乱用）や過度の身体活動がある場合は「過食・排出型」に分類される。いずれも著しい低体重を呈し，無月経，骨粗しょう症，電解質異常，低血糖，バイタルサインの変化（低体温，心拍数減少など），肝機能障害，消化器症状，歯科的問題など種々の身体症状や臓器に機能障害を生じる（表2.11と4.4節（124ページ）参照）。栄養不足により気分の不安定，抑うつ，不安，不眠，強迫性など種々の精神症状も惹起される。身体の衰弱や感染症，自殺などにより死亡することもあり，日本人のデータでも死亡率は6％と高い[1]。しかし，患者は身体状態の深刻さを認識せず，病識を欠くため体重を増加する治療に抵抗する。米国精神医学会DSM-5による診断基準は表2.12のとおりである[2]。クローン病や潰瘍性大腸炎などの炎

表2.11 AN患者の無月経，低体重以外の身体的合併症およびその頻度（外来/入院）

1. 60/分以下の徐脈（38%/40%）
2. 36℃以下の低体温（31%/15%）
3. 収縮期血圧90 mmHg以下の低血圧（36%/23%）
4. 骨量減少*（51%/66%），骨粗しょう症**（26%/24%）
5. 貧血（28%/42%），白血球減少（55%/47%），血小板減少（23%/14%）
6. 低ナトリウム血症（3%/13%），低カリウム血症（13%/22%）
7. ALT上昇（38%/35%），AST上昇（47%/29%）
8. 低血糖（70 mg/dl以下）（26%/26%）
9. 歩行困難や起き上がれないなどの運動障害（2%/7%）
10. 意識障害（1%/7%）

＊若年健常女性の平均値の80%以下，＊＊若年健常女性の平均値の70%以下
注）外来例の合併症頻度は2000〜2004年間の東京女子医科大学内分泌疾患総合医療センター内科初診246例，入院例のそれは2003〜2006年間の九州大学病院入院94例のデータに基づく。

〔神経性食欲不振症のプライマリケアのプライマリケアのためのガイドライン2007年〕

表2.12 神経性やせ症の診断基準（米国精神医学会DSM-5[2)]による）

A	必要量と比べてカロリー摂取を制限し，年齢，性別，成長曲線，身体的健康状態に対する有意に低い体重に至る。有意に低い体重とは，正常の下限を下回る体重で，子どもまたは青年の場合は，期待される最低体重を下回ると定義される。
B	有意に低い体重であるにもかかわらず，体重増加または肥満になることに対する強い恐怖，または体重増加を妨げる持続した行動がある。
C	自分の体重または体型の体験の仕方における障害，自己評価に対する体重や体型の不相応な影響，または現在の低体重の深刻さに対する認識の持続的欠如。

症性腸疾患，悪性腫瘍，甲状腺機能亢進症，うつ病による食欲低下，統合失調症による被毒妄想などによって類似の状態を生じることがあり，鑑別を要する。

治療は，栄養管理による体重増加を図るとともに，精神療法によって，強迫的な性格，低い自己評価などに働きかける必要がある。やせの程度によって入院/外来を選択し，適宜行動制限を指示する（表2.13）。

具体的な栄養管理については4.4節（129ページ〜）を参照されたい。重要な点は病識のない患者に対してどのように栄養管理の動機づけを行うかである。通学や通勤，旅行などに行けなくなる行動制限の可能性や入院の必要性などを説明したり，危険な検査値の結果を説明したりすることで，栄養を改善せざるをえないことを納得させる。強引な栄養療法の導入や急激な体重増加は治療関係を悪化させるため，スモールステップで行うのが基本である。これは再栄養症候群（長期間の低栄養状態に急激に栄養を補給することで，電解質異常，特に低リン血症を生じ，意識障害，痙攣，不整脈，心不全，呼吸不全などの重篤な状態をきたす）を予防する観点からも重要である。

表2.13 やせの程度による身体状況と活動制限の目安

%標準体重	身体状況	活動制限
55未満	内科的合併症の頻度が高い	入院による栄養療法の絶対適応
55～65	最低限の日常生活にも支障がある	入院による栄養療法が適切
65～70	軽労作の日常生活にも支障がある	自宅療養が望ましい
70～75	軽労作の日常生活は可能	制限つき就学・就労の許可
75以上	通常の日常生活は可能	就学・就労の許可

〔神経性食欲不振症のプライマリケアのプライマリケアのためのガイドライン2007年〕

　AN の心理機制としては，本人にとっての挫折体験に完璧主義，高く評価されたい願望などが組み合わされ，食欲と自己の体型を厳しく統制することで心理的な平衡を保とうとする機制があると考えられる。精神療法は力動的精神療法，認知行動療法，対人関係療法，家族介入などが行われている。

　薬物療法は食事摂取不足による微量栄養素不足を補うためのマルチビタミン・ミネラル剤の使用が薦められている（NICE ガイドライン）。ビタミン D は大多数の患者で不足ないし欠乏状態にあり，活性型ビタミン D_3 であるエルデカルシトールやビタミン K_2 製剤の投与が骨粗しょう症改善に有効である。ミネラルのうち特に亜鉛はたんぱく質合成を促進する作用や食欲増進作用があり，有効性を示した臨床試験もある[3]。食欲亢進作用のあるヒスタミン H_1 受容体拮抗薬のシプロヘプタジンは摂食制限型の体重増加に若干有効であったが，過食・排泄型にはむしろ有害であったという報告があり[4]，そのほか有効性を確認できなかった報告もあるため勧められない。ベンゾジアゼピン系抗不安薬アルプラゾラムの有効性を試されたことがあるが，有効性は認められなかった[5]。選択的セロトニン再取り込み阻害薬（SSRI）などの抗うつ薬の使用の有効性については，強い抑うつ症状がある場合には考慮されることもあるものの（オーストラリア・ニュージーランドのガイドライン），有効性を示すエビデンスは乏しい[6]。AN では必須アミノ酸の摂取不足も考えられることから，SSRI のひとつであるフルオキセチン（日本では未承認）にセロトニンの材料となるトリプトファンを加えた治療法についても検討されたが，有効性を示唆する結果は得られなかった[7]。抗精神病薬は強迫性，報酬系，食欲増加などへの効果を期待して数多く検討されてきたが，体重増加，心理的側面などに対する有効性は認められていない。特に第一世代抗精神病薬は鎮静や錐体外路系副作用などがあり勧められない[8]。ただし，少量のハロペリドールは有効であるという指摘がある[9]。また，第二世代抗精神病薬で食欲増加作用が強いオランザピンについては有効性を認めた結果が最近報告された[10]。しかし，抗精神病薬は副作用や食欲増進作用があることからアドヒアランス（きちんと服薬するかどうか）が低いことも多く，効果はあっても限定的とならざるをえない。

神経性大食症（以下，BN）は男性にも少なくなく（男女比２：３程度），女性の 60 人から 70 人に一人が発症するとされる。体重は標準〜肥満であり，制御できない大食があり，排泄行動や下剤の乱用などの代償行動を伴うことが多い。BN は本人が問題を抱えているという認識があり，病識はあるといえる。

過食性障害（BED）は米国精神医学会の DSM-5 から独立した単位となり，DSM-IV では〝むちゃ食い障害〟と呼ばれ，「特定不能の摂食障害」のなかに位置づけられていた。やはり自分で制御できない大食があるが，代償行動は少ないことから，高度の肥満（BMI 40 以上）になることもある。女性の 20 人〜 30 人に一人は生涯のいずれかの時期に体験するとされる。DSM-5 による診断基準を表 2.14 と表 2.15 に示す。

これらの病態は非定型うつ病（気分の反応性，過眠や過食，対人関係上の拒絶への過敏などが特徴）に伴うことがある。また，およそ半数は注意欠如・多動性症を併発しているとされる。物質乱用，衝動買い，複数の相手との性的関係を結ぶなどの衝動性の問題を伴うことが多い。境界性パーソナリティ障害などのパーソナリティの問題をもつ場合も多く，双極性障害に合併することも多い。

薬物療法では選択的セロトニン再取り込み阻害薬（SSRI）などが用いられることが多い。生活指導では，規則正しい生活（３食を食べる時刻，起床・就寝時刻，活動時間を一定にする）を行うように指導し，間食の時間も決めて３〜４時間以上絶食が続かないようにする（絶食がむちゃ食いを誘起するため）。また，良好な睡眠をとれるようにはかる。１日の過ごし方や症状を記録してもらい，食行動がコントロールできるように援助する。このような方法でも改善が不十分な場合は心理的治療として認知行動療法を中心に行う。過食や嘔吐の背後にある否定的な感情に焦点を当てて，認知の偏りの修正を行う。

表2.14　神経性大食症の診断基準（米国精神医学会DSM-5[2] による）

A	反復する過食エピソード。過食エピソードは以下の両方によって特徴づけられる。 （1）他とはっきり区別される時間帯に（例：任意の２時間の間に），ほとんどの人が同様の状況で同様の時間内に食べる量よりも明らかに多い食物を食べる。 （2）そのエピソードの間は，食べることを抑制できないという感覚（例：食べるのをやめることができない，または，食べる物の種類や量を抑制できないという感覚）。
B	体重の増加を防ぐための反復する不適切な代償行動。例えば，自己誘発性嘔吐；緩下剤，利尿薬，その他の医薬品の乱用；絶食；過剰な運動など
C	過食と不適切な代償行動がともに平均して3か月間にわたって少なくとも週1回は起こっている．
D	自己評価が体型および体重の影響を過度に受けている。
E	その障害は，神経性やせ症のエピソードの期間にのみ起こるものではない。

表2.15　過食性障害の診断基準（米国精神医学会DSM-5[2）]による）

A	反復する過食エピソード。過食エピソードは以下の両方によって特徴づけられる。 　（1）他とはっきり区別される時間帯に（例：任意の2時間の間に），ほとんどの人が同様の状況で同様の時間内に食べる量よりも明らかに多い食物を食べる。 　（2）そのエピソードの間は，食べることを抑制できないという感覚（例：食べるのをやめることができない，または，食べる物の種類や量を抑制できないという感覚）。
B	過食エピソードは，以下のうち3つ（またはそれ以上）のことと関連している。 　（1）通常よりずっと速く食べる。 　（2）苦しいくらい満腹になるまで食べる。 　（3）身体的に空腹を感じていないときに大量の食物を食べる。 　（4）自分がどんなに多く食べているか恥ずかしく感じるため1人で食べる。 　（5）後になって，自己嫌悪，抑うつ気分，または強い罪責感を感じる。
C	過食に関して明らかな苦痛が存在する。
D	その過食は，平均して3か月間にわたって少なくとも週1回は生じている。
E	その過食は，神経性過食症の場合のように反復する不適切な代償行動とは関係せず，神経性過食症または神経性やせ症の経過の期間のみに起こるのではない。

4　回避・制限性食物摂食障害

　回避・制限性食物摂食障害（以下，ARFID）はボディ・イメージの障害はないが，摂食量の低下や食べる食物の種類が少ないなどによって低体重，成長障害，栄養不良などの状態を呈する。他の摂食障害に比べて男性の比率が高いとされる。味や食感，食物の外観へのこだわりや，むせることや嘔吐することへの恐怖などがあり，摂食に対する全般的な忌避や嫌悪をもっている場合が多い。身体症状はANと同様に多彩な症状を呈する。DSM-5による診断基準を表2.16に示す。

　入院による栄養管理では，ARFIDはANに比べて経管栄養による補給が多くなりがちであるという報告がある。微量栄養素の補給は重要であり，特にビタミンB_{12}，ビタミンC，葉酸，鉄，亜鉛などは食欲，味覚，気分，エネルギー産生に効果があるので迅速に補給すべきである[11]。向精神薬による薬物療法についてはARFIDが新しい概念であることもあり，いまだに参考となる資料が少ない。心理学的治療では，ANなどに比べて，より食行動に焦点を当てたものになる。すなわち，食べることのできる食物の種類を増やすことが最終目的であるが，まずは好きな食べ物の摂食量を増やすように促し，その後，食物を忌避する感覚に焦点を当てた行動療法などを行い，摂取食品の多様性を高めていく。

5　その他の摂食障害

　「異食症」は，食物ではないものを1か月以上の期間にわたって摂取する場合である。自閉症や知的障害，統合失調症，前頭側頭型認知症などにもみられることがある。また，

表2.16　回避・制限性食物摂食障害の診断基準（米国精神医学会DSM-5[2]による）

A	摂食または栄養摂取の障害（例：食べることまたは食物への明らかな無関心；食物の感覚的特徴に基づく回避；食べた嫌悪すべき結果が生じることへの不安）で，適切な栄養，および/または体力的要求が持続的に満たされないことで表され，以下のうちひとつ（またはそれ以上）を伴う： （1）有意の体重減少（または，子どもにおいては期待される体重増加の不足，または成長の遅延） （2）有意の栄養不足 （3）経腸栄養または経口栄養補助食品への依存 （4）心理社会的機能の著しい障害
B	その障害は，食物が手に入らないということ，または関連する文化的に容認された慣習ということではうまく説明されない。
C	その摂食障害は，神経性やせ症または神経性過食症の経過中にのみ起こるものでなく，自分の体重または体型に対する感じ方に障害をもっている形跡がない。
D	その摂食の障害は，随伴する医学的疾患によるものでなく，または他の精神疾患ではうまく説明できない。その摂食の障害が他の医学的疾患または精神疾患を背景として起きる場合は，その摂食の障害の重症度は，その状態または障害に通常関連するような摂食の障害の重症度を超えており，特別な臨床的関与が妥当なほどである。

「反芻性障害」は嘔気などがないにもかかわらず，食物が胃から口に逆流して吐き戻しをくり返すものである。口に吐き戻された食物は再び咀嚼したり，のみ込まれたり，吐き出されたりする。種々の消化器疾患や他の摂食障害などとの鑑別を要する。

［参考文献］

1) Amemiya N, et al. The outcome of Japanese anorexia nervosa patients treated with an inpatient therapy in an internal medicine unit. Eat Weight Disord. 2012；17：e1-8.
2) American Psychiatric Association: Diagnostic and statistical manual of mental disorders 5th edn. (DSM-5). American Psychiatric Association. Arlington. 2013.(高橋三郎・大野裕 監訳：DSM-5　精神疾患の分類と診断の手引. 医学書院. 2014.)
3) Birmingham CL, et al. Controlled trial of zinc supplementation in anorexia nervosa. Int J Eat Disord. 1994 Apr；15(3)：251-255.
4) Halmi KA, et al. Anorexia nervosa. Treatment efficacy of cyproheptadine and amitriptyline. Arch Gen Psychiatry. 1986 Feb；43(2)：177-181.
5) Steinglass JE, et al. The(lack of)effect of alprazolam on eating behavior in anorexia nervosa: a preliminary report. Int J Eat Disord. 2014 Dec；47(8)：901-904.
6) Miniati M, et al. Psychopharmacological options for adult patients with anorexia nervosa. CNS Spectr. 2016 Apr；21(2)：134-142.
7) Barbarich NC, et al. Use of nutritional supplements to increase the efficacy of fluoxetine in the treatment of anorexia nervosa. Int J Eat Disord. 2004；35(1)：10-15.
8) Blanchet C, et al. Medication in AN: A multidisciplinary overview of meta-analyses and systematic reviews. J Clin Med. 2019 Feb 25；8(2)：278.
9) Frank GKW, Shott ME, The role of psychotropic medications in the management of anorexia nervosa: rationale, evidence and future prospects. CNS Drugs. 2016；30：419-442.
10) Attia E, et al. Olanzapine Versus Placebo in Adult Outpatients With Anorexia Nervosa: A Randomized Clinical Trial. Am J Psychiatry. 2019；176(6)：449-456.
11) Brigham KS, et al. Evaluation and treatment of avoidant/restrictive food intake disorder(ARFID)in adolescents. Curr Pediatr Rep. 2018 Jun；6(2)：107-113.

2.5 アルコール依存症

　アルコール依存症は極めて多岐にわたる医学的・栄養学問題を生じ，それだけで膨大な量の知識を含んでいる。したがって，このテーマについて詳しい紹介をすることを本書では意図しない。また，アルコール症に生じる栄養学的問題や対処法の肝要は 4.5 節（134 ページ参照）に述べられている。ここでは，本疾患の概念と診断や最近の薬物療法の進歩などを中心に紹介する。

1　アルコール依存症とは

❶ 依存の概念

　依存症は「精神依存」と「身体依存」の 2 つの概念からなる。精神依存とは，アルコールや覚醒剤などの依存性物質を「渇望」する状態にあることを示し，「どんな困難を乗り越えても入手しようとする」といった行動に現れる。こうした行動の基盤には，脳の報酬系というシステムが関与しており，神経伝達物質としてドパミンが重要な役割を果たしている。身体依存とは，その物質を摂取しつづけていると徐々に効果が減少していくこと（耐性），また，その物質を摂取していないと種々の離脱症状を生じることである。

❷ 診断基準

　米国精神医学会の診断基準 DSM-5 では「アルコール使用障害」という名前で呼ばれており，診断基準は表 2.17 に示すとおりである。また，アルコール離脱では不安，いらいら，抑うつ，不快感，心拍数増加などの比較的軽微なものからはじまり，病院などでしばしば問題になる典型的な離脱症状として，振戦と小動物幻視（おびただしい数の虫が壁を這っているのが見えるなど）を特徴とした振戦せん妄がある。これは，元来，アルコール依存症であった人がけがや病気で入院した際などに強制的に断酒するために生じることが多い。アルコール離脱の診断基準を表 2.18 に示す。

❸ 経過

　精神依存と身体依存は密接に関連しており，アルコールによる快感・癒し効果 ⇒ 耐性による効果の減少 ⇒ 同じ効果を得るためのアルコール摂取量増加 ⇒ アルコール離脱時の不快感 ⇒ 渇望により場所や時間を選ばずに摂取 ⇒ アルコール量のさらなる増加 ⇒ 仕事（二日酔いによる遅刻，無断欠勤）や社会（金銭トラブル，飲酒上の問題行動によるトラブル），家庭（家庭内暴力，経済的困窮，夫婦関係の悪化）などでさまざまな支障が起きる ⇒ 家族や職場から叱責を受けたり見放されたりしてストレスが増加 ⇒ ストレスを飲酒で癒そうとさらに飲酒量が増加，といった経過をたどり，精神的な破綻や生活の破綻が起きる。同時にアルコールの毒性や栄養不良によって，脂肪肝（アルコールは脂肪の分解を抑制し，脂肪酸の合成を促進する）⇒ アルコール性肝炎 ⇒ 肝硬変 ⇒ 肝がん / 食道

表2.17 アルコール使用障害の診断基準（米国精神医学会DSM-5[1]による）

A	アルコールの問題となる使用様式で，臨床的に意味のある障害や苦痛が生じ，以下のうち少なくとも2つが，12か月以内に起こることにより示される。

（1）アルコールを意図していたよりもしばしば大量に，または長期間にわたって使用する。

（2）アルコールの使用を減量または制限することに対する，持続的な欲求または努力の不成功がある。

（3）アルコールを得るために必要な活動，その使用，またはその作用から回復するのに多くの時間が費やされる。

（4）渇望，つまりアルコール使用への強い欲求，または衝動

（5）アルコールの反復的な使用の結果，職場，学校，または家庭における重要な役割の責任を果たすことができなくなる。

（6）アルコールの作用により，持続的，または反復的に社会的，対人的問題が起こり，悪化しているにもかかわらず，その使用を続ける。

（7）アルコールの使用のために，重要な社会的，職業的，または娯楽的活動を放棄，または縮小している。

（8）身体的に危険な状況においてもアルコールの使用を反復する。

（9）身体的または精神的問題が，持続的または反復的に起こり，悪化しているらしいと知っているにもかかわらず，アルコールの使用を続ける。

（10）耐性，以下のいずれかによって定義されるもの：
　　（a）中毒または期待する効果に達するために，著しく増大した量のアルコールが必要
　　（b）同じ量のアルコールの持続使用で効果が著しく減弱

（11）離脱，以下のいずれかによって明らかとなるもの：
　　（a）特徴的なアルコール離脱症候群がある（アルコール離脱の基準AおよびBを参照）
　　（b）離脱症状を軽減または回避するために，アルコール（またはベンゾジアゼピンのような密接に関連した物質）を摂取する

静脈瘤と肝疾患が進行し，身体の健康も大きく害される。そのほか，消化性潰瘍，膵炎，糖尿病，心筋症，高血圧，アルコール性多発神経炎などあらゆる臓器に障害が生じる。これらはいずれも生命予後を悪化させるが，一度にアルコールを大量摂取して起きる急性アルコール中毒でも死に至ることがある。

❹ 異常酩酊

　アルコール依存症患者の特徴としては，アルコールを摂取していないときは真面目で温和であるが，アルコールを摂取することによって性格が変化し，他人に対して攻撃的になったり，暴言を吐いたりするようになる場合が少なくない。すなわち，もともと抑えられていた怒りなどの感情や劣等感がアルコールの脱抑制作用によって解放されると考えられる。大量飲酒下に行われた問題行動を起こしたことを記憶していないことがある（ブ

表2.18　アルコール離脱の診断基準（米国精神医学会DSM-5[1]による）

A	大量かつ長期間にわたっていたアルコール使用の中止（または減量）
B	以下のうち2つ（またはそれ以上）が，基準Aで記載されたアルコール使用の中止（または減量）の後，数時間～数日以内に発現する。 　（1）自律神経系過活動（例：発汗または100/分以上の脈拍数） 　（2）手指振戦の増加 　（3）不眠 　（4）嘔気または嘔吐 　（5）一過性の視覚性，触覚性，または聴覚性の幻覚または錯覚 　（6）精神運動興奮 　（7）不安 　（8）全般性強直間代発作
C	基準Bの徴候または症状は，臨床的に意味のある苦痛，または社会的，職業的，または他の重要な領域における機能の障害を引き起こしている。
D	その徴候または症状は，他の医学的疾患によるものではなく，他の物質による中毒または離脱を含む他の精神疾患ではうまく説明されない。

ラックアウト）。意識障害下に問題行動を起こし，アルコールが抜けた後にそのことに対する記憶がない場合，「複雑酩酊」や「病的酩酊」などの異常酩酊に該当する場合がある。前者では周囲の状況の把握はできている場合の了解可能な問題行動で，重大な情動犯罪が生じることがある。攻撃性が自己に向かうと自殺行動を行うこともある。一方，病的酩酊は，酩酊時に幻覚や妄想などの了解不能な病的症状が出現し，周囲の状況把握が障害されて起きる問題行動である。アルコールを大量に飲んで，居酒屋などで暴力沙汰を起こし，翌日まったく覚えていない，あるいは飲酒運転でひき逃げ事故を起こしたが記憶がないといった場合などでは，これらの異常酩酊に基づく可能性が高い。複雑酩酊では限定責任能力として減刑され，病的酩酊では原則的に責任無能力が認定され，無罪となる（ただし，司法病棟などでの治療は必要である）。

❺ アルコールによる精神疾患

　長期のアルコール過剰摂取によってビタミン B_1 やニコチン酸の持続的欠乏があるとウエルニッケ脳症を発症する。これは急激な意識障害（せん妄），発熱，悪心・嘔吐，眼球麻痺，けいれん発作などで発症する脳症で，死亡の危険性も高いが，回復してもコルサコフ症候群（失見当識，記銘力障害，作話［質問に対しその場で架空の答えをつくって回答する］の三徴）を残すことが多い。

　アルコール依存症はうつ病を合併することも多い。また，アルコールは判断力の低下や「気を大きくする」効果もあり，自殺念慮がある場合，自殺既遂の要因となる。実際，アルコール依存症の自殺率は7～15%という数字もある。

　そのほかアルコール過剰摂取に関連した精神疾患としては，アルコール性嫉妬妄想（配偶者やパートナーが浮気をしているのではないかというもので，ときに妄想に発展する）

があり，これは家庭生活をさらに困難にしていく。

　アルコール幻覚症はせん妄で生じる幻覚ではなく，意識清明下で生じる幻覚であり，被害的内容の幻聴であることが多い。断酒後も数か月持続することもあり，統合失調症との鑑別が問題になる。

❻ アルコール摂取に関する一般的な指導

　適量のアルコール摂取は概して健康によいとされており，特に赤ワインなどはレスベラトロールなどのポリフェノールを含み認知症などの発症に予防的に働くほか，全般的な死亡率も低下させることが示唆されている。したがって，アルコールを何人に対しても全面的に禁止するべきではないことはいうまでもない。しかし，精神疾患に罹患している患者に対しては，以下の４つの理由から基本的にアルコール摂取は禁止したほうがよい。すなわち，①向精神薬はアルコールと相互作用し，互いに作用を増強したり弱めたりすること，②アルコールによって不安や抑うつ気分をいやそうと常用していると，アルコール依存症に発展してしまう場合があること，③精神疾患患者は不眠を生じる人が多いが，寝酒で不眠を解消しようとすると，寝つきは確かによくなるが，中途覚醒を誘発するため，全体として睡眠の質は悪化すること（したがって不眠症の人に寝酒は推奨されない），④上記のとおり，自殺行動を誘発し，自殺既遂に至るきっかけとなる。

2　アルコール依存症の治療

❶ 治療への動機づけと心理教育

　アルコール依存症患者は，自分のアルコールによる問題を否認することも多く，自分の問題を気づかせることが第一に重要である。患者自身で飲酒を適量にコントロールすることはできず，種々の生活・身体的な問題を生じていることを自覚して「底つき体験」を経ることによって，強い断酒の意志をもつようになることが必要とされる。そのためには心理教育が重要であり，アルコール依存症という病気と対処法について，患者だけではなく家族にもよく説明する必要がある。

　アルコールは種々の問題を生じる。すでに述べたとおり，家庭内暴力，幼児虐待，飲酒するための借金，職場での隠れ飲酒，二日酔いによる遅刻や仕事への支障など多岐にわたる。しかし，飲酒の問題を自覚させるためには，家族がこれらの問題の尻ぬぐいをしないことが重要である。お酒がきれると暴力をふるうため，家族が普段からお酒を用意しておくことなどはもってのほかであるし，飲酒のためにした借金を家族が返済してあげたりするのも宜しくない。そういうことをする人は，本人が飲酒することを可能にしてしまうことから「イネイブラー（enabler）」と呼ばれ，本人の自覚を促すのと反対に働いてしまう。飲酒中に暴力をふるう場合には家族はそばにいないことにする，借金をしても自分で返済させるなど，なんらかの問題を起こしても本人に責任をとらせることが重要である。こうした対処法を家族に伝えることが重要である。

　一方で，本人はみじめで殺伐とした生活を送っていることが多く，それに対しては傾聴

し，共感的に接するのがよい。飲酒がいけないことが頭でわかっていても，なかなかやめられないのが依存症の特徴である。そもそも，飲酒がよくないからやめるようにと医師にいわれて，すぐにやめられる者は依存症ではない。断酒できないことを叱ったりするだけでは治療関係は続かない。

❷ 自助グループ

アルコール依存症の気持ちをよくわかるのは，同じアルコール依存症に罹った患者であることから，患者どうしによる集団療法が有用である（断酒会）。自分の名前を名乗らずに参加するアルコール患者匿名会（Alcoholics anonymous：A.A.）というかたちの自助グループもある。

❸ 薬物療法
a. 依存症の薬物治療

アルコールは，吸収されて肝臓に運ばれ，アセトアルデヒドに分解され，最終的に二酸化炭素と水に分解されて排出される。アセトアルデヒドは有害物質であり，アルコール摂取が多くて代謝しきれずに翌日まで残ると，二日酔いとなって頭痛や嘔気，めまい，不快感，食欲低下などの症状に苦しむことになる。従来，アルコール依存症の薬物療法は，アルデヒドの代謝を阻害するシアナマイド（水薬）やジスルフィラム（粉状の薬）を服用し，それによる不快感（すなわち，二日酔いのときの不快感）を用いて，断酒させようとする方法が主流であった。しかし，これらの抗酒剤を服用しても飲酒してしまってアルデヒドによる有害作用を受けたり（重度の場合は死亡することもある），飲酒したい日は服用しなかったりと，安全性や効果に問題があった。また，これらの薬物は肝臓で作用し，肝臓で代謝されるため，重度の肝障害がある患者には使用できないという問題もある。

近年，飲酒欲求を低下させる，断酒補助薬が開発され，臨床で使用可能になっている。そうした薬のひとつはアカンプロサートである（2013年3月製造販売承認）。作用機序は明確ではないものの，グルタミン酸作動性神経活動を抑制する作用がある。アルコール依存症患者では，アルコールの過剰摂取により抑制系の神経系の活動が亢進しているが，代償的に興奮性の神経系（主にグルタミン酸を神経伝達物質とする）の活動も亢進するため，それを抑制することで飲酒欲求を減らすのではないかと考えられている。アカンプロサートはシアナマイドやジスルフィラムとは作用がまったく異なり，脳の飲酒欲求に作用し，飲酒しても体調が悪化することはない特長がある。一方で，飲酒量を減らしたいという治療意欲がないと，効果が減弱することが知られている。したがって，アルコール依存症の診断基準を満たし，断酒の意志があって，薬物療法だけではなく心理社会的治療を受けている者に保険適応がある。また，本薬は肝臓で代謝されず，腎から排出されるため肝障害がある患者でも使用可能という利点もある（ただし，腎障害がある患者には慎重を要する）。副作用としては下痢，腹部膨満感といった胃腸障害の頻度が比較的高く（16.1%），高齢者も慎重投与の対象となっている。

もうひとつの断酒補助薬はナルメフェンである。やはりアルコール依存症患者における

飲酒量を低減する治療薬として 2019 年 1 月に国内における製造販売承認を取得し，同年 3 月から発売された。本剤は，習慣的に多量飲酒（純アルコールとして 1 日平均男性 60g 超，女性 40 g 超の飲酒量）が認められる患者に対して飲酒の 1 ～ 2 時間前に服用する（服薬せずに飲酒しはじめた場合には，気づいた時点でただちに服薬する）。作用機序は，中枢神経系に広く存在するオピオイド受容体調節作用を介して飲酒欲求を抑えるとされる。やはり，心理社会的治療との併用でのみ保険適応がある。国内の臨床試験において，多量飲酒した 1 か月あたりの日数および総飲酒量をともにプラセボに対して有意に減少させた。主な副作用は悪心，浮動性めまい，傾眠，頭痛，嘔吐，不眠症，倦怠感などである。

　アルコール依存症の最終的な治療目標は原則的に断酒の達成とその継続である。そのためにはお酒以外の人生の楽しみや生きがいをもつことが必要である。しかし，いきなり断酒するというのは，実際のところ極めて難しい。アカンプロサートやナルメフェンといった薬剤による飲酒量低減治療は断酒に導くための中間的ステップあるいは治療目標のひとつとして位置づけられ，治療の導入を容易にする点で有用である。

b. アルコール離脱の薬物療法

　アルコールはベンゾジアゼピン系薬物と交叉耐性があることから，離脱症状の治療と管理にはベンゾジアゼピン系薬物（ジアゼパムなど）を用いる。また，脱水や栄養不足を補うために点滴によるビタミン B_1 を中心にしたビタミンの補給と水分補給を行う。

c. 栄養素の補給

　アルコール依存症患者は，カロリーの多くをアルコールによって摂取するため（1/3 ～ 2/3 をアルコールによって摂取する者も多い），たんぱく質，糖，脂肪，微量栄養素などの不足が生じやすい。およそ，あらゆる栄養素の欠乏症のリスクを高めるといってよく，特にマグネシウム（腎からの排出量増加による），亜鉛（排泄量増加による），カルシウムなどのミネラルの欠乏をきたす。マグネシウム欠乏は副甲状腺ホルモン，カルシウム，ビタミン D の減少も引き起こし，骨密度の低下をきたす。亜鉛の低下は性腺機能低下や骨粗しょう症を誘起する。ビタミンでは，ビタミン E，ビタミン C，ビタミン B_1，ビタミン B_6，葉酸，ニコチン酸などほとんどのビタミンが欠乏しやすい。したがって，バランスのとれた食生活を促すだけではなく，血液検査を行い，微量栄養素の不足に対しては栄養補給を行う必要がある。

　肝硬変患者では脳症を防ぐために食事からのたんぱく質の摂取を減らして窒素化合物への暴露を減らし，分枝鎖アミノ酸（ロイシン，イソロイシン，バリン）を投与する。詳細は他書を参照されたい。

［参考文献］

1) American Psychiatric Association: Diagnostic and statistical manual of mental disorders 5th edn. (DSM-5). American Psychiatric Association. Arlington. 2013.（髙橋三郎・大野裕 監訳：DSM-5 精神疾患の分類と診断の手引．医学書院．2014.）

2.6 認知症

1 認知症とは

認知症は「一度獲得された知的機能が，後天的な脳の機能障害によって全般的に低下し，社会生活や日常生活に支障をきたすようになった状態で，それが意識障害のないときにみられる」と定義されている[1]。2017年の厚生労働省の調査では，アルツハイマー病で専門医を受診している患者は54万人，血管性などの他の認知症は11万人という数字であった。しかし，これは外来患者数であって，2012年の厚生労働省の推計では日本の認知症患者は462万人であり，2025年には700万人を超えるだろうとされている。

世界で汎用されている米国精神医学会の最新の診断基準（DSM-5）によれば，認知症とは表2.19のような基準によって診断される[2]。1つ前の診断基準（DSM-IV）では記憶障害（いわゆる物忘れ）が必須の項目であったが，6つの認知機能（複雑性注意，遂行機能，学習・記憶，言語，知覚－運動，社会的認知）の領域のひとつでも機能低下があれば，診断基準の項目Aは満たすことになった。気分障害や統合失調症でも認知機能障害があるため，鑑別を要することがある。また，軽い意識障害によるせん妄との区別も重要である。

表2.19　認知症の診断基準（米国精神医学会DSM-5[2]による）

A	ひとつ以上の認知領域（複雑性注意，遂行機能，学習および記憶，言語，知覚-運動，社会的認知）において，以前の行為水準から有意な認知の低下があるという証拠が以下に基づいている： （1）本人，本人をよく知る情報提供者，または臨床家による，有意な認知機能の低下があったという概念，および （2）標準化された神経心理学的検査によって，それがなければ他の定量化された臨床的評価によって記録された，実質的な認知行為の障害
B	毎日の活動において，認知欠損が自立を阻害する（すなわち，最低限，請求書を支払う，内服薬を管理するなどの，複雑な手段的日常生活動作に援助を必要とする）
C	その認知欠損は，せん妄の状況でのみ起こるものではない
D	その認知欠損は，他の精神疾患によってうまく説明されない （例：うつ病，統合失調症）

具体的には，認知症の記憶障害は，ついさっきいったことも覚えていない，ごく身近な人の名前を忘れるなどの重度の物忘れである。朝食で何を食べたのかを覚えていないというより，朝食を食べたこと自体を覚えていないレベルである。また，今日は何月何日で，自分がいるところがどこかわからなくなる見当識障害，入浴や着替えなどの日常的な動作ができなくなる（失行）。目は見えるがドアがどこかわからなくなって徘徊する（失認），

料理などの複雑なことは達成できなくなり（実行機能障害），自発性がなくなり何もやろうとしなくなった（無関心，アパシー），などの症状がみられる。うつ状態，不安・焦燥，多幸，拒絶や興奮，易怒性，暴力，性的逸脱行為，幻覚・妄想などの行動・心理症状（Behavioral and Psychological Symptoms of Dementia；BPSD）を呈することも多い。物盗られ妄想，嫉妬妄想などもよくみられる。

　認知症は，①血管性認知症，②アルツハイマー病（アルツハイマー型認知症）やレビー小体病，前頭側頭型認知症，パーキンソン病などの変性疾患（神経細胞が徐々に死んで脱落していくもの），③頭部外傷によるもの，④ HIV 脳症や神経梅毒などの感染症によるもの，⑤プリオン病，薬物によるもの，⑦正常圧水頭症などに分かれる。

❶ 認知症の種類

a．血管性認知症

　血管性認知症（VaD）は脳血管障害によって生じる認知症であり，血管の動脈硬化を基盤とした脳梗塞（脳の血管に血栓という血の固まりがつまったり，心臓などで形成された血の固まりが脳に流れてきて血管を塞いだりする塞栓）や，脳の血管が破れて出血する脳出血などによる。これには高血圧，高脂血症，糖尿病，メタボリック症候群や心臓疾患などがリスク因子となる。したがって，このような病気を予防する食事は血管性認知症の予防にも直結する。

b．アルツハイマー病（アルツハイマー型認知症）

　日本の認知症の 6〜7 割を占めるとされるアルツハイマー病（AD）は，遺伝因子（アポリポプロテイン E 遺伝子の ε4 型）と環境因子（次ページ）が複雑に関与しており，記憶を司る海馬などをはじめとした，脳の広範な領域に変性が起きる。脳の細胞外に「β アミロイド」という物質が蓄積して "老人斑" が形成され，細胞内には「リン酸化タウ」というたんぱく質で構成された "神経原線維変化" が生じることによって神経細胞どうしを連絡するシナプスが障害されることが原因であるとされる。発症後平均 5 年程度で全般的な機能が障害され，最終的には死に至る病気である。今のところ根本的な治療法はなく，脳内コリン作動性神経系を賦活させる薬物（ドネペジルなど）やグルタミン酸神経伝達の阻害薬であるメマンチンなどによって進行を防ぐ薬物療法が行われるが，これらの薬物療法による根本的な治癒は期待できない。なお，アルツハイマー病では糖の利用能が低下しているが，脳のもうひとつのエネルギー源であるケトンの利用は障害されないという報告があり，ケトン体が認知症に有効であることが示唆されている（58 ページ参照）。

c．レビー小体病（レビー小体型認知症）

　レビー小体病（DLB）は，脳の細胞のなかにレビー小体という物質が封入体として蓄積する病気で，それによって認知機能障害，幻覚・妄想や運動症状（パーキンソン病症状）が出現するタイプである。脳の変性が原因となる認知症としてはアルツハイマー病に次いで多い。

d．前頭側頭型認知症

　前頭側頭型認知症（FTLD）は，前頭葉や側頭葉を中心とする脳の変性に基づくもので，

比較的まれである。前頭葉優位の萎縮が認められる行動障害型と側頭葉優位に委縮がみられる意味性認知症とに分かれる。前者は従来ピック病と呼ばれていたものに概ね該当し，記憶障害より社会的逸脱行為が初期症状として現れることがよく知られている。

e．正常圧水頭症

　正常圧水頭症（NPH）は，原因は不明であるが，脳脊髄液が貯留し，脳室が拡大することによる認知症で，歩行障害，認知機能障害，排尿障害を3主徴とする。日本の高齢者の1％程度にみられる高頻度な疾患であることが近年わかってきた。脳脊髄液をシャント術によって排出することで認知機能が改善するため，可逆性の認知症のひとつである。

❷ アルツハイマー病のリスクと遺伝子

　アルツハイマー病のリスク因子は，生まれながらにしてもつ遺伝子の個人差（遺伝因子）と，その後に受ける環境因子とに分けることができる。アルツハイマー病をほぼ確実に引き起こす遺伝子変異がいくつか知られている（プレセニリン1，プレセニリン2，βアミロイド前駆体たんぱく質）。不幸にしてそのような遺伝子変異をもっていると，高い確率でアルツハイマー病を発症し，残念ながらいくら食生活を改善しても発症を予防するのは難しい。ただし，そういう決定的な遺伝子変異をもっている人は極めてまれである。そうした決定的な遺伝子変異ではないが，発症リスクを高めるものとしてアポリポプロテインE（略してアポE）という遺伝子がある。この遺伝子には $\varepsilon 2$, $\varepsilon 3$, $\varepsilon 4$ の3つの型があり（$\varepsilon 1$ という型も存在するが極めてまれ），$\varepsilon 4$ 型をもつと発症リスクが高まり，$\varepsilon 2$ 型をもつと発症リスクが低くなる。人はそれぞれ父親と母親から受け継いだ2つの型をもっており，アポE遺伝子では，2/2, 2/3, 3/3, 2/4, 3/4, 4/4 という6つの組み合わせがあり，2/2 の人が最も発症しにくく（あるいは発症年齢が高い），4/4 の人はかなり高率に発症する（発症年齢が低い）。日本人では $\varepsilon 2$, $\varepsilon 3$, $\varepsilon 4$ の頻度はそれぞれ5％，86％，9％であり，3/3 型（アルツハイマー病リスクは高くも低くもない）の人が最も多い[2]。65歳以上でアルツハイマー病を発症するリスクは 3/4 型は 3/3 型のおよそ3倍，4/4 型は10倍であるが，2/3 型は 3/3 型の0.4倍になる。この遺伝因子は食事因子と相互作用するという報告が少なくない。

　遺伝子以外にアルツハイマー病の最も強力な危険因子として知られているのは，歳をとること（加齢）である。おおまかにいって65歳以上の人口の2〜4％，80歳以上の人口の2割，90歳以上の約半数がアルツハイマー病に罹患しているとされる。65歳未満で発症する「早発型アルツハイマー病」は，アルツハイマー病全体のわずか4％程度で，遺伝因子の影響が強いとされる。

2　アルツハーマー病リスクと関連する食事・栄養学的問題

❶ エネルギー過剰摂取

　摂取カロリーが多すぎるとアルツハイマー病のリスクが高まる。ニューヨークのある地域で65歳以上の980人を4年間追跡調査した研究がある。当初の総カロリー摂取量に

よって 4 群に分けると，摂取量が最も多かった群は最も少なかった群と比較してアルツハイマー病のリスクが 1.5 倍であった [4]。ただし，このようなカロリーのとりすぎがリスクと関連していたのは，アポ E の $\varepsilon 4$ 型を保有している者（3/4 型か 4/4 型）に限定されていた。すなわち，$\varepsilon 4$ 型をもっている者のなかではカロリー摂取量が最も多い群は最も少ない群と比較してリスクが 2.3 倍であったが，$\varepsilon 4$ 型をもっていない人では，カロリーとリスクとの間に関連がなかった。つまり，カロリー摂取というリスク因子は遺伝因子と相互作用することが示唆された。この研究では脂肪のとりすぎも同様にアルツハイマー病のリスクと関連していた。

オランダのロッテルダムでは脂肪摂取と認知症との関連について大規模な前向き研究が行われた。55 歳以上の認知症ではない 5,386 人をおよそ 2 年間追跡調査したところ，総脂肪摂取量，特に飽和脂肪酸やコレステロールのとりすぎは，認知症のリスクを 2 倍程度に高めることを示唆する結果であった [5]。認知症のうち，血管性認知症との関連が強かったが，アルツハイマー病とも関連していた。飽和脂肪酸は肉類や乳・乳製品の脂肪に多く含まれており，肉の脂肪に多いステアリン酸やパルミチン酸などがある。動物実験でも，高脂肪食で飼育すると，脳に β アミロイドの沈着が増えることが報告されている。

カロリーや脂肪のとりすぎは，メタボリック症候群や糖尿病，高脂血症などの生活習慣病のリスクを高め，これは血管性認知症のリスクを高める。また，アルツハイマー病のリスクを高めることも示唆されている。中年期の糖尿病はアルツハイマー病のリスクをおよそ 2 倍に上昇させ，動脈硬化や高血圧もアルツハイマー病のリスクとなる。

❷ 食事スタイルとの関連

ニューヨークの一般住民 2,258 人を対象とした研究で，地中海式食事（18 ページ参照）に準拠した食事をとっている人たちは，そうではない人たちに比べてアルツハイマー病を発症するリスクがおよそ 0.6 倍に低下すると報告された [6]。同じ研究グループの報告によれば，地中海式食事は，すでにアルツハイマー病を発症した者の死亡率を低下させるという [7]。さらにこの研究グループは，運動の影響も併せて予防効果について検討した。すなわち，地中海式食事に準拠し，かつ運動量が高い群は，地中海式食事に従わない群や運動量が低い群よりアルツハイマー病を発症する率が低かった [8]（図 2.4）。これはエネルギー過剰摂取がアルツハイマー病のリスクを高めるということと整合性のある所見である。

地中海式食事では，西欧式の食事では不足しがちな魚の摂取量が増加し，また，一価不飽和脂肪酸（オレイン酸）や n-3 系脂肪酸（エイコサペンタエン酸（EPA）やドコサヘキサエン酸（DHA））が多いことから脂肪酸をバランスよく摂取できる。少量のアルコールや赤ワインに含まれるポリフェノールもアルツハイマー病予防に有効であるとされている。そして地中海式食事にはビタミン B_6，B_{12}，葉酸なども多く含まれる。

ただし，そもそも日本人は乳製品の摂取量が少なく，魚の摂取量が比較的多いなどの特徴があり，日本人にこの結果がそのまま当てはまるとは限らない。日本食と認知症の関係について 15 年間にわたり追跡調査を行った九州大学の久山町研究によれば，大豆・大豆製品，野菜，海藻類，牛乳・乳製品の摂取量が多く，米の摂取量が少ない食事パターンは

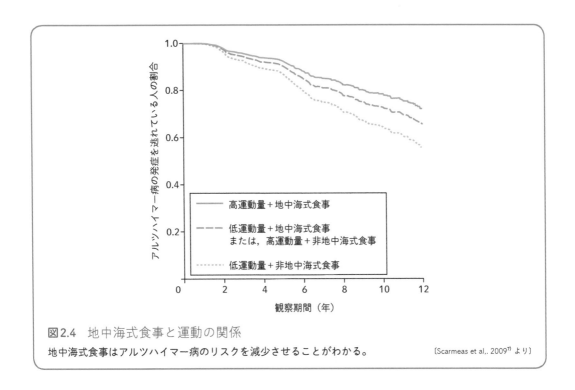

図2.4　地中海式食事と運動の関係
地中海式食事はアルツハイマー病のリスクを減少させることがわかる。　〔Scarmeas et al,. 2009[7] より〕

認知症リスクを低下させるという結果であった[9]。日本人では，乳製品に多く含まれるカルシウムやマグネシウムは認知症に対して予防効果があると報告された。

　なお，地中海式食事では，肉の摂取量はむしろ少ない特徴があるが，肉の摂取量が少ないとアルツハイマー病のリスクが高まったというフランスでの最近の報告もある[10]。いうまでもなく肉は重要なたんぱく源であり，摂取量をあまり減らすのもよくないであろう。

❸ 魚や n–3 系多価不飽和脂肪酸

　前述のロッテルダムでは，魚の摂取量が多いと認知症全体のリスクが 0.4 倍に低下し，アルツハイマー病のリスクは 0.3 倍に低下するという結果も得られた[5]。シカゴの 65 ～ 94 歳の住民 815 人の平均 4 年間の調査でも，週に 1 回以上魚料理を食べる人は，ほとんど魚を食べない人に比べてリスクが 0.4 倍に低下していた[11]。この調査では，n-3 系脂肪酸の全摂取量や DHA の摂取量はアルツハイマー病リスクの低下と関連していたが，EPA の摂取量は関連がなかったという。また，アポ E の ε4 型をもっているかどうかによって食事の効果に差がなかった。米国タフツ大学での 1,188 人の高齢者（平均 75 歳）を対象とした研究でも，血漿 DHA 濃度が平均より低かった者は，平均より高かった者に比べて 10 年後にアルツハイマー病を発症する率が 67% 高かった[12]。

　しかし，魚油あるいは DHA や EPA のサプリメントによる一般人口の認知機能への効果やアルツハイマー病の治療効果については結果が一致していない。たとえば，認知機能の大きな低下がない 55 歳以上の被験者 485 人を対象に，1 日 900 mg の DHA またはプラセボを半年間経口投与する二重盲検比較試験を行ったところ，DHA は加齢に伴う記憶・学習機能の低下を防ぐ効果があった[13]。一方，402 人の軽度～中等度のアルツハイマー

病患者に対する DHA（1 日 2 g）とプラセボの二重盲検比較試験では，DHA の治療効果は認められなかった[14]。de Souza Fernandes らの系統的文献レビュー[15] によれば，EPA や DHA の補充は概して認知症への効果がないが，アポ E の ε4 型を保有していない軽症の者においては，言語流暢性（言葉がスラスラ出てくること）や注意力によい影響を与える可能性があると結論している。

❹ ビタミン

ビタミンのなかでも特にアルツハイマー病の予防に有効である可能性が指摘されているのは，ビタミン E，B$_{12}$，葉酸である。これらのビタミンの摂取量が不足しているとアルツハイマー病のリスクが高まるという研究結果は多い一方，これらをサプリメントとして補給しても，アルツハイマー病の予防には有効ではなかったという報告も多い。

a．ビタミン E

脂溶性ビタミンのひとつであり細胞膜に存在する。細胞膜はリン脂質で構成され不飽和脂肪酸も多く含まれている。この不飽和脂肪酸は細胞膜の流動性を高めるなど重要な役割を果たすが，酸化ストレスの要因にもなる。ビタミン E はこの酸化ストレスを停止させる。種実類，植物油，さけなどの魚介類，かぼちゃなどに多く含まれており，ビタミン C や β カロテンとともに摂取すると抗酸化作用が増強する。酸化ストレスは，細胞の呼吸や喫煙などによって生じる活性酸素によって増加し，細胞の DNA，細胞膜のリン脂質，たんぱく質，糖質を傷害し，細胞の機能障害や細胞死を引き起こす。これは老化を促進し，アルツハイマー病の発症にも極めて重要な役割を果たす。

シカゴでの 65 歳以上の認知症のない 815 人を平均 3.9 年追跡調査した研究によれば，食生活質問紙で調べた食事からのビタミン E の摂取量が多いほどアルツハイマー病を発症するリスクが低かった[16]。この関連はアポ E の ε4 型をもっていない人たちに限ってみられた。しかし，サプリメントによるビタミン E の摂取はリスク低下と関連しなかったという。

米国での 65 歳以上の 6,377 人の健康女性を対象としたビタミン E（600 IU の α トコフェロール）のサプリメント長期投与試験でも，認知機能への効果はみられなかった[17]。

オランダのロッテルダムでは 5,395 人の認知症のない 55 歳以上の住民を平均 6 年間追跡調査したところ，197 人が認知症を発症した（そのうちアルツハイマー病は 146 人）。食生活調査によって抗酸化作用がある栄養素と発症リスクの関連をみた結果，ビタミン C とビタミン E を多く摂取している者はアルツハイマー病の発生率が低かったが，β カロテン，フラボノイドの摂取とは統計的に有意な関連がなかった[18]。なお，喫煙者では，ビタミン C やビタミン E 摂取とリスク低下との関連が顕著であった。

北米での大規模なランダム化比較試験によれば，軽度認知機能障害をもつ 769 人をビタミン E（2,000 IU）投与群，ドネペジル投与群（アルツハイマー病治療薬），プラセボ投与群の 3 群に分けて 3 年間治療したところ，212 人がアルツハイマー病に移行したが，ビタミン E の効果は認められなかった[19]。

以上のように，食事から摂取したビタミン E が多い場合にはリスク低下に役立つ可能

性があるが，サプリメントによるビタミンＥの効果は否定的である。ビタミンＥはいくつかのトコフェロールの組み合わせであり，サプリメントや治療で用いられたビタミンＥはαトコフェロールであるが，食物に含まれるビタミンＥにはγトコフェロールが多く含まれているということが関係するかもしれない。また，ビタミンＥを多く含む食事をとっていると，多価不飽和脂肪酸などの認知症予防に効果のある栄養素を同時に多く摂取することになり，相乗効果を生じている可能性もある。

b. ビタミン B$_6$，B$_{12}$，葉酸

　ビタミン B$_6$，B$_{12}$ や葉酸は，メチオニンからホモシステインに至る過程において種々の生体物質にメチル基（− CH$_3$）を供与する「メチル化サイクル」において必須のビタミンである。このサイクルは，遺伝物質 DNA やたんぱく質，神経伝達物質などにメチル基を供与しており，これらの生体分子の機能において極めて重要な役割を果たしている。このサイクルがうまく回らないと高ホモシステイン血症になり，循環器疾患や精神疾患など種々の病気との関連が指摘されている。

　アルツハイマー病患者でもビタミン B$_{12}$ や葉酸の欠乏が多い可能性が指摘されている [20]。スウェーデンでの 75 歳以上の 370 人の認知症ではない人を 3 年間追跡調査した研究では，ビタミン B$_{12}$ と葉酸の血中濃度が低下していた者は，認知症を発症するリスクが 2 倍であったという [21]。しかし，血中濃度と認知症のリスクの関連を検討した研究のなかには，有意な関連がなかったと報告しているものも少なくなく，結論づけるにはさらなる研究が必要である [22]。

　葉酸のサプリメントによる効果をみた研究でも，効果があったという研究と否定的な研究とがある。たとえば，オランダの 50 〜 70 歳の血中ホモシステイン値が高い 818 人を 1 日 800 μg の葉酸投与群とプラセボ投与群とに分けて 3 年間経過観察し，認知機能について比較した研究では，葉酸投与群ではプラセボ群と比較して，記憶力，情報処理速度，感覚運動処理速度が有意に優れていた [23]。すなわち，葉酸には年齢による認知機能の衰えを遅らせる効果があることが示唆された。

　しかし，葉酸とビタミン B 群を組み合わせたサプリメント療法が認知機能の衰えを予防する効果がみられなかったという報告も少なくない。たとえば，ニュージーランドの研究では，血中ホモシステインが高い 65 歳以上の 276 人を対象に，1 日に 1,000 μg の葉酸，500 μg のビタミン B$_{12}$，10 mg のビタミン B$_6$ の組み合わせを投与した群とプラセボ投与群とに分けて 2 年間治療し，認知機能について比較した。その結果，ビタミンの組み合わせを投与した群はプラセボ投与群と比較して血中ホモシステイン値が有意に低下したが，認知機能は両群の間に有意差がなかった [24]。

　最近の Zhang らの系統的文献レビュー [25] では，ビタミン B$_6$，B$_{12}$ や葉酸は認知機能の衰えを遅らせる効果は否定的であると結論している。

　なお，ミネラルも含んだ微量栄養素についての文献的レビューによれば，アルツハイマー病ではビタミンが欠乏している場合が多いが，ミネラルはそれほどでもないことが示唆されている [26]（表 2.20）。

表2.20 血漿中微量栄養素に関するアルツハイマー病患者とコントロール群の比較研究に関するメタアナリシス

栄養素	文献数	AD患者数合計	コントロール合計	患者群で有意な低下を報告した文献数	患者群で有意な増加を報告した文献数	有意差がなかった文献数	メタアナリシスの結果
ビタミン							
ビタミンA	9	310	674	4	0	5	AD患者は有意に低下（コントロールのおよそ20%の低下）（p＜0.001）
葉酸	31	2,108	2,447	14	0	17	AD患者は有意に低下（およそ20%）（p＜0.001）
ビタミンB_{12}	33	2,264	2,784	9	0	24	AD患者は有意に低下（およそ30%）（p＜0.001）
ビタミンC	8	223	211	4	0	4	AD患者は有意に低下（およそ20%）（p＜0.001）
ビタミンD	5	394	471	2	0	3	AD患者は低下傾向（p＝0.075）
ビタミンE	20	830	1,349	9	0	11	AD患者は有意に低下（およそ20%）（p＜0.001）
ミネラル							
銅	5	178	575	1	1	3	AD患者とコントロールとの間に有意差なし
鉄	5	153	545	2	0	3	AD患者とコントロールとの間に有意差なし
亜鉛	5	157	554	2	0	3	AD患者は低下傾向（p＝0.050）

AD：Alzheimer's Disease（アルツハイマー病）　　　　　　　　　　　　　〔Lopes da Silvas et al., 2014[25] より〕

❺ ファイトケミカルなど

　ファイトケミカルとは，健康増進や病気治療に役立つ可能性のある植物由来の化学物質をいう。世界では4,000種以上のポリフェノール構造をもつ物質が医学的治療に用いられている。ポリフェノールとは文字どおり，フェノール（水酸基（－OH基）がついたベンゼン環）が複数含まれている化合物の総称であり，水酸基には活性酸素やフリーラジカルをとらえて無害化する作用（抗酸化作用）があるほか，抗炎症作用なども有している。

a. 赤ワインとリスベラトロール

　フランスのボルドーで65歳以上の3,777人を対象としてアルコール飲量の調査が行われ，3年後の認知症発症リスクとの関連が検討された。当初，飲酒はむしろ認知症リスクを高める結果が出るのではないかと予想されていたが，中等量（1日3，4杯）のワインを飲む習慣がある人は，まったく飲まない人と比べて，認知症のリスクがかなり低いという予想外のデータが1997年に発表された[27]。その後，ほかの地域での研究でも，適量

の赤ワインの摂取はアルツハイマー病のリスクを低下させることを支持する結果が得られた。

赤ワインの効果は，ブドウの皮に含まれるリスベラトロールが関与する。脳血液関門を通過して脳に到達し，抗酸化作用・神経保護作用を発揮する。さらに，神経細胞どうしのシナプス形成や神経突起の伸長に重要なシグナル分子（MAP キナーゼ）を強く活性化させる作用も指摘されている。アルツハイマー病の病因となる β アミロイドの形成を抑制する作用も指摘されている [28]。

b. その他のお酒

前述したニューヨークでの研究 [29] では，赤ワイン以外のお酒にはアルツハイマー病のリスクを低下させる効果がなかったと報告された。しかし，お酒の種類に関係なく，予防効果を認めた報告もある。ロッテルダムでの 55 歳以上の 5,395 人をおよそ 6 年間追跡調査した研究では，197 人が認知症を発症したが（そのうち 146 人がアルツハイマー病），適量（1 日 3 杯まで）の飲酒はお酒の種類に関係なく認知症のリスクを低下させたという（ハザード比 0.58）[30]。過去の 22 の研究の文献的検討（メタアナリシス）でも，赤ワインに限らず，少量（適量）のアルコール摂取は，認知症のリスクを低下させるという（推定リスク比は認知症全体で 0.63，アルツハイマー病で 0.57）[31]。

なお，飲みすぎはアルツハイマー病のリスクを高めるという報告もあるが [32]，確かな証拠はないという論文もある。いずれにせよ，過剰飲酒は肝臓など種々の臓器に悪影響を与えるし，アルコール性認知症のリスクを高めるので（血管性認知症のリスクを高めるという報告もある），健康に悪いのは明らかである。

c. お茶とカテキン

石川県の認知機能障害のない 60 歳以上の 490 人の平均 4.9 年の追跡調査では，5.3％が認知症，13.1％が軽度認知機能障害を発症したが，緑茶を毎日飲んでいる群はまったく飲まない群と比較してリスクがおよそ 3 分の 1 になったという報告がある [33]。カテキンはお茶の渋み成分であり，脳内に浸透し，神経保護作用をもつ。カテキンの抗酸化作用は強力で，ビタミン C やビタミン E のそれより強い [34]。こうした抗酸化作用は，鉄イオン（Fe^{2+}）や銅イオン（Cu^{2+}）をキレートし，フリーラジカルの産生を抑制する作用が関係する。カテキンには抗炎症作用があることもよく知られており，炎症性サイトカインの産生も減少させる。それによって炎症性の神経傷害から保護する。緑茶の旨味成分であるテアニンにも抗酸化作用，記憶改善作用が指摘されている。

なお，お茶に限らず定期的な水分補給は重要であり，特に寝る前に水分補給をしておくことは睡眠中の血栓防止になり，脳梗塞による血管性認知症の予防になる。高齢者では，喉が乾いてから飲水するのではなく，定期的に水を飲むことを心がけるのがよい。

d. カレーとクルクミン

クルクミンは，うこん（インド産ショウガ科の植物）の根茎にある黄色の色素であり，カレーの保存料ないし，スパイスとして用いられ，独特の風味を与えている。インドの 70 歳代の高齢者では，同年代の米国の高齢者に比べてアルツハイマー病の罹患率が 4.4 倍低いというデータがあり [35]，その要因のひとつはクルクミンではないかという意見が

ある。動物や細胞を用いた基礎的な実験によって，クルクミンは，アミロイドβ形成抑制作用，抗炎症作用，抗酸化作用があることが示唆されている[36]。クルクミンのフリーラジカルをとり除く作用はビタミンEよりはるかに強力で[34]，アルツハイマー病のモデルマウスに投与すると，脳血液関門を通過して脳内に到達し，老人斑というアルツハイマー病の本態となるアミロイドβなどの病理学的変化を破壊するという[37, 38]。しかし，クルクミンはbioavailability（投与された薬物のどのくらいの割合が血中に入って体に作用するか）がかなり低いため，治療に用いるにはこの問題を解決する必要があることが指摘されている。

❻ その他の植物性薬品，サプリメント

種々のサプリメントや植物性薬品（抽出物）が試されているが，そのすべてを述べることは到底できず，その効果も不確かなものが多い。よって，ここではエビデンスレベルが比較的高いものについて簡単に紹介する。

a．イチョウ葉エキス

イチョウの葉から抽出されるエキスで，多量のフラボノイド成分を含み種々の成分からなる。抗酸化作用，抗炎症作用があり，神経保護作用がある。ほかの植物にはみられない成分であるギンコライドには，血管拡張作用や血栓の産生を抑える作用が知られている。アルツハイマー病への効果に関し，植物性薬品のなかでは最もよく研究されている。欧州では血液循環改善剤（医薬品）として認可されており，脳血管障害，認知症患者に用いられている。日本や米国ではサプリメントとして市販されている。中国では漢方薬として長年用いられている。

臨床試験では，アルツハイマー病に有効であるというプラセボ比較試験の結果が多く，有効性が概ね確立している。一方，健常者のアルツハイマー発症予防や認知機能低下には効果がなかったという報告もある。したがって，すでにアルツハイマー病を発症した患者に対する治療効果はあるが，予防効果はないのではないかという意見もある[39]。

b．ホスファチジルセリン

リン脂質のひとつで，細胞膜の成分であり，神経伝達で重要な役割を果たす。認知症だけではなく，うつ病や注意欠如・多動性症などへの効果があるという臨床試験の結果もあり[40]，大豆からつくられたサプリメントが市販されている（ただし，米国のアメリカ食品医薬品局（FDA）は，サプリメントとしての市販を承認しているものの，有効性が確立したといえるほどの証拠は今のところそろっていないとしている）。

c．グリセロホスホコリン

これもリン脂質の1種で神経伝達物質であるアセチルコリンの前駆物質であり，その合成を促進する。アルツハイマー病ではアセチルコリン性ニューロンの機能障害が最初に生じる。実際，アルツハイマー病その他の認知症に対する効果の臨床試験のエビデンスもあり[41]，イタリア，ロシア，韓国などでは医薬品として使用されている。英国，米国などや日本ではサプリメントが市販されている。

3 　認知症における咀嚼運動の効果と歯科衛生

　老化に伴って，歯の機能は衰える。虫歯によって徐々に自分の歯の数が減り，重症では歯なし（総入れ歯）の状態になってしまう人もいる。咀嚼筋の筋力も低下する。咀嚼運動は脳を活性化することが知られている。健康な歯でよく噛んで食べることがアルツハイマー病予防に有効であることを示すデータも少なくない[42]。ヒトの疫学的研究では，歯の数が少ない人は数年〜 10 年後にアルツハイマー病などの認知症のリスクが高まるという。歯がない場合はきちんと入れ歯にしていないと，やはりアルツハイマー病のリスクが高まるという報告もある。逆に，認知症の患者は，健常者と比較して咀嚼能力が低いという報告もある。歯科衛生は予防だけではなく，発症後の栄養不足の予防にも有効である。

4 　認知症発症後の工夫

　前述までは主に認知症予防を主眼において食事・栄養学的な問題について述べたが，認知症を発症した場合やその前段階（軽度認知機能障害）では，多少対応が異なってくる。元来，老化によって食欲は低下してくるが，認知症，特にアルツハイマー病を発症すると，食欲が低下することが多い。また，食事をとることを拒否することもある。嚥下障害に対する配慮も必要である。食欲が低下している場合には，多少塩分が多くても，おいしい食事，そして本人がもともと好きだったメニューを重視するなどの工夫が必要となる。家族とそろって食事をするなど，食事をとるときの雰囲気も重要で，本人が笑顔で食べられているかという点にも留意すべきである。

5 　認知症とケトン体

　ココナッツミルクが認知症に有効ということが話題になったことがあるが，ココナッツミルクにはラウリン酸という中鎖脂肪酸が豊富に含まれている。中鎖脂肪酸は炭素数が 6 〜 12 の脂肪酸であり（ラウリン酸は炭素数 12），長鎖脂肪酸と異なりリンパ管を通って吸収されるのではなく，ほかの栄養素と同様に肝臓に入り，そこでケトン体が効率よくつくられる。ケトン体は脳のエネルギー源としても働き，てんかんの食事療法として確立しているが（次の 2.7 節参照），近年，認知症などのほかの脳の疾患における食事療法としても注目されつつある[43]。筆者らも健常高齢者の認知機能改善効果や軽度アルツハイマー病に対する認知機能改善効果を示唆する結果を得ており[44, 45]，副作用も特にないことから，有望であると考えている。アルツハイマー病では糖の利用能が低下しているが，ケトン体の利用能は低下していないという報告があり[46]，ケトン体は代替エネルギーとして働く可能性が指摘されている。

［参考文献］

1) 「認知症疾患診療ガイドライン」作成委員会．認知症疾患ガイドライン2017（日本神経学会 監修）．医学書院．2017．

2) American Psychiatric Association: Diagnostic and statistical manual of mental disorders 5th edn. (DSM-5). American Psychiatric Association. Arlington. 2013.（髙橋三郎・大野裕 監訳：DSM-5 精神疾患の分類と診断の手引．医学書院．2014．）

3) Takei N, et al. Japanese Genetic Study Consortium for Alzheimer Disease. Genetic association study on in and around the APOE in late-onset Alzheimer disease in Japanese. Genomics. 2009；93：441-448.

4) Luchsinger JA, et al. Caloric intake and the risk of Alzheimer disease. Arch Neurol. 2002；59：1258-1263.

5) Kalmijn S, et al. Dietary fat intake and the risk of incident dementia in the Rotterdam Study. Ann Neurol. 1997 Nov；42(5)：776-782.

6) Scarmeas N, et al. Mediterranean diet and risk for Alzheimer's disease. Ann Neurol. 2006；59：912-921.

7) Scarmeas N, et al. Mediterranean diet and Alzheimer disease mortality. Neurology. 2007；69：1084-1093.

8) Scarmeas N, et al. Physical activity, diet, and risk of Alzheimer disease. JAMA. 2009；302：627-637.

9) Ozawa M, et al. Dietary patterns and risk of dementia in an elderly Japanese population: the Hisayama Study. Am J Clin Nutr. 2013 May；97(5)：1076-1082.

10) Ngabirano L, et al. Intake of Meat, Fish, Fruits, and Vegetables and Long-Term Risk of Dementia and Alzheimer's Disease. J Alzheimers Dis. 2019；68(2)：711-722.

11) Morris MC, et al. Consumption of fish and n-3 fatty acids and risk of incident Alzheimer disease. Arch Neurol. 2003；60：940-946.

12) Kyle DJ, et al. Low serum docosahexaenoic acid is a significant risk factor for Alzheimer's dementia. Lipids. 1999；34：S245.

13) Yurko-Mauro K, et al. MIDAS Investigators. Beneficial effects of docosahexaenoic acid on cognition in age-related cognitive decline. Alzheimers Dement. 2010；6：456-464.

14) Quinn JF, et al. Docosahexaenoic acid supplementation and cognitive decline in Alzheimer disease: a randomized trial. JAMA. 2010；304：1903-1911.

15) de Souza Fernandes DP, et al. Effect of eicosapentaenoic acid and docosahexaenoic acid supplementations to control cognitive decline in dementia and alzheimer's disease: a systematic review. Nutr Hosp. 2015 Aug 1；32(2)：528-533

16) Morris MC, et al. Dietary intake of antioxidant nutrients and the risk of incident Alzheimer disease in a biracial community study. JAMA. 2002；287：3230-3237.

17) Kang JH, et al. A randomized trial of vitamin E supplementation and cognitive function in women. Arch Intern Med. 2006；166：2462-2468.

18) Engelhart MJ, et al. Dietary intake of antioxidants and risk of Alzheimer disease. JAMA. 2002；287：3223-3229.

19) Petersen RC, et al. Vitamin E and donepezil for the treatment of mild cognitive impairment. New Engl J Med. 2005；352：2379-2388.

20) Miller AL. The methionine-homocysteine cycle and its effects on cognitive diseases. Altern Med Rev. 2003；8：7-19.

21) Wang HX, et al. Vitamin B(12) and folate in relation to the development of Alzheimer's disease. Neurology. 2001；56：1188-1194.

22) Dangour AD, et al. B-vitamins and fatty acids in the prevention and treatment of Alzheimer's disease and dementia: a systematic review. J Alzheimers Dis. 2010；22：205-224.

23) Durga J, et al. Effect of 3-year folic acid supplementation on cognitive function in older adults in the FACIT trial: a randomised, double blind, controlled trial. Lancet. 2007；369：208-216.

24) McMahon JA, et al. A controlled trial of homocysteine lowering and cognitive performance. N Engl J Med. 2006；354：2764-2772.

25) Zhang C, et al. Vitamin B12, B6, or folate and cognitive function in community-dwelling older adults: a systematic review and meta-analysis. J Alzheimers Dis. 2020；77(2)：781-794.

26) Lopes da Silva S, et al. Plasma nutrient status of patients with Alzheimer's disease: Systematic review and meta-analysis. Alzheimers Dement. 2014 Jul；10(4)：485-502.

27) Orgogozo JM, et al. Wine consumption and dementia in the elderly: a prospective community study in the Bordeaux area. Rev Neurol (Paris). 1997；153：185-192.

28) Marambaud P, et al. Resveratrol promotes clearance of Alzheimer's disease amyloid-beta peptides. J Biol Chem. 2005；280：37377-37382.

29) Luchsinger JA, et al. Alcohol intake and risk of dementia. J Am Geriatr Soc. 2004；52：540-546.

30) Ruitenberg A, et al. Alcohol consumption and risk of dementia: the Rotterdam Study. Lancet. 2002；359：281-286.

31) Peters R, et al. Alcohol, dementia and cognitive decline in the elderly: a systematic review. Age Ageing. 2008；37：505-512.

32) Panza F, et al. Alcohol use, thiamine deficiency, and cognitive impairment. JAMA. 2008 ; 299 : 2853-2854.

33) Noguchi-Shinohara M, et al. Consumption of green tea, but not black tea or coffee, is associated with reduced risk of cognitive decline. PLoS One. 2014 May. 14 ; 9(5) : e96013.

34) Zhao BL, et al. Scavenging effect of extracts of green tea and natural antioxidants on active oxygen radicals. Cell Biophys. 1989 ; 14 : 175-185.

35) Ganguli M, et al. Apolipoprotein E polymorphism and Alzheimer disease: the Indo-US Cross-National Dementia Study. Arch Neurol. 2000 ; 57 : 824-830.

36) Ringman JM, et al. A potential role of the curry spice curcumin in Alzheimer's disease. Curr. Alzheimer Res. 2005 ; 2 : 131-136.

37) Yang F, et al. Curcumin inhibits formation of amyloid beta oligomers and fibrils, binds plaques, and reduces amyloid in vivo. J Biol Chem. 2005 ; 280 : 5892-5901.

38) Garcia-Alloza M, et al. Curcumin labels amyloid pathology in vivo, disrupts existing plaques, and partially restores distorted neurites in an Alzheimer mouse model. J Neurochem. 2007 ; 102 : 1095–1104.

39) Wollen KA. Alzheimer's disease: the pros and cons of pharmaceutical, nutritional, botanical, and stimulatory therapies, with a discussion of treatment strategies from the perspective of patients and practitioners. Altern Med Rev. 2010 ; 15 : 223-244.

40) Cenacchi T, et al. Cognitive decline in the elderly: a double-blind, placebo-controlled multicenter study on efficacy of phosphatidylserine administration. Aging (Milano). 1993 Apr ; 5(2) : 123-133.

41) Barbagallo Sangiorgi G, et al. Alpha-Glycerophosphocholine in the mental recovery of cerebral ischemic attacks. An Italian multicenter clinical trial. Ann NY Acad Sci. 1994 ; 717 : 253-269.

42) Weijenberg RA, et al. Mastication for the mind--the relationship between mastication and cognition in ageing and dementia. Neurosci Biobehav Rev. 2011 ; 35 : 483-497.

43) Augustin K, et al. Mechanisms of action for the medium-chain triglyceride ketogenic diet in neurological and metabolic disorders. Lancet Neurol. 2018 Jan ; 17(1) : 84-93.

44) Ota M, et al. Effect of a ketogenic meal on cognitive function in elderly adults: potential for cognitive enhancement. Psychopharmacology (Berl). 2016 ; 233 : 3797-3802.

45) Ota M, et al. Effects of a medium-chain triglyceride-based ketogenic formula on cognitive function in patients with mild-to-moderate Alzheimer's disease. Neurosci Lett. 2019 Jan. 18 ; 690 : 232-236.

46) Cunnane SC, et al. Can ketones compensate for deteriorating brain glucose uptake during aging? Implications for the risk and treatment of Alzheimer's disease. Ann N Y Acad Sci. 2016 Mar ; 1367(1) : 12-20.

2.7 てんかん

1 てんかんとは

　てんかんとは脳神経細胞の突然の過剰な活動（てんかん性発射）によって，てんかん発作を生じる疾患である。有病率は人口 1,000 対 3 ～ 10 とされ，日本にはおよそ 100 万人の患者が存在すると推定されている。好発年齢は小児期～思春期，および高齢者（60歳以上）である。病因によって特発性てんかんと症候性てんかんとに分けられ，前者は体質的な要因によって発症すると考えられ，小児期～思春期に好発する。後者はてんかんの原因となる脳の病変（脳腫瘍，頭部外傷，脳炎，髄膜炎，脳血管障害など），あるいは身体疾患（尿毒症，低血糖症，子癇，薬物中毒など）が基礎になって発症する場合をいう。中高年以降に発症するてんかん発作は，なんらかの脳器質性疾患が治癒した後にしばらくして発症する場合が多い（残遺てんかん）。

　てんかんの主症状はいうまでもなくてんかん発作である。てんかん発作は部分発作と全般発作に大きく分かれる。部分発作は特定の脳部位を焦点にして発作が生じるもので，意識障害を伴わない単純部分発作と意識障害を伴う複雑部分発作とに分かれる。全般発作は

中心脳発作と呼ばれ，脳の中心部から両側対称性にてんかん性発射が生じるもので，意識障害を伴う。

単純部分発作の症状はてんかん性発射が生じる部位によって異なるが，運動症状（けいれん，ミオクロニーなど）を呈するもの，感覚症状を呈するもの，自律神経症状を示すもの，精神症状を伴うものなどがある。

複雑部分発作は一側の側頭葉が焦点であることが多い。状況にそぐわない無目的な行動（表情変化，発語，歩行など）を数十秒〜数分にわたって呈する「自動症」が特徴的である。意識障害を伴っており，発作後には行動に関する記憶がない。

なお，部分発作が二次的に全般化し，全身の強直間代発作に発展することがある。

全般発作は，数秒〜数十秒の意識消失を呈する欠神発作と，ミオクロニー発作や強直間代発作（いわゆる大発作）などのけいれん発作を呈する場合とがある。強直間代発作では，突然意識が消失し，十数秒間程度の全身性の硬直発作（体幹・四肢が突っ張る）に続いて，数十秒間程度持続する間代発作（四肢がガクガク震える）が出現し，発作後せん妄状態から終末睡眠（数十分間）へと移行することが多い。小児〜思春期に好発する特発性全般てんかんの硬直間代発作はてんかん全体の 40〜50％ を占める頻度の高いものであり，予後は比較的良好である。しかし，症候性てんかんで強直間代発作が生じた場合には，予後は不良なことが多い。なお，てんかん発作が何度もくり返し出現し，発作間欠時にも意識障害が持続する場合は，てんかん重責状態と呼ばれ，呼吸停止や心停止に至ることがある。

てんかんの診断はてんかん発作の病歴（ただし，本人には記憶がない場合が多いので，家族などからの情報が重要）と脳波による発作波の確認による。治療は発作型に応じた抗てんかん薬の服用が中心になるが，薬物療法が奏功しない難治性てんかんでは，外科的治療が行われることがある。しかし，ケトン食によって発作を軽減ないし消失させることもできる場合が少なくない。

2　ケトン体とその栄養学的意義

アセトン，アセト酢酸，β- ヒドロキシ酪酸（化学構造上はケトンではないが慣習的にケトン体の一員とされる）のことをケトン体といい（図2.5），これらのケトン体が体内で多く産生されるように考案された食事のことをケトン食という。ケトン体は主に肝臓のミトコンドリアでつくられるが，肝臓ではエネルギー源とはならず，肝臓外で第二のエネルギー源となる（グルコースを第一のエネルギー源とした場合）。ただし，アセトンはエネルギー源にならずに呼気から排出され，ケトン臭を発する。また，β- ヒドロキシ酪酸はアセト酢酸に変換されて初めてエネルギー代謝に使用される。

脳はグルコースを主なエネルギー源としているが，ケトン体も利用できる。アルツハイマー病患者では，グルコースの利用能が低下しているが，ケトン体の利用能は低下していないという報告があり[1]，ケトン食は高齢者の脳機能維持に有用である可能性が示唆されている。筆者らの検討でも，高齢者を対象に中鎖脂肪酸摂取後と長鎖脂肪酸摂取後の認知機能テスト結果を比較したところ，前者のほうが成績がよかった[2]。また，軽度アルツハ

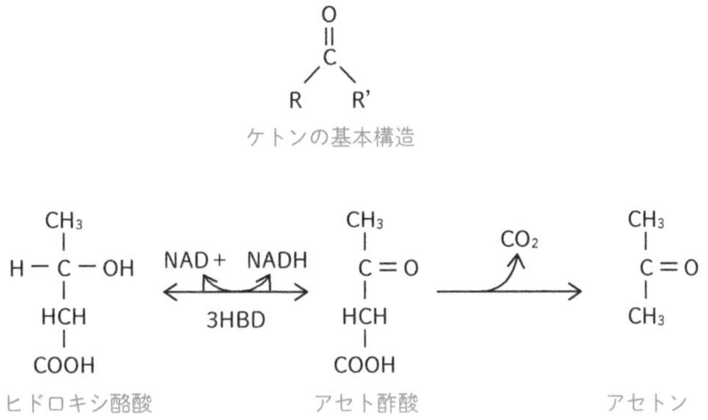

図2.5　ケトンの化学構造

イマー病患者の中鎖脂肪酸の持続投与（3か月間）によって認知機能が改善することを観察した[3]。ケトン体や中鎖脂肪酸には神経保護効果があるとされ，近年，ケトン食は難治性てんかん（61ページ参照）のみならず，種々の精神神経疾患に対する有効性が指摘されている[4]。

3　ケトン食の歴史

　絶食はケトン体を生じやすいが，絶食するとてんかん発作が減少することは古くから経験的に知られていた。Woodyatt[5] は健常者でも絶食や高脂肪・低炭水化物の食事でケトン体が産生されることを示し，糖尿病患者に対してケトアシドーシスを起こさない食事療法を考えていくうえでどのような組成の食物を摂取すればよいかを論理的に考察した。

　Wilder[6] は Woodyatt の理論を逆用して，脂肪が多く炭水化物の少ない食事をとれば絶食と同等の効果が生まれると考えた。3例のてんかん患者にこの食事療法を行い，劇的な発作軽減を確認し，絶食に比べて負担の少ない食事療法として ketogenic diet（ケトン食）と呼んだ。当時，抗てんかん薬はブロム製剤とフェノバルビタールしかなかったため，ケトン食は新たな治療法として注目された。しかし，1938年に新しい抗てんかん薬フェニトインが開発されると，薬物療法に注目が移るようになった。

　Huttenlocher[7] は，中鎖脂肪酸（MCT）を用いることによってより少ない脂肪で効率的にケトン産生ができるケトン食を考案した。これによって日本でもケトン食が注目されるようになった。しかし，MCT オイルは下痢などの副作用が多く，実際には Wilder による古典的ケトン食とケトン産生に差がないという報告もあり，次々と開発される新しい抗てんかん薬の出現もあり，ケトン食は次第に忘れられていった。しかし，1994年，難治性てんかんにより手術以外に治療法がないと宣告されたチャーリーという名のてんかん児が，ジョンス・ホプキンス大学病院でケトン食療法を受けて劇的に改善し，外科手術を受けなくてすんだという実話をもとにして制作されたテレビ番組『…First do no harm』（メリル・ストリープが患児の母親を熱演）が米国で放映された。また，チャーリーの父親は

ケトン食の研究と普及を促す目的でチャーリー基金を立ち上げたこともあり，ケトン食療法が再び注目されるようになった。また時期を同じくして，グルコーストランスポーターⅠの先天的欠損症患者が発見された。この疾患の患者ではグルコースを利用できないため，ケトン食が唯一の治療手段であることから，ケトン食の有用性がクローズアップされた。

4 ケトン体の産生

　ケトン体は脂肪酸から産生される。脂肪はグリセロール（糖）と脂肪酸に分かれて代謝されるが，ミトコンドリアに入った脂肪酸は β- 酸化を受けてアセチル-CoA となる。アセチル-CoA の一部は TCA サイクルに入ってエネルギー産生に使われるが，残りはケトン体産生に向かう。グルコースからの解糖系で産生されるアセチル-CoA は主として TCA サイクルに入って酸化されていくのに対し，脂肪酸酸化で産生されたアセチル-CoA は，ケトン体産生に主に振り分けられる。脂肪酸の異化が亢進して脂肪酸由来のアセチル-CoA が多くなるとケトン体産生が主体となる。インスリンがケトン体産生を抑制するため，炭水化物を摂取するとケトン体産生が抑制される。また中鎖脂肪酸は長鎖脂肪酸と比べて容易に吸収され，容易に β- 酸化を受けエネルギー源（ATP の産生）となるが，TCA サイクルや呼吸鎖での処理能力以上に多量摂取した場合（あるいは長期間絶食時）にはアセチル-CoA が蓄積しケトン体へと転換され，血液中のケトン体レベルが上昇する（表2.21）。

　ケトン体のもうひとつの原料はアミノ酸であり，アミノ酸のうち脱アミノを受けた後にその炭素骨格部分が脂質代謝路を経由して，主として脂肪酸やケトン体合成に利用される

表2.21　長鎖脂肪酸と中鎖脂肪酸の吸収から代謝の違い

	長鎖脂肪酸（LCT）	中鎖脂肪酸（MCT）
炭素数	14以上	6～12
代謝経路	膵リパーゼで分解 （LCT，モノグリセリド，グリセロールに） ↓ 胆汁酸とミセル形成 ↓ 小腸粘膜より吸収 ↓ 再エステル化されてカイロミクロン形成 ↓ リンパ経路 ↓ 肝臓で代謝，組織に蓄積	胃や腸で加水分解 （膵リパーゼではなくてもよい） ↓ 小腸粘膜より吸収 （胆汁酸不要） ↓ 再エステル化されずに門脈経路 ↓ 肝臓で β 酸化 ↓ エネルギー源に
代謝速度	MCTと比較して遅い	LCTと比較して早い
カルニチン	必要	不要
ケトン体産性能	低い	高い

ものをケト原性アミノ酸（ketogenic amino acid）と呼ぶ。TCA サイクルに入って糖産生に利用されるものを糖原性アミノ酸（glucogenic amino acid）と呼ぶ。ロイシンとリジンは完全なケト原性アミノ酸であるが，トレオニン，イソロイシン，チロシン，フェニールアラニン，トリプトファンの 5 つは糖原性とケト原性の両者の要素をもつ。

ケトン食の詳細と栄養管理については 4.7 節（149 ページ）を参照されたい。

5 ケトン食の適応疾患

ケトン食の適応疾患は，GLUT 1 欠損症，ピルビン酸脱水素酵素複合体異常症，難治性てんかんがあり，先天性代謝異常である前二者では有効な薬物療法もないため，ケトン食が必須となる。

❶ GLUT 1 欠損症

Glucose transporter 1（GLUT1）はグルコースを輸送する膜たんぱく質のひとつで，赤血球膜や脳内微小血管壁に存在する。GLUT 1 欠損症はその機能低下によりグルコースが脳血液関門を通過できず，結果的に脳内エネルギー不足となり，早期より脳症が引き起こされる。2011 年度の日本の調査で 57 例確認され，それ以降も症例が増加している。症状はてんかん発作，筋緊張低下，小脳失調，痙性麻痺，ジストニアなどの運動障害と知的障害である。GLUT1 をコードする遺伝子 SLC2A1 の変異解析で診断が確定する。早期にケトン食療惜が開始されれば多くの患児でてんかんの症状は速やかに改善し，運動異常や認知機能も改善する。

❷ ピルビン酸脱水素酵素複合体異常症

ピルビン酸脱水素酵素複合体（Pyruvate dehydrogenase complex；PDHC）の遺伝子変異によりピルビン酸のアセチル-CoA への変換が障害されるため，ピルビン酸と乳酸が蓄積するまれな疾患である。アセチル-CoA の供給不足により TCA 回路とミトコンドリア電子伝達系の機能が低下し，細胞内エネルギー不全が生じる。多くの場合，乳児期早期より精神運動発達遅滞，筋緊張低下，けいれん，小頭症，失調症などを認め，そのほか呼吸障害，特異顔貌，痙性麻痺，抹消神経障害，視神経萎縮，眼振，斜視などの症状が報告されている。糖質がエネルギー源として利用できないので低炭水化物・ケトン食療法を行うが，大部分の症例で神経学的予後は不良である。

❸ 難治性てんかん

難治性てんかんとは，通常，てんかん専門医が適切な抗てんかん薬を 2 剤以上適切な量で処方しても発作が消失しないものをいう。ケトン食の有効性が比較的高いものとして，前述の GLUT 1 欠損症や PDHC 異常症に加えて，点頭てんかん（West 症候群：infantile spasms），Angelman 症候群，Doose 症候群（ミオクロニー失立てんかん），結節性硬化症，太田原症候群，難治頻回部分発作重積型急性脳炎（acute encephalitis with refractory,

repetitive partial seizures；AERRPS，別名 febrile infection-related epilepsy），超難治性
けいれん重積状態（super-refractory status epilepticus；SRSE）などが挙げられている [8]。
ただし，カルニチン産生障害やβ酸化障害をもつ者へのケトン食は禁忌である。

　難治性てんかんに対するケトン食の無作為化比較対照試験は Neal ら [9] によるものが最
初であるが，週に 7 回以上の発作がある 2〜16 歳のてんかん児をケトンと通常食群とに
分けて 3 か月間経過観察したところ，ケトン食群の 38％において発作頻度が半分以下に
なったが，対照群では 6％であった。また，ケトン食群のうち 7％の患児では発作頻度が
ほぼ消失したという（90％以上の発作頻度の減少）。

　その後のてんかん児に対する臨床試験（多くは無作為化比較対照試験ではない）のメタ
アナリシス [10] によれば，発作頻度が 50％以下になったものを治療成功と定義した場合，
前向き研究ではおよそ 50％が治療成功例であった。てんかんに対するケトン食の効果は，
全体としては半分の患者で発作が半減し，20％前後の患者で発作が消失するという報告
が多く，また，有効例の 90％は食事療法開始 1 か月以内に効果を認めると報告されてい
る [11]。成人の難治性てんかんにも同様の効果があり，過去 16 研究のメタアナリシスによ
れば，発作半減が 53％，そのうち発作消失が 13％という数字であった [12]。低グリセミッ
ク食も小児難治てんかんに有効であることが報告されている [13]。なお，ケトン食の基礎
から実践に関しては，藤井 [14] による優れたモノグラフがあるので参照されたい。

［参考文献］

1) Castellano CA, et al. Lower brain 18F-fluorodeoxyglucose uptake but normal 11C-acetoacetate metabolism in mild Alzheimer's disease dementia. J Alzheimers Dis. 2015；43(4)：1343-1353.
2) Ota M, et al. Effect of a ketogenic meal on cognitive function in elderly adults: potential for cognitive enhancement. Psychopharmacology (Berl). 2016 Oct；233(21-22)：3797-3802.
3) Ota M, et al. Effects of a medium-chain triglyceride-based ketogenic formula on cognitive function in patients with mild-to-moderate Alzheimer's disease. Neurosci Lett. 2019 Jan 18；690：232-236.
4) Grigolon RB, et al. Mental, emotional, and behavioral effects of ketogenic diet for non-epileptic neuropsychiatric conditions. Prog Neuropsychopharmacol Biol Psychiatry. 2020；102：109947.
5) Woodyatt RT. Objects and method of diet adjustment in diabetics. Arch Intern Med. 1921；28：125-141.
6) Wilder RM. The effect of ketonemia on the course of epilepsy. Mayo Clin Bulletin. 1921；2：307-308.
7) Huttenlocher PR, et al. Medium-chain triglycerides as a therapy for intractable childhood epilepsy. Neurology. 1971；21(11)：1097-1103.
8) Kossoff EH, et al. Optimal clinical management of children receiving dietary therapies for epilepsy: Updated recommendations of the International Ketogenic Diet Study Group. Epilepsia Open. 2018；3(2)：175-192.
9) Neal EG, et al. The ketogenic diet in the treatment of epilepsy in children: a randomised, controlled trial. Lancet Neurol. 2008；7：500-506.
10) Li HF, et al. Therapeutic Success of the Ketogenic Diet as a Treatment Option for Epilepsy: a Meta-analysis. Iran J Pediatr. 2013 Dec；(6)：613-620.
11) 今井克美．「小児てんかんに対するケトン食療法」『小児てんかん診療マニュアル』改訂第 2 版（高橋幸利編）．診断と治療社．2010. p.144-168.
12) Liu H, et al. Ketogenic diet for treatment of intractable epilepsy in adults: A meta-analysis of observational studies. Epilepsia Open. 2018；3(1)：9-17.
13) Muzykewicz DA, et al. Efficacy, safety, and tolerability of the low glycemic index treatment (LGIT) in pediatric epilepsy. Epilepsia. 2009；50(5)：1118-1126.
14) 藤井達哉編．ケトン食の基礎から実践まで―ケトン食に関わるすべての方へ 改訂第 2 版．診断と治療社．2018.

精神疾患における
栄養食事指導

第3章 精神科における栄養食事指導の基礎

3.1 精神疾患の栄養食事指導

1 精神疾患における栄養食事指導の歴史

　近年，精神科における栄養について注目されているが，精神科における栄養士の活動は歴史が長い。

　さかのぼること1959年に東京都立松沢病院の鈴木芳次先生が全国精神科栄養士懇談会を立ち上げた。鈴木先生は栄養士でありながら，日本の精神医療史研究の第一人者でもあった。そして，精神疾患患者の待遇改善の主張をもとに食事に関する問題の改善に尽力した。全国精神科懇談会は全国で講演活動を展開し，何よりも患者さんのためになるよい食事を提供する心の栄養を信念として，栄養食事指導についても充実した講演内容の記録が残っている。鈴木先生のご逝去後1990年に有志らが全国精神科栄養士協議会を発足し，土井祥子先生が初代会長に就任した。食事療法学会に併せて全国での研修会を重ね，1991年に第2代会長の中川國昭先生に引き継がれた。2002年には第3代会長に稲村雪子先生が就任した。この時期は栄養管理の変革時期である一方で精神科栄養においても抗精神病薬による体重変化の研究や退院促進支援などの施策によって栄養士や栄養食事指導に注目が集まってきた。また，現在のサーティーバイスリー指導のもととなる精神疾患患者の食生活自立指導を推進した。2009年からは中町健一先生が第4代の会長となって2010年には日本精神科病院協会認定栄養士（現：日本精神科医学会認定栄養士）制度が開始され，今日までに多くの認定者が誕生し，高いスキルをもって活躍している。2013年からは第5代会長に西宮弘之先生が就き，関係団体と連携を強化して組織の改革をめざしている。また，臨床栄養の各種学会でも精神疾患の栄養管理や栄養食事指導がとり上げられ，精神科領域の多職種連携にも大きく貢献している。

　一方，2012年には精神科栄養・健康サポート研究会が発足し，井戸由美子先生が会長を務めている。この会は精神疾患患者の健康寿命の延伸や身体合併症の改善に対して，多職種連携によるチーム医療により，食や栄養の面からサポートすることを目的としている。そのため，会員は栄養士に限らず，医師や歯科医師，看護師，言語聴覚士，作業療法士，精神科ソーシャルワーカーなどの精神科医療にかかわっている方で活動し，研修会やニュースレターの発行，情報交換，指導媒体の共有などを行っている。

　近年では精神科栄養の研究も進んで知見が集積されてきている。今後の精神疾患の栄養食事指導の発展にも高い期待が集まっている。

WHO は栄養障害の二重負荷を示している。それは，個人，家庭，人々，さらに一生にわたり，低栄養と過体重や肥満，あるいは食事に関連した慢性疾患が共存していることと定義している。これは精神科栄養の分野でも当てはまり，精神疾患も多くが過栄養と低栄養の両面の要素を併せもっているといえる。たとえば，統合失調症では若い世代では肥満が問題視されるが，高齢の患者では低栄養の問題が重視される。うつ病においても急性期に食欲不振や体重減少が起こりやすいが，慢性期では肥満や過栄養による問題が隣り合わせだったりする。摂食障害でも，神経性やせ症は高度な低栄養状態であるが，根底には肥満恐怖が存在し，過食性障害では肥満とも関連する。そのため，精神科栄養を考えるうえでも，栄養障害の二重負荷は基本として抑えておくべきである。

近年では，地域包括ケアシステムが進み，「精神障害にも対応した地域包括ケアシステム」の構築をめざしており，地域包括ケアシステムを実践するには地域における栄養士の連携も重要である。

また，精神疾患の栄養食事指導は精神科領域に限られたものではない。身体疾患は精神的健康に関連し，指導の対象となる身体疾患も例外ではない。

精神疾患の患者に栄養食事指導を実施するうえで，一般的な指導スキルに加え，患者の精神症状や生活状況，理解力，受けている支援などを考慮することが重要であり，病態栄養の知識と精神疾患の理解が求められる。次節より精神疾患の患者に栄養食事指導を実施するうえでの留意すべきポイントや工夫を示す。

［参考文献］

1) 寒河江豊昭．News & Information 精神科病院．臨床栄養．Nutritional Needs in Psychiatry，2007；2：15-17．
2) 全国精神科栄養士協議会 編．Nutritional Needs in Psychiatry，2009；5：11-30．
3) 中町健一．精神科栄養士の環境 〜偉大な歴史を見つめ，今に思う〜．Nutritional Needs in Psychiatry．2010；6：1-1．
4) 金子嗣郎．―鈴木芳次 著―「精神疾患付神経疾患の食事」．病院．1979；38(4)：332-332．
5) 佐々木秀美．明治時代におけるわが国の近代的精神医療の萌芽と挫折に関する歴史的考察―精神病院設立経緯と精神障害者看護に焦点を当てて．看護学統合研究．2004；6(1)：1-15．
6) World Health Organization, The double burden of malnutrition : Policy Brief, WHO, 2017.
7) 中村丁次．栄養の歴史と現代的意義を考える（第11回） 栄養障害の二重負荷．臨床栄養．2019；135(6)：815-818．

3.2 精神科の栄養管理にかかわる診療報酬

　精神科における栄養管理にかかわる診療報酬や基準の主なものを一部抜粋して表3.1（68ページ），表3.2（71ページ）に記す。なお，詳細については，医科点数表や基準などを参考にされたい。

1　医科診療報酬点数 （表3.1）

❶ 精神科入院基本料

　入院基本料については看護配置，看護師比率，平均在院日数など厚生労働大臣が定める施設基準に適合しているものとして地方厚生局長等に届け出た病棟に入院している患者について，当該基準にかかわる区分に従い所定点数を算定することとなっている。しかし，別に厚生労働大臣が定める基準として栄養管理体制に関する基準を満たすことができない場合は減算となる。

❷ 入院基本料等加算

a. 摂食障害入院医療管理加算

　摂食障害入院医療管理加算は摂食障害患者に対して医師，看護師，精神保健福祉士，公認心理士および管理栄養士などによる集中的かつ多面的な治療が計画的に提供されることを評価したものである。

b. 栄養サポートチーム加算

　栄養サポートチーム加算は，栄養障害の状態にある患者や栄養管理をしなければ栄養障害の状態になることが見込まれる患者に対し，患者の生活の質の向上，原疾患の治癒促進および感染症等の合併症予防などを目的として，栄養管理に専門的知識を有した多職種からなるチーム（栄養サポートチーム）が診療することを評価したものである。2020年の診療報酬改定で，医療従事者の負担軽減，医師等の働き方改革の推進（タスク・シェアリング／タスク・シフティング）の観点から，これまで算定できなかった精神病棟入院基本料，特定機能病院入院基本料（精神病棟）においても算定可能となった。

❸ 医学管理等

　栄養食事指導は外来，入院，集団において要件に沿って実施した場合，それぞれ所定の点数を算定する。2020年の診療報酬改定で，外来栄養食事指導では業務の効率化の観点から，電話またはビデオ通話が可能な情報通信機器などICT（情報通信技術）を活用した指導について算定が可能となった。また診療所において，当該診療所以外の日本栄養士会もしくは都道府県栄養士会が設置，運営する「栄養ケア・ステーション」または他の保険医療機関の管理栄養士が対面による指導を行った場合にも算定が可能となった。

　入院栄養食事指導では，地域医療連携推進の観点や，切れ目のない継続した栄養管理を

行う目的で，栄養情報提供加算が新設された。

❹ 在宅医療

　今後増加する高齢者人口を中心に在宅医療の重要性が増しているが，身体的問題のみならず，認知機能障害やうつなど精神的問題に対しても，在宅での管理栄養士による栄養管理・栄養支援の役割・ニーズは大きくなっている。外来栄養食事指導と同様に，2020 年の診療報酬改訂で，当該医療機関以外の管理栄養士が対面による指導を行った場合にも算定が可能となった。

❺ 精神科専門療法

　精神科デイ・ケア，精神科ナイト・ケア，精神科デイ・ナイト・ケアは精神疾患を有するものの地域への復帰を支援するため，社会生活機能の回復を目的として患者の個々に応じたプログラムに従ってグループごとに治療するものである。実施する施設において，治療の一環として治療上の目的を達するために食事を提供する場合がある。その場合，個々に応じた栄養管理などが必要となり，その費用は所定点数に含まれる。

❷ 入院時食事療養費・入院時生活療養費 （表3.2）

　食事は医療の一環として提供されるべきものであり，それぞれ患者の病状に応じて必要とする栄養量が与えられるものである。また食事の質の向上と患者サービスの改善をめざして行われるべきものとされ，細かな基準が定められている。この定められた基準に適合した食事を当該入院患者に提供した場合にのみ算定できるものであり，精神科においても，この食事療養，生活療養が患者の治療の一部となっている。

❸ その他

　栄養士が算定条件として必須の職種要件ではないが，精神科措置入院退院支援加算，精神科地域移行実施加算など，入退院支援を行ううえで，栄養士が多職種の一員として栄養管理，在宅，他施設での食事の食事管理，食事調整に参画することが求められる。また精神科身体合併症管理加算や重度アルコール依存症入院医療加算など疾病治療に栄養管理が密接にかかわっている病態では，栄養士が果たす役割はとても大きい。そのなかでも，栄養士が行う栄養食事指導，入院時食事療養などの栄養教育は精神科特有のものではないが，糖尿病や脂質異常症のような精神科患者が特に発症しやすい生活習慣病の治療，または予防に必要不可欠である。

　このように精神科における栄養管理はチーム医療の一翼として，重要な役割を担っていくことが期待されている。

表3.1　精神科における栄養管理にかかわる診療報酬点数（主に医科診療報酬点数）

分類	項目	点数	施設基準等	備考　通知など詳細な要件等
入院基本料	栄養管理体制	第2部　入院料等　通則　8 7に規定する別に厚生労働大臣が定める基準のうち，栄養管理体制に関する基準を満たすことができない保険医療機関については，第1節，第3節及び第4節の各区分に掲げるそれぞれの入院基本料，特定入院料又は短期滞在手術等基本料の所定点数から1日につき40点を減算する。 ※一部抜粋　詳細はURL 9ページ https://www.mhlw.go.jp/content/12404000/000907834.pdf	第四五　栄養管理体制の基準 （1）当該病院である保険医療機関内に常勤の管理栄養士が1名以上配置されていること （2）入院患者の栄養管理につき必要な体制が整備されていること ※一部抜粋 詳細はURL 16ページ https://www.mhlw.go.jp/content/12404000/000907845.pdf	（3）入院時に患者の栄養状態を医師，看護職員，管理栄養士が共同して確認し，特別な栄養管理の必要性の有無について入院診療計画書に記載していること。 （4）（3）において，特別な栄養管理が必要と医学的に判断した患者について，栄養状態の評価を行い，医師，管理栄養士，看護師その他の医療従事者が共同して，当該患者ごとの栄養状態，摂食機能及び食形態を考慮した栄養管理計画を作成していること。なお，救急患者や休日に入院した患者など，入院日に策定できない場合の栄養管理計画は，入院後7日以内に策定することとする。 ※一部抜粋　詳細はURL 31ページ https://kouseikyoku.mhlw.go.jp/kyushu/000215074.pdf
入院基本料等加算	摂食障害入院医療管理加算	A231-4　（1日につき） 1　30日以内　　　　200点 2　31日以上60日以内　100点 注　別に厚生労働大臣が定める施設基準に適合しているものとして地方厚生局長等に届け出た保険医療機関に入院している患者であって別に厚生労働大臣が定めるものに対して必要な治療を行った場合に，入院した日から起算して60日を限度として，当該患者の入院期間に応じ，それぞれ所定点数に加算する。 ※一部抜粋　詳細はURL 39ページ https://www.mhlw.go.jp/content/12404000/000907834.pdf	二十六の三 摂食障害入院医療管理加算の施設基準 （1）摂食障害入院医療管理加算の施設基準 　摂食障害の診療を行うにつき必要な体制が整備されていること （2）摂食障害入院医療管理加算の対象患者 　重度の摂食障害により著しい体重の減少が認められる患者 ※一部抜粋 詳細はURL 107ページ https://www.mhlw.go.jp/content/12404000/000907845.pdf	（1）摂食障害入院医療管理加算は，摂食障害の患者に対して，医師，看護師，精神保健福祉士，公認心理師及び管理栄養士等による集中的かつ多面的な治療が計画的に提供されることを評価したものである。 （2）摂食障害入院医療管理加算の算定対象となる患者は，摂食障害による著しい体重減少が認められる者であって，BMIが15未満であるものをいう。 ※一部抜粋　詳細はURL 66ページ https://kouseikyoku.mhlw.go.jp/kyushu/000215073.pdf 摂食障害入院医療管理加算の施設基準 （1）摂食障害の年間新規入院患者数（入院期間が通算される再入院の場合を除く）が1人以上である（2）摂食障害の専門的治療の経験を有する常勤の医師，管理栄養士及び公認心理士がそれぞれ1名以上当該医療機関に配置されている。（3））精神療法を行うために必要な面接室を有している ※一部抜粋　詳細はURL 108ページ https://kouseikyoku.mhlw.go.jp/kyushu/000215074.pdf
入院基本料等加算	栄養サポートチーム加算	A233-2　（週1回）　　200点 注1 栄養管理体制その他の事項につき別に厚生労働大臣が定める施設基準に適合しているものとして地方厚生局長等に届け出た保険医療機関において，栄養管理を要する患者として別に厚生労働大臣が定める患者に対して，当該保険医療機関の保険医，看護師，薬剤師，管理栄養士等が共同して必要な診療を行った場合に，当該患者について，週1回（療養病棟入院基本料，結核病棟入院基本料，精神病棟入院基本料又は特定機能病院入院基本料（結核病棟又は精神病棟に限る）を算定している患者については，入院した日から起算して1月以内の期間にあっては週1回，入院した日から起算して1月を超え6月以内の期間にあっては月1回）（障害者施設等入院基本料を算定している患者については月1回）に限り所定点数に加算する。この場合において入院栄養食事指導料，集団栄養食事指導料及び乳幼児育児栄養指導料は別に算定できない。 2 医療提供体制の確保の状況に鑑み別に厚生労働大臣が定める地域に所在する保険医療機関であって，別に厚生労働大臣が定める施設基準に適合しているものとして地方厚生局長等に届け出たものについては，当該加算の点数に代えて，栄養サポートチーム加算（特定地域）として，100点を所定点数に加算することができる。 3 注1の場合において，歯科医師が，注1の必要な診療を保険医等と共同して行った場合は，歯科医師連携加算として，50点を更に所定点数に加算する。 ※一部抜粋　詳細はURL 39ページ https://www.mhlw.go.jp/content/12404000/000907834.pdf	二十八栄養サポートチーム加算の施設基準等 （1）栄養サポートチーム加算の施設基準 イ 栄養管理に係る診療を行うにつき十分な体制が整備されていること。 ロ 当該加算の対象患者について栄養治療実施計画を作成するとともに，当該患者に対して当該計画が文書により交付され，説明がなされるものであること。 ハ 当該患者の栄養管理に係る診療の終了時に栄養治療実施報告書を作成し，当該患者に対して当該報告書が文書により交付され，説明がなされるものであること。 （2）栄養サポートチーム加算の対象患者 栄養障害の状態にある患者又は栄養管理をしなければ栄養障害の状態になることが見込まれる患者であって，栄養管理計画が策定されているものであること。 ※一部抜粋 詳細はURL 108ページ https://www.mhlw.go.jp/content/12404000/000907845.pdf	栄養サポートチーム加算 （1）栄養サポートチーム加算は，栄養障害の状態にある患者や栄養管理をしなければ栄養障害になることが見込まれる患者に対し，患者の生活の質の向上，原疾患の治癒促進及び感染症等の合併症予防等を目的として，栄養管理に係る専門的知識を有した多職種からなるチームが診療することを評価したものである。 （2）栄養サポートチーム加算は，栄養管理計画を策定している患者のうち，次のアからエまでのいずれかに該当する者について算定する。 ア 栄養スクリーニングの結果，血中アルブミン値が3.0g/dL 以下であって，栄養障害を有すると判定された患者　イ 経口摂取又は経腸栄養への移行を目的として，現に静脈栄養法を実施している患者　ウ 経口摂取への移行を目的として，現に経腸栄養法を実施している患者　エ 栄養サポートチームが，栄養治療により改善が見込めると判断した患者 （3）1日当たりの算定患者数は，1チームにつき概ね30人以内とする。ただし，「注2」に規定する点数を算定する場合，1日当たりの算定患者数は，1チームにつき概ね15人以内とする。 （4）療養病棟，結核病棟及び精神病棟においては栄養サポートチーム加算は入院日から起算して180日以内に限り算定可能とするが，180日を超えても定期的に栄養サポートチームによる栄養管理を行うことが望ましい。 ※一部抜粋　詳細はURL 69ページ https://kouseikyoku.mhlw.go.jp/kyushu/000215073.pdf 栄養サポートチーム加算に関する施設基準 ※一部抜粋　詳細はURL 109ページ https://kouseikyoku.mhlw.go.jp/kyushu/000215074.pdf

※ページ数は表記されている内容の先頭ページを記載

分類	項目	点数	施設基準等	備考　通知など詳細な要件等
医学管理等	●外来栄養食事指導料1 ●外来栄養食事指導料2	B001　9 外来栄養食事指導料 イ 外来栄養食事指導料1 （1）初回 ① 対面で行った場合260点 ② 情報通信機器等を用いた場合235点 （2）2回目以降 ① 対面で行った場合200点 ② 情報通信機器等を用いた場合180点 ロ 外来栄養食事指導料2 （1）初回 ① 対面で行った場合250点 ② 情報通信機器等を用いた場合225点 （2）2回目以降 ① 対面で行った場合190点 ② 情報通信機器等を用いた場合170点 注1 イの（1）の①及び（2）の①については，入院中の患者以外の患者に対して，保険医療機関の医師の指示に基づき当該保険医療機関の管理栄養士が具体的な献立等によって指導を行った場合に，初回の指導を行った月にあっては月2回に限り，その他の月にあっては月1回に限り算定する。 ※一部抜粋　詳細はURL　78ページ https://www.mhlw.go.jp/content/12404000/000907834.pdf	（6）の2外来栄養食事指導料及び外来栄養食事指導料の対象患者 疾病治療の直接手段として，医師の発行する食事箋に基づき提供された適切な栄養量及び内容を有する別表第三に掲げる特別食を必要とする患者，がん患者，摂食機能若しくは嚥下機能が低下した患者又は低栄養状態にある患者 ※一部を抜粋 　詳細はURL　5ページ https://www.mhlw.go.jp/content/12404000/000908781.pdf	外来栄養食事指導料 （1）外来栄養食事指導料は，入院中の患者以外の患者であって，別に厚生労働大臣が定める特別食を保険医療機関の医師が必要と認めた者又は次のいずれかに該当する者に対し，管理栄養士が医師の指示に基づき，患者ごとにその生活条件，し好を勘案した食事計画案等を必要に応じて交付し，初回にあっては概ね30分以上，2回目以降にあっては概ね20分以上，療養のため必要な栄養の指導を行った場合に算定する。 ア 外来栄養食事指導料　イ 摂食機能又は嚥下機能が低下した患者　ウ 低栄養状態にある患者 （8）外来栄養食事指導料は初回の指導を行った月にあっては1月に2回を限度として，その他の月にあっては1月に1回を限度として算定する。ただし，初回の指導を行った月の翌月に2回指導を行った場合であって，初回と2回目の指導の間隔が30日以内の場合は，初回の指導を行った翌月に2回算定することができる。 ※一部抜粋　詳細はURL　136ページ https://kouseikyoku.mhlw.go.jp/kyushu/000215073.pdf
	●入院栄養食事指導料1 ●入院栄養食事指導料2	B001　10 入院栄養食事指導料 イ 入院栄養食事指導料1 （1）初回 260点 （2）2回目 200点 ロ 入院栄養食事指導料2 （1）初回 250点 （2）2回目 190点 注1 イについては，入院中の患者であって，別に厚生労働大臣が定めるものに対して，保険医療機関の医師の指示に基づき当該保険医療機関の管理栄養士が具体的な献立等によって指導を行った場合に，入院中2回に限り算定する。 3 別に厚生労働大臣が定める患者に対して，退院後の栄養食事管理について指導するとともに，入院中の栄養管理に関する情報を示す文書を用いて患者に説明し，これを他の保険医療機関，介護老人保健施設等又は指定障害者支援施設等若しくは福祉型障害児入所施設の医師又は管理栄養士と共有した場合に，入院中1回に限り，栄養情報提供加算として50点を所定点数に加算する。この場合において，区分番号B005に掲げる退院時共同指導料2は別に算定できない。 ※一部抜粋　詳細はURL　79ページ https://www.mhlw.go.jp/content/12404000/000907834.pdf	（6）の2外来栄養食事指導料及び入院栄養食事指導料の対象患者 疾病治療の直接手段として，医師の発行する食事箋に基づき提供された適切な栄養量及び内容を有する別表第三に掲げる特別食を必要とする患者，がん患者，摂食機能若しくは嚥下機能が低下した患者又は低栄養状態にある患者 ※一部抜粋 　詳細はURL　5ページ https://www.mhlw.go.jp/content/12404000/000908781.pdf	入院栄養食事指導料 （1）入院栄養食事指導料は，入院中の患者であって，別に厚生労働大臣が定める特別食を保険医療機関の医師が必要と認めた者又は次のいずれかに該当する者に対し，管理栄養士が医師の指示に基づき，患者ごとにその生活条件，し好を勘案した食事計画案等を必要に応じて交付し，初回にあっては概ね30分以上，2回目にあっては概ね20分以上，療養のため必要な栄養の指導を行った場合に入院中2回に限り算定する。ただし，1週間に1回に限りとする。 ア がん患者　イ 摂食機能又は嚥下機能が低下した患者　ウ 低栄養状態にある患者 （4）「注3」に規定する栄養情報提供加算は，栄養食事指導に加え，退院後の栄養及び食事管理に関する指導とともに，医療機関間の有機的連携の強化及び保健又は福祉関係機関等へ栄養情報提供機能の評価を目的として設定されたものであり，両者の患者の栄養に関する情報（必要栄養量，摂取栄養量，食事形態（嚥下食コードを含む。），禁止食品，栄養管理に係る経過等）を相互に提供することにより，継続的な栄養管理の確保等を図るものである。 （5）「注3」に規定する栄養情報提供加算は，栄養食事指導に加え，当該指導内容及び入院中の栄養管理の状況等を含む栄養に関する情報を示す文書を患者に退院の見通しが立った際に説明するとともにこれを他の保険医療機関，介護老人保健施設等，指定障害者支援施設等若しくは福祉型障害児入所施設の医師又は管理栄養士に対して提供した場合に，入院中1回に限り，所定の点数に加算する。 ※一部抜粋　詳細はURL　141ページ https://kouseikyoku.mhlw.go.jp/kyushu/000215073.pdf
	集団栄養食事指導料	B001　11 集団栄養食事指導料　80点 注 別に厚生労働大臣が定める特別食を必要とする複数の患者に対して，保険医療機関の医師の指示に基づき当該保険医療機関の管理栄養士が栄養指導を行った場合に，患者1人につき月1回に限り算定する。 ※詳細はURL　79ページ https://www.mhlw.go.jp/content/12404000/000907834.pdf	（6）の3集団栄養食事指導料に規定する特別食 疾病治療の直接手段として，医師の発行する食事箋に基づき提供された適切な栄養量及び内容を有する別表第三に掲げる特別食 ※詳細はURL　6ページ https://www.mhlw.go.jp/content/12404000/000908781.pdf	集団栄養食事指導料 （1）集団栄養食事指導料は，別に厚生労働大臣が定める特別食を保険医療機関の医師が必要と認めた者に対し，当該保険医療機関の管理栄養士が当該保険医療機関の医師の指示に基づき，複数の患者を対象に指導を行った場合に患者1人につき月1回に限り所定点数を算定する。 （2）集団栄養食事指導料は，入院中の患者については，入院期間が2か月を超える場合であっても，入院期間中に2回を限度として算定する。 （4）1回の指導における患者の人数は15人以下を標準とする。 （5）1回の指導時間は40分を超えるものとする。 （9）集団栄養食事指導料を算定するに当たって，上記以外の事項は区分番号「B001」の「9」外来栄養食事指導料における留意事項の（2）から（4）の例による。ただし，同留意事項の（2）の小児食物アレルギー患者（9歳未満の小児に限る。）に対する特別食の取扱いを除く。 ※一部抜粋　詳細はURL　142ページ https://kouseikyoku.mhlw.go.jp/kyushu/000215073.pdf

※ページ数は表記されている内容の先頭ページを記載

分類	項目	点数	施設基準等	備考　通知など詳細な要件等
在宅医療	●在宅患者訪問栄養食事指導料1 ●在宅患者訪問栄養食事指導料2	C009　在宅患者訪問栄養食事指導料 1　在宅患者訪問栄養食事指導料1 イ　単一建物診療患者が1人の場合 530点 ロ　単一建物診療患者が2人以上9人以下の場合　480点 ハ　上記以外の場合　440点 2　在宅患者訪問栄養食事指導料2 イ　単一建物診療患者が1人の場合 510点 ロ　単一建物診療患者が2人以上9人以下の場合　460点 ハ　上記以外の場合　420点 3　在宅患者訪問栄養食事指導に要した交通費は患家の負担とする ※一部抜粋　詳細はURL　125ページ https://www.mhlw.go.jp/content/12404000/000907834.pdf	五　在宅患者訪問栄養食事指導料に規定する別に厚生労働大臣が定める患者 疾病治療の直接手段として，医師の発行する食事箋に基づき提供する適切な栄養量及び内容を有する別表第三に掲げる特別食を必要とする患者，がん患者，摂食機能若しくは嚥下機能が低下した患者又は低栄養状態にある患者 ※詳細はURL　63ページ https://www.mhlw.go.jp/content/12404000/000908781.pdf	（1）在宅患者訪問栄養食事指導料は，在宅での療養を行っている患者であって，疾病，負傷のために通院による療養が困難な者について，保険医療機関の医師が当該患者に特掲診療料の施設基準等に規定する特別食を提供する必要性を認めた場合又は次のいずれかに該当するものとして医師が栄養管理の必要性を認めた場合であって，当該医師の指示に基づき，管理栄養士が患家を訪問し，患者の生活条件，し好等を勘案した食品構成に基づく食事計画案又は具体的な献立等を示した栄養食事指導箋を患者又はその家族等に対して交付するとともに，当該指導箋に従い，食事の用意や摂取等に関する具体的な指導を30分以上行った場合に算定する。 ア　がん患者 イ　摂食機能又は嚥下機能が低下した患者 ウ　低栄養状態にある患者 （5）「注3」に規定する交通費は実費とする。 ※一部を抜粋　詳細はURL　238ページ https://kouseikyoku.mhlw.go.jp/kyushu/000215073.pdf
精神科専門療法	精神科デイ・ケア	I009　精神科デイ・ケア（1日につき） 1　小規模なもの590点 2　大規模なもの700点 ※一部を抜粋　詳細はURL　201ページ https://www.mhlw.go.jp/content/12404000/000907834.pdf	一の六　精神科作業療法，精神科ショート・ケア，精神科デイ・ケア，精神科ナイト・ケア若しくは精神科デイ・ナイト・ケア又は重度認知症患者デイ・ケアの施設基準 （1）当該保険医療機関内に精神科作業療法については作業療法士が，精神科ショート・ケア，精神科デイ・ケア，精神科ナイト・ケア若しくは精神科デイ・ナイト・ケア又は重度認知症患者デイ・ケアについては必要な従事者が，それぞれ適切に配置されていること。 （2）患者数は，精神科作業療法については作業療法士の数に対して，精神科ショート・ケア，精神科デイ・ケア，精神科ナイト・ケア若しくは精神科デイ・ナイト・ケア又は重度認知症患者デイ・ケアについては必要な従事者の数に対して，それぞれ適切なものであること。 （3）当該精神科作業療法，精神科ショート・ケア，精神科デイ・ケア，精神科ナイト・ケア若しくは精神科デイ・ナイト・ケア又は重度認知症患者デイ・ケアを行うにつき十分な専用施設を有していること。 ※詳細はURL　104ページ https://www.mhlw.go.jp/content/12404000/000908781.pdf	精神科デイ・ケア（精神科ナイト・ケア，精神科デイ・ナイト・ケア） （6）治療の一環として治療上の目的を達するために食事を提供する場合にあっては，その費用は所定点数に含まれる。 ※一部を抜粋 詳細はURL　453・454ページ https://kouseikyoku.mhlw.go.jp/kyushu/000215073.pdf
	精神科ナイト・ケア	I0010　精神科ナイト・ケア（1日につき） 540点 ※一部を抜粋　詳細はURL　202ページ https://www.mhlw.go.jp/content/12404000/000907834.pdf		
	精神科デイ・ナイト・ケア	I0010-2　精神科デイ・ナイト・ケア（1日につき）1000点 ※一部を抜粋　詳細はURL　202ページ https://www.mhlw.go.jp/content/12404000/000907834.pdf		

※ページ数は表記されている内容の先頭ページを記載

表3.2　精神科における栄養管理にかかわる診療報酬（主に入院時食事療養費・入院時生活療養費）

分類	項目	費用の額	療養の基準等	備考　通知など詳細な要件等
入院時食事療養費・入院時生活療養費	●入院時食事療養費Ⅰ ●入院時生活療養費Ⅰ	入院時食事療養費に係る食事療養及び入院時生活療養費に係る生活療養の費用の額の算定に関する基準 第一　食事療養 1　入院時食事療養（Ⅰ）（1食につき） （1）（2）以外の食事療養を行う場合　640円 （2）流動食のみを提供する場合　575円 第二　生活療養（Ⅰ） 1　入院時生活療養（Ⅰ） （1）　健康保険法第六十三条第二項第二号イ及び高齢者の医療の確保に関する法律第六十四条第二項第二号イに掲げる療養（以下「食事の提供たる療養」という。）（1食につき） イ　ロ以外の食事の提供たる療養を行う場合　554円 ロ　流動食のみを提供する場合　500円 （2）　健康保険法第六十三条第二項第二号ロ及び高齢者の医療の確保に関する法律第六十四条第二項第二号ロに掲げる療養（以下「温度，照明及び給水に関する適切な療養環境の形成たる療養」という。）（1日につき）　398円 ※一部を抜粋　詳細はURL https://www.mhlw.go.jp/web/t_doc?dataId=84aa7831&dataType=0&pageNo=1	入院時食事療養及び入院時生活療養の食事の提供たる療養の基準等 一　入院時食事療養（Ⅰ）を算定すべき食事療養及び入院時生活療養（Ⅰ）を算定すべき生活療養の基準 （一）原則として，当該保険医療機関を単位として行うものであること。 （二）入院時食事療養及び入院時生活療養の食事の提供たる療養は，管理栄養士又は栄養士によって行われていること。 （三）患者の年齢，病状によって適切な栄養量及び内容の入院時食事療養及び入院時生活療養の食事の提供たる療養が適時に，かつ適温で行われていること。 （四）地方厚生局長等又は地方厚生支局長（以下「地方厚生局長等」という。）に対して当該届出を行う前六月間において当該届出に係る事項に関し，不正又は不当な届出（法令の規定に基づくもの。）を行ったことがないこと。 二　入院時食事療養及び入院時生活療養の食事の提供たる療養に係る特別食 疾病治療の直接手段として，医師の発行する食事箋に基づき提供された適切な栄養量及び内容を有する　腎臓食，肝臓食，糖尿食，胃潰瘍食，貧血食，膵臓食，脂質異常症食，痛風食，てんかん食，フェニールケトン尿症食，楓糖尿症食，ホモシスチン尿症食，ガラクトース血症食，治療乳，無菌食及び特別な場合の検査食（単なる流動食及び軟食を除く。） ※一部を抜粋　詳細はURL https://www.mhlw.go.jp/web/t_doc?dataId=84064300&dataType=0&pageNo=1 入院時食事療養及び入院時生活療養の食事の提供たる療養の基準等に係る届出に関する手続きの取扱いについて ※詳細はURL https://www.mhlw.go.jp/content/12400000/000638296.pdf ※一部抜粋　詳細はURL 20ページ https://kouseikyoku.mhlw.go.jp/kantoshinetsu/shinsei/shido_kansa/kango/R03tuuchi_D.pdf	入院時食事療養費に係る食事療養及び入院時生活療養費に係る　生活療養の実施上の留意事項について 1　一般的事項 （1）食事は医療の一環として提供されるべきものであり，それぞれ患者の病状に応じて必要とする栄養量が与えられ，食事の質の向上と患者サービスの改善をめざして行われるべきものである。また，生活療養の温度，照明及び給水に関する療養環境は医療の一環として形成されるべきものであり，それぞれの患者の病状に応じて適切に行われるべきものである。 2　入院時食事療養又は入院時生活療養 （1）入院時食事療養（Ⅰ）又は入院時生活療養（Ⅰ）の届出を行っている保険医療機関においては，下記の点に留意する。 ①医師，管理栄養士又は栄養士による検食が毎食行われ，その所見が検食簿に記入されている。 ②普通食（常食）患者年齢構成表及び給与栄養目標量については，必要に応じて見直しを行っていること。 ③食事の提供に当たっては，喫食調査等を踏まえて，また必要に応じて食事箋，献立表，患者入退院簿及び食料品消費日計表等の食事療養関係帳簿を使用して食事の質の向上に努めること。 ④患者の病状等により，特別食を必要とする患者については，医師の発行する食事箋に基づき，適切な特別食が提供されていること。 ⑤適時の食事の提供に関しては，実際に病棟で患者に夕食が配膳される時間が，原則として午後6時以降とする。 ⑦医師の指示の下，医療の一環として，患者に十分な栄養指導を行うこと。 ※一部を抜粋　詳細はURL https://www.mhlw.go.jp/content/12400000/000603914.pdf
	特別食加算	入院時食事療養費に係る食事療養及び入院時生活療養費に係る生活療養の費用の額の算定に関する基準 第一　食事療養 1　入院時食事療養（Ⅰ）（1食につき） 注3　別に厚生労働大臣が定める特別食を提供したときは，1食につき76円を，1日につき3食を限度として加算する。ただし，（2）を算定する患者については，算定しない。 第二　生活療養 1　入院時生活療養（Ⅰ） 注3　別に厚生労働大臣が定める特別食を提供したときは，（1）に掲げる療養について，1食につき76円を，1日につき3食を限度として加算する。ただし，（1）のロを算定する患者については，算定しない。 ※一部を抜粋　詳細はURL https://www.mhlw.go.jp/web/t_doc?dataId=84aa7831&dataType=0&pageNo=1		入院時食事療養費に係る食事療養及び入院時生活療養費に係る　生活療養の実施上の留意事項について 3　特別食加算 （1）特別食加算は，入院時食事療養（Ⅰ）又は入院時生活療養（Ⅰ）の届出を行った保険医療機関において，患者の病状等に対応して医師の発行する食事箋に基づき，「入院時食事療養及び入院時生活療養の食事の提供たる療養の基準等」（平成6年厚生省告示第238号）の第2号に示された特別食が提供された場合に，1食単位で1日3食を限度として算定する。ただし，流動食（市販されているものに限る。）のみを経管栄養法により提供したときは，算定しない。なお，当該加算を行う場合は，特別食の献立表が作成されている必要がある。 ※一部を抜粋 　詳細はURL　主に4ページから https://www.mhlw.go.jp/content/12400000/000603914.pdf

※ページ数は表記されている内容の先頭ページを記載

分類	項目	費用の額	療養の基準等	備考　通知など詳細な要件等
入院時食事療養費・入院時生活療養費	食堂加算	入院時食事療養費に係る食事療養及び入院時生活療養の費用の額の算定に関する基準 第一　食事療養 1　入院時食事療養（Ⅰ）（1食につき） 注4　当該患者（療養病棟に入院する患者を除く。）について，食堂における食事療養を行ったときは，1日につき50円を加算する。 第二　生活療養 1　入院時生活療養（Ⅰ） 注4　当該患者（療養病棟に入院する患者を除く。）について，食堂における（1）に掲げる療養を行ったときは，1日につき50円を加算する。 ※一部を抜粋　詳細はURL https://www.mhlw.go.jp/web/t_doc?dataId=84aa7831&dataType=0&pageNo=1		入院時食事療養費に係る食事療養及び入院時生活療養費に係る　生活療養の実施上の留意事項について 4　食堂加算 (1) 食堂加算は，入院時食事療養（Ⅰ）又は入院時生活療養（Ⅰ）の届出を行っている保険医療機関であって，(2)の要件を満たす食堂を備えている病棟又は診療所に入院している患者（療養病棟に入院している患者を除く。）について，食事の提供が行われた時に1日につき，病棟又は診療所単位で算定する。 (2) 他の病棟に入院する患者との共用，談話室等との兼用は差し支えない。ただし，当該加算の算定に該当する食堂の床面積は，内法で当該食堂を利用する病棟又は診療所に係る病床1床当たり0.5平方メートル以上とする。 (3) 診療所療養病床療養環境加算1，精神療養病棟入院料等の食堂の設置が要件の一つとなっている点数を算定している場合は，食堂加算をあわせて算定することはできない。 (4) 食堂加算を算定する病棟を有する保険医療機関は，当該病棟に入院している患者のうち，食堂における食事が可能な患者については，食堂において食事を提供するように努めること。 ※一部を抜粋 　詳細はURL　主に5ページから https://www.mhlw.go.jp/content/12400000/000603914.pdf
	特別メニュー	患者負担額 ※一部を抜粋 　詳細はURL　主に6ページから https://www.mhlw.go.jp/content/12400000/000603914.pdf	入院時食事療養及び入院時生活療養の食事の提供たる療養の基準等に係る届出に関する手続きの取扱いについて ※詳細はURL https://www.mhlw.go.jp/content/12400000/000638296.pdf ※一部抜粋　詳細はURL　20ページ https://kouseikyoku.mhlw.go.jp/kantoshinetsu/shinsei/shido_kansa/kango/R03tuuchi_D.pdf	入院時食事療養費に係る食事療養及び入院時生活療養費に係る　生活療養の実施上の留意事項について 6　特別料金の支払を受けることによる食事の提供 (1) 特別メニューの食事の提供に際しては，患者への十分な情報提供を行い，患者の自由な選択と同意に基づいて行われる必要があり，患者の意に反して特別メニューの食事が提供されることのないようにしなければならないものであり，患者の同意がない場合は食事療養標準負担額及び生活療養標準負担額の支払を受けることによる食事（以下「標準食」という。）を提供しなければならない。また，あらかじめ提示した金額以上に患者から徴収してはならない。なお，同意書による同意の確認を行う場合の様式は，各医療機関で定めたもので差し支えない。 (3) 特別メニューの食事は，通常の入院時食事療養又は入院時生活療養の食事の提供たる療養の費用では提供が困難な高価な材料を使用し特別な調理を行う場合や標準食の材料と同程度の価格であるが，異なる材料を用いるため別途費用が掛かる場合などであって，その内容が入院時食事療養又は入院時生活療養の食事の提供たる療養の費用の額を超える特別の料金の支払を受けるのにふさわしいものでなければならない。また，特別メニューの食事を提供する場合は，当該患者の療養上支障がないことについて，当該患者の診療を担う保険医の確認を得る必要がある。なお，複数メニューの選択については，あらかじめ決められた基本となるメニューと患者の選択により代替可能なメニューのうち，患者が後者を選択した場合に限り，基本メニュー以外のメニューを準備するためにかかる追加的な費用として，1食あたり17円を標準として社会的に妥当な額の支払を受けることができること。この場合においても，入院時食事療養又は入院時生活療養の食事の提供たる療養に当たる部分については，入院時食事療養費及び入院時生活療養費が支給されること。 ※一部を抜粋 　詳細はURL　主に6ページから https://www.mhlw.go.jp/content/12400000/000603914.pdf
	複数メニュー	1食あたり17円を標準として社会的に妥当な額の支払を受けることができる ※一部を抜粋 　詳細はURL　主に6ページから https://www.mhlw.go.jp/content/12400000/000603914.pdf		

※ページ数は表記されている内容の先頭ページを記載

3.3 精神科の栄養食事指導の種類と対象・特徴

　厚生労働省の統計によると，精神疾患により医療機関を受診している患者数は年々増加傾向にあり，医療計画における5疾病の総患者数では精神疾患が最も多い。また，精神病床の平均在院日数は短縮傾向にはあるものの一般的な疾患と比べて長い傾向にある（表3.3）。

　一方で，精神疾患患者が地域の一員として，安心して自分らしい暮らしができるよう，医療，障害福祉・介護，社会参加，住まい，地域の助け合い，教育が包括的に確保された「精神障害にも対応した地域包括ケアシステム」を新たな理念として，さまざまなとりくみがなされている。医療機関でも精神疾患患者の生活の自立・支援のため，精神療法やリハビリテーション，在宅看護支援などが実施され，そのプログラムの一環として栄養食事指導や料理教室が組み込まれることがある。

　精神科の入院や外来の患者に実施される基本的な栄養食事指導は，個人栄養食事指導（入院・外来）のほか，訪問看護，就労支援，デイケア，作業療法，レクリェーション等で実施される指導（調理指導含む）が特徴的である。また，精神疾患患者は，悪性新生物や糖尿病，循環器系疾患などの疾病と比較して年齢層が若い傾向にある（図3.1）ため，栄養食事指導の対象者も同様である。

表3.3　傷病大分類別・平均在院日数

● 精神および行動の障害	277.1	● 内分泌，栄養および代謝疾患	26.6
● 神経系の疾患	81.2	● 呼吸器系の疾患	25.3
● 循環器系の疾患	38.1	● 新生物<腫瘍>	16.1

〔厚生労働省　平成29年度 患者調査を改表〕

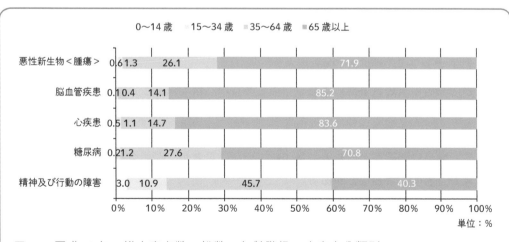

図3.1　平成29年　推定患者数，総数・年齢階級・疾病大分類別

〔平成29年　推計患者数，総数・年齢階級・傷病大分類別より著者にて作成〕

❶ 精神疾患患者の栄養食事指導の特徴

　一般診療科の医療施設で実施される個人栄養食事指導では，対象患者の罹患している疾病の特徴と個々人の既往歴や処方，患者背景等を加味したテーラーメイドの指導が実施されているが，精神疾患であっても基本的な考え方は同様である。しかし「精神疾患の特徴」をふまえた指導となると，管理栄養士はそれを学習する機会が少なく「精神疾患と栄養学」に至っては参考文献も希薄であるためスキルを習得することが難しい。さらに「精神疾患」といっても，その種類は多く，それぞれに違いがある。

　実際に精神疾患患者の栄養食事指導で経験する食生活上の問題の特徴は下記のように大きく分類することができる。

A.　過剰な過食あるいは拒食・小食

B.　極度の偏食

C.　水分摂取量の過剰（多飲）

D.　手軽な食事（菓子パンだけ，インスタントのみ，スナックのみの食事など）

E.　睡眠不良による昼夜逆転の生活により生活時間が不規則。このため1日の食事時間が不規則となり，食間に長短が生じる。また，深夜に過食傾向がみられる。

　これらの食生活パターンはどれかひとつが該当する患者もいれば，複数が混在することもある。このような食生活の継続は高度肥満症や脂質異常症，脂肪肝，糖尿病などの生活習慣病発症の起因となり，すでに生活習慣病を発症している場合は精神疾患の重症化に関係するという悪循環が起こる。なお，この背景の一部に処方薬の影響があることは否定できないが，向精神薬の処方を変更することは難しい場合や，患者自身が処方変更を望まない場合もある。このため，薬物療法と並行して食欲や食べ方をどのように調整するか，どのように体重増加を是正するかを患者といっしょに時間をかけて考えながら，食生活を改善に導く栄養食事指導はとても重要となる。

❷ さまざまなケースと主な対応

　精神疾患患者の栄養食事指導は難しい点もあるが，管理栄養士と栄養食事指導を通してコミュニケーションが構築できると，非常に真面目に食事療法にとりくむケースもある。たとえば，体重測定の記録や食事の記録などを長期間継続して実施し，指導ごとに持参する患者や，食事に問題があることに気づいていない患者が，問題点を認識すると途端に食生活改善が進展することなどがある。

　反対に，栄養食事指導が成立しづらいケースや，改善がみられないが栄養食事指導は必ず受けて帰る，精神や身体の調子に大きく左右され，不調の際には普段とまったく異なる態度を示す患者もいる。そのようなときは杓子定規な指導ではなく，患者の体調を考慮して心の負担にならない程度のことから提案し，期間をかけてくり返し，くり返し，同じ内容の指導を続けることが大事なこともある。

また，表現力が弱い，あるいは感情の平板化によって表情が読みとりにくいような患者の場合では，少ない情報から個々の患者の意図を読みとりながら，実行可能で具体的なプランを，やはりくり返し提案する。このため，指導者側には忍耐力と柔軟さが必要となる。いずれの場合でも，少しでも変化が認められた場合は，その行為に対して大いに賞賛し，伴走するつもりで時間をかけて寄り添うことが大切である。ただし，特に"うつ病患者"においては，過度の"励まし"は心の負担になることもあるので注意が必要である。

また，情報の収集が難しい場合は，他の職種との情報交換も重要である。

2　集団栄養食事指導

管理栄養士が実施する集団指導だけではなく，精神リハビリ等の一環で栄養教育や調理指導などを行い，他職種と協力して支援に参画している。

精神科の医療機関で実施されている特徴のある集団栄養食事指導を下記に示す。

❶ 入院・外来で行われる集団指導

一般的な集団栄養食事指導では糖尿病教室や高血圧教室などの疾患を対象として行われることが多い。しかし，精神科で管理栄養士がかかわる集団指導では，入院や外来患者を対象とした栄養教室やダイエットプログラムなど，主に健康教育を行っていることが多い。その際には，管理栄養士が中心となって行うだけではなく多職種で介入することも多い点が特徴的である。

❷ デイケア

統合失調症や気分障害などの精神疾患の治療中で，デイケア通所について主治医の了解が得られた方が対象となる。デイケアでは，医師，看護師，臨床心理士，作業療法士，ピアスタッフ（同じ経験や障害をもつスタッフ），薬剤師，管理栄養士などの多職種チームで支援することが多い。このなかに「料理教室」や「園芸による収穫物の調理」「お茶会」などの食にかかわるプログラムもあり，料理教室では献立作成の段階から買い物，調理，調理における衛生管理などの調理作業における一連の流れを学習できる。

お茶会などは嗜好品の楽しみ方と併せて他者とのかかわりを身につけるような場でもある。園芸では食材の生育や季節感などの食文化について学ぶことができる。それぞれ，集団指導の形式で管理栄養士は指導を行う。

デイケアでは，患者自身が自らの健康管理を身につけることも大切であり，日々の体重測定や各種の記録，定期的な検査で健康チェックを通して健康管理の助言を受け，知識を身につけることが大切である。デイケアではそのような健康管理や食事の管理を通した健康教育に管理栄養士が参画している例も少なくない。

❸ 就労支援

休職中の人を対象に仕事に復帰するための「リワーク・プログラム」を実施していると

ころでは，プログラムの一環として栄養教育を定期的にとり入れている。主に気分障害の患者が多く，自炊する際の注意点や市販品の購入方法，話題の栄養食事療法についてなど就労後の健康管理の一環として役立つように具体的な食生活上の工夫点や注意点ついて，幅広い範囲の情報を集団指導のかたちで提供している。

❹ その他

摂食障害やアルコール依存症，薬物依存症では疾患に合わせた集団指導が展開されていることがある。また，心神喪失等の状態で重大な他害行為を行った者の医療および観察等に関する法律（医療観察法）に基づいた入院医療施設では，自立支援の一環に役立つよう他職種と協力しながら栄養・食生活の教育を行う施設もある。

3 訪問栄養食事指導・訪問看護との連携

精神疾患の患者に訪問栄養食事指導を実施することがある。入院患者の退院後や，通院困難な患者の自宅に伺って調理指導や食生活環境の調整を行う。また，訪問看護ステーションが併設されている場合は，外来通院する患者が家庭や地域社会のなかで治療を継続しながら快適な生活を送ることができるように専門職が定期的に自宅に伺ってさまざまな相談，支援などを行い，通院治療を続けていけるよう支援する。その際，管理栄養士も食事相談で他のスタッフといっしょに自宅を訪問し，個別相談を実施する。またはその対象者を集め，食事指導を集団で行うこともある。指導の内容は簡易で具体的なものがよく，自炊をするうえで食生活に興味をもってもらえるように指導を工夫する。

3.4 精神科における栄養サポートチーム（NST）

1 栄養サポートチームの基本

栄養サポートチーム（Nutrition Support Team；NST）とは，医師・看護師・薬剤師・管理栄養士・臨床検査技師・言語聴覚士などの多職種が専門の知識と技術をもちより，患者さんの適切な栄養管理を行う医療チームである。

栄養状態の改善，治療効果の向上，合併症の予防，QOL の維持，在院日数の短縮などを目的に活動する。

2 精神科における栄養サポートチーム加算

❶ 栄養サポートチーム加算

多職種のチームによる栄養管理へのとりくみを評価するものとして 2010 年に新設された。対象患者 1 名につき，週 1 回の回診（診療）で 200 点の診療報酬が得られる（栄養

サポートチーム加算にかかる基準の詳細は**表 3.1**（68 ページ）に示す）。

❷ 精神科における栄養サポートチーム加算

栄養サポートチーム加算は 2010 年度の改訂で新設され，その後，算定可能な範囲が広がってきた。2020 年度改訂の際に改めて議論され[1]，資料（**図 3.2**）に統合失調症の患者において肥満やるい痩患者が一定程度存在することと併せて，すでに実施している施設から栄養サポートチームの介入効果の報告が用いられた。これらの議論の末に 2020 年度から精神科でも栄養サポートチーム加算が認められるようになった。

これまでも，いくつかの精神科医療施設においては栄養管理の重要性から，多職種で患者さんの栄養支援にとりくむために稼働していたが，制度の改訂によって NST を稼働する施設は増えてきている。

3　精神科における栄養サポートチームの特徴や介入方法，工夫

ここでは精神科での栄養サポートチーム（以下，NST）介入事例[2]から，特徴，介入方法，工夫を以下に解説する。

❶ 精神科における NST の特徴

精神科 NST で扱うことの多い特徴とその対応例を**表 3.4**に示す。

a.　窒息等のリスク

精神科 NST では，噛まない，一口量が多い，かき込む，むせながら食べるなどといった摂食行動異常がある患者に対応することが多い。摂食行動異常は窒息の危険となる一方で，嚥下機能は保たれていても咀嚼能力の低下から食欲があるにもかかわらず必要栄養量が充足されないなどの栄養不良へも影響する。

NST では窒息などのリスクに対し，摂食ペースのコントロール（食べ物を口に運ぶスピードを調節する）や食具（スプーンなど）の選定，食べることに意識を集中させ，安全に食事を摂取できるよう食事の調整やケア，患者指導を行う。また，摂食嚥下障害への対処として実施する経管栄養と経口摂取併用が長期に及ぶ際には摂食嚥下リハビリと必要栄養の管理を並行して行う。

b.　抗精神病薬の副作用

抗精神病薬の副作用などによる便秘・腸閉塞・嚥下障害をきたすことがあり。NST では処方内容を検討して，適切な食種・補助食品の選定と食事量の調整や調整する期間の設定が重要である[3]。

c.　意思疎通が困難な対象者

意思疎通が困難な対象者に対しては，嚥下リハビリテーションなどの導入が難しく，個々に応じた受け入れ可能な媒体を導入することが有効である[4]。

意思疎通が可能でも理解力や判断力の低下やコミュニケーションの困難さがある対象者や，易怒性や被害妄想といった精神症状が活発である患者などへ対応することがあり，こ

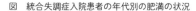

統合失調症入院患者の状況

○ 統合失調症患者のうち，肥満の割合は，21.9％であり，また年代別の割合は，30歳代が33.8％と最も高く，年齢が上がるにつれ割合は減少している。
○ 統合失調症患者のうち，るい痩の割合は，19.5％であり，また年代別では，年代が上がるにつれ割合が増加し，70歳以上が27.1％である。

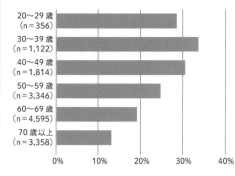

図　統合失調症入院患者の年代別の肥満の状況

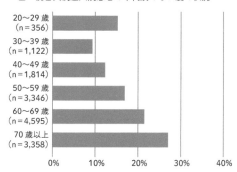

図　統合失調症入院患者の年代別のるい痩の状況

※統合失調症 14,591 例中の肥満 3,199 例（21.9％）

※統合失調症 14,591 例中のるい痩 2,849 例（19.5％）

出典：精神神経学雑誌第 115 巻 1 号（2013）P10-21 より作成

統合失調症患者に対する栄養サポートによる効果について

○ 統合失調症患者に対して，栄養サポートチームが介入することにより BMI，空腹時トリグリセライド値，空腹時血糖値，空腹時総コレステロール値が異常であった患者割合が，有意に減少したという報告がある。

［対象者］デイケア通所中の統合失調症患者 41 名（平均年齢 41.7 歳）
［方法］医師，管理栄養士，外来看護師，訪問看護師，薬剤師等からなる栄養サポートチームが，スクリーニング，アセスメントを基にチームカンファレンスを実施し，各職種がそれぞれ介入を実施。管理栄養士は，自己栄養管理ができるように調理を含めた栄養指導等を実施。

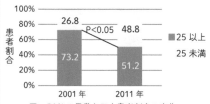

図　BMI の異常を示す患者割合の変化

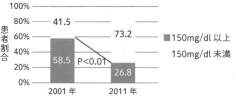

図　空腹時トリグリセリド値の異常を示す
　　患者割合の変化

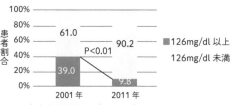

図　空腹時血糖値の異常を示す患者割合の変化

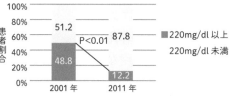

図　空腹時総コレステロール値の異常を示す
　　患者割合の変化

出典：井戸ら，臨床精神薬理 Vol16,8（2013）1193-1200

図3.2 2020年度診療報酬改定に用いられた栄養サポートチーム加算見直しのための資料[1]

表3.4　精神科NSTの特徴と対応

特　徴	対　　応	
1）窒息等リスク ●早食い ●詰込み	**昼食時ラウンド** 摂食ペースのコントロール 食具の選定 意識覚醒度アップ	
2）抗精神病薬の副作用 ●便秘 ●腸閉塞 ●嚥下障害	**食種（低残渣食）・補食の選定** **量の調整** オリゴ糖，ビフィズス菌， 水溶性食物繊維を使用	
3）意思の疎通困難者 リハビリの導入困難	視覚を刺激する媒体など **患者の個性を見極める**	
4）拒食	**薬物調整と食事調整を並行して行う**	

〔国立病院機構 琉球病院NST資料．2017[2] より〕

のような場合は職種が単独でかかわるより各職種が互いの専門分野の知識を活かしてチームによる対応が適することがある。

d. 拒食への対応

拒食は認知機能の低下や偏食，こだわりから発生することもあって難渋することも多く，個々の対応を要するケースも少なくない。拒食への対応は，主治医が薬物調整を行いながら食事調整を行い，量的負担の軽減，本人のこだわり，嗜好を考慮することで食事摂取量の改善につながる。

e. その他

抗精神病薬の影響も考慮されるが，過栄養（過食・肥満）の患者をNSTが対応することもある。その場合も多職種で検討しNSTと並行して栄養食事指導（個人・集団）による介入が望ましい。

❷ 精神科におけるNSTの介入方法

a. 栄養スクリーニング

栄養管理が必要な患者の抽出方法として，栄養スクリーニングが望ましく，表3.5に一例を紹介する。NST対象者の抽出や，依頼を簡便にするために主観的評価と客観的評価を組み合わせた内容にするとよい。「入院時」あるいは「長期入院者」でも項目が複数ある場合，NSTに依頼がくるようにすると介入がスムーズである。

b. 栄養アセスメント

栄養管理の流れを図3.3に示す。長期の入院や療養生活の間に病状，全身状態の変化を観察・把握し，現在オーダーされている食事が適切か，必要栄養量や食事形態を含めた判

表3.5 栄養管理が必要な患者の抽出：栄養スクリーニング

	項　目
日常生活自立度	□生活自立　□準寝たきり　□寝たきり
身体測定値	身長（cm）　体重（kg）　通常時体重（kg） BMI（体格指数）＝体重（kg）÷身長（m）÷身長（m）
体格 体重変化 ＊6か月以内	□やせ（BMI 18.5未満）　□肥満（BMI 25以上） □体重減少（　kg減）　　□体重増加（　kg増）
浮腫	□有
血液検査	□Alb値3.0（g/dl）以下　　□Hb値10（g/dl）以下
経口摂取状況	□摂食・嚥下障害 □食行動異常（早食い・詰込み食い） □偏食（こだわり） □食事摂食不良（50％以下）
消化器症状	□嘔吐　□下痢　□便秘
身体的ストレス	□褥瘡（床ずれ）

※赤字はNSTで特に重要視している項目　　　　　　　　　　　　〔国立病院機構 琉球病院NST資料, 2017[2) より〕

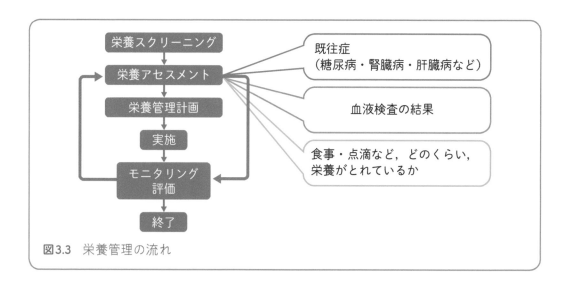

図3.3 栄養管理の流れ

定と評価をくり返し，継続的な栄養アセスメントが重要である[5)]。

　また，抗精神病薬の副作用からくる摂食嚥下障害や消化器症状によって処方を含めた治療方針の見直しを行う場合もある。適切な栄養療法により安定した摂食行動を維持することは，精神科薬物療法を継続するうえでも大切であり，NST活動のかかわりは必要であると考える。

c. チームにおける各職種の役割

　各職種の役割について表3.6 に示す。各職種の役割は患者の問題点を把握し，体調や精神面を見計らって評価を行い，これらの情報共有を行ったうえで，適切な栄養支援のプランを主治医へ提言を行う。

表3.6　栄養サポートチーム（NST）における各職種の役割

職　種	役　　割
医　師	総合的に診察をして，薬剤調整を行う
看護師	日常看護を通して観察や評価を行いチームと連携する
管理栄養士	必要栄養量の算出，安全な食事形態の選定，栄養補助食品の提案を行う
薬剤師	抗精神病薬・便秘薬等の使用状況の把握や薬剤形態の提案を行う
臨床検査技師	血液データ等から対象者の抽出と情報提供を行う
作業療法士	ポジショニングの方法，身体リハビリ等を提案する
言語聴覚士	摂食機能訓練の必要性と機能向上の方法を提言する

※施設によって，理学療法士・臨床心理士が介入を行う

〔国立病院機構 琉球病院NST資料．2017[2]〕より〕

❸ 精神科における NST の工夫

a. 体重の管理

　NST で体重管理に介入する事例は多く，食事形態の段階を落とし栄養補助食品を付加する例や意図しない体重減少・体重増加する例などに対する適切な栄養管理について相談を求められることがある。

　体重管理においては，通常時の体重を把握しておくことが大切である。食事や菓子を食べ過ぎたり，水分をとり過ぎたりして体重増加していることもある。また，こだわりなどから偏食となり栄養のバランスに影響している場合がある。一方，食べているのに体重が減ってくるケースもあることから，原因を見極めて栄養の過不足を評価し，主治医へ提案を行う[6]。

b. 栄養投与経路の確認と説明

　NST では栄養投与経路の確認も重要な役目である。たとえば，肺炎になって点滴を長期間にわたって行う間に，日常生活自立度が低下し，寝たきりの時間が長くなって褥瘡（床ずれ）を発生することがある。その際に代替え的な栄養をどこからとるかを，ご本人やご家族，場合によっては後見人の方などに理解していただけるよう丁寧に説明することが大事である[7]。

c. 摂食嚥下機能と食事形態

　食事の種類や形態を対象者の摂食機能や特徴にあわせて，情報共有し介入することもNST では重要である[8,9]。食事の種類（食事形態）の一例を図3.4 に示す。

　たとえば，常食で窒息や詰め込みの危険性がある場合は一口大に切るなどの対策をとる。残存歯・義歯はあるが，咀嚼機能が低下している場合はきざみ食を選択することがある。食事形態を下げすぎると意図しない体重減少が起こる場合もあるため，一口大カット食ときざみ食の中間に「粗きざみ食」を用いると嚥下機能に合わせて段階的な対応をとれることが多い。

　また，軟菜食の定義を明らかにしておくことも必要であり，現在の食事基準や食種を見直す際は，多職種でくり返し話し合いを行って決定すると問題点や改善点が明らかになる。

①常食（基本となる食事）

対象者：咀嚼・嚥下，消化吸収が正常な方
形　態：一般的な料理の大きさ
特　徴：一般的な家庭料理の硬さの食事

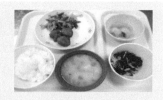

②一口大カット食

対象者：咀嚼機能がやや低下した方
形　態：一口大（2 cm 程度）
特　徴：常食を一口大にカットした食事

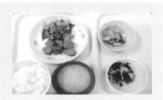

③粗きざみ食

対象者：咀嚼機能の低下がみられ
　　　　一口大だと形態が大きすぎる方
形　態：0.5〜1 cm 程度の大きさ

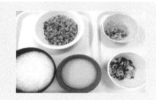

④きざみ食

対象者：残存歯・義歯はあるが，咀嚼機能が低下した方
形　態：2〜3 mm の極きざみ
特　徴：とろみつきで口のなかでばらつきにくいよう工夫

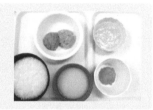

⑤ペースト食

対象者：咀嚼，嚥下機能が低下した方
形　態：ペースト状
特　徴：舌でつぶせる程度の硬さ
　　　　送り込みが困難な方にも食べやすい食事

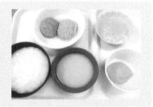

⑥ミキサー食

対象者：誤嚥のリスクが高い方
形　態：ミキサーにかけとろみをつけたジャム状
特　徴：咀嚼を必要とせず，
　　　　送り込みが困難な方にも食べやすい食事

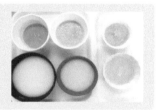

⑦ソフト食

対象者：誤嚥のリスクが高い方
形　態：ゼリー，プリン状
特　徴：つるんと飲み込みやすい食事

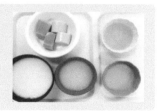

図3.4　食事の種類（食事形態）の一例　　　　　〔国立病院機構 琉球病院NST資料，2017[2] より〕

d. 適切な食具の選択

安全に食事をとるためは，食具の選択も重要であり，NSTで検討することもある。食具選択の一例を図3.5に示す。一口量を減らすために，食具（スプーン）の規格を変更（小さく）することが有効である。食べこぼしがある場合は再度，評価と検討をくり返し行っていく。

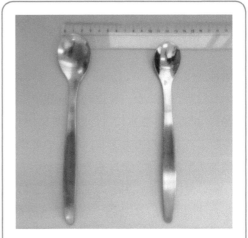

図3.5 食具選択の一例

④ 精神科における NST の期待

今後，精神科におけるNSTの有効事例が集まってくると期待する。NST介入を行うことで栄養改善がみられるとともに，精神科治療の一助となると考える。精神科NSTの意義として，患者個々の食物摂取能力・精神症状に応じた治療の提供，摂食方法の工夫などが挙げられる。それは，一部の職種による各患者さんへの個別対応をとるより，チームとして多職種でかかわることで改善がみられ，NST活動が精神科治療のサポートにもなると考える。

［参考文献］

1) 厚生労働省. 第431回 中央社会保険医療協議会 総会(2019年11月8日開催)資料, 個別事項(その7). p.88-89. https://www.mhlw.go.jp/content/12404000/000564227.pdf〔閲覧日2021年6月30日〕
2) 独立行政法人 国立病院機構 琉球病院 栄養サポートチーム(NST)学会発表2013-2018.
3) 中村智之. 精神疾患と摂食嚥下障害. 聖隷嚥下チーム. 嚥下障害ポケットマニュアル 第3版,, 医歯薬出版, 2011；p.244-246.
4) 安野みどり, 精神と身体に二重の障害をもつ人のリハビリテーション, リハビリテーション医学, 2005；42(6)：374-378.
5) 日本静脈経腸栄養学会. 静脈経腸栄養ハンドブック. 南江堂. 2011；p.122.
6) 田中芳明ほか. 栄養アセスメントの方法. 日本医師会雑誌. 2013；142(2)：253-257.
7) 田中芳明. NST栄養パーフェクトガイド(上). 医歯薬出版. 2007；p.34-78.
8) 日本摂食・嚥下リハビリテーション学会医療検討委員会. 本摂食・嚥下リハビリテーション学会嚥下調整食分類2013. 日本摂食・嚥下リハビリテーション学会雑誌. 2013；17：255-267.
9) 寺見雅子. Nursing Mook72 できることから始める摂食・嚥下リハビリテーシン実践ガイド. 2012；50-53.

3.5 身体疾患者のメンタルヘルス

　精神疾患の発症には，生まれつきの体質が原因と推定される「内因」や心理的ストレス，環境要因のほか，身体的な病気や中毒物質などが脳に影響を与えて起こる「外因（身体因）」がある。さらに「外因（身体因）」でも脳以外の身体的な病気が脳機能に影響を与えて起こるものなどもあり，複数の要因がかかわっている[1]。

　精神疾患と身体疾患は双方向性が示されているが，身体疾患に関連する精神疾患が存在し，特に慢性身体疾患との関係性が着目されている。近年では，身体疾患に精神障害が合併した状態では，より強い機能障害の低下と関連し，QOL（生活の質）を低下させることが報告されている[2]。また，慢性疾患ではうつが高頻度に合併し，併存すると死亡率が高まることが明らかになっている[3]。そこで，身体疾患の長期継続治療ではうつなどへの配慮が必要となる[4]（表3.7）。なかでも糖尿病や心疾患，がんのような生活習慣病は，うつ病発症リスクが高く，治療におけるメンタルヘルスケアやうつの評価は重要である。

表3.7　身体疾患におけるうつの合併

疾患	うつ病の頻度（%）	疾患	うつ病の頻度（%）
冠動脈疾患	16〜23	アレルギー疾患	18.9〜32.5
糖尿病	8.5〜27.3	脳卒中	27
血液透析	6〜34	認知症	11
がん	20〜38	HIV	30.3
慢性疼痛	21〜32	慢性疲労	17.2〜46.4

〔千田要一ら，2006[4]を引用改変〕

　生活習慣病の治療では，長期に及ぶ自己管理と生活習慣の改善が必要となり，精神的ストレスも高くなる。また慢性疾患では，疼痛や身体機能の低下，改善の見通しが立たないことに加え，加齢や経済的不安など，患者の著しい心理的不安が患者背景に存在することがある。そのようななかで食生活習慣の改善を継続することは精神的な負担も大きいため，管理栄養士は患者の精神面にも配慮して患者指導にあたることが重要である。特にうつを併発している場合は，疾患の特性上，不健康な生活習慣につながりやすい。そのため管理栄養士による食事指導が患者の心の負担を増加させることがないよう，状況をよく踏まえた実現可能なプランを立案し，他職種とも十分に連携をとって指導することが大切である。本書では第5章で，がん，糖尿病，心疾患，肥満・脂質異常症・メタボリック症候群について，それぞれの身体疾患に関するメンタルヘルスの特徴や管理栄養士として栄養食事指導の際に注意すべきポイントなどについて述べる。

［参考文献］
1) 上島国利．最新　図解やさしくわかる精神医学：治療と支援の「いま」がわかる．ナツメ社．2017.
2) 下田陽樹ほか．身体疾患に伴う精神障害の疫学．日本臨床．2012；70(1)：7-13.
3) 伊藤弘人．慢性身体疾患患者へのメンタルヘルスケア．The Japanese Journal of Rehabilitation Medicine．2017；54(6)：433-437.
4) 千田要一・久保千春．「うつ」と身体疾患(Laboratory Response to Emerging Diseases: Avian Influenza and SARS)．臨床精神医学．2006；35(7)：927-933.

3.6　ライフステージの栄養とメンタルヘルス

エリクソン（Erikson, HE.）の提唱した発達理論[1]（表3.8）とスキャモン（Scammon, RE）の発育曲線[2]（図3.6）をふまえてライフステージにおけるメンタルヘルス上の特徴と栄養・食事支援の留意点を概説する。

表3.8　エリクソンによる自我発達の8段階の発達課題と危機

年齢段階	危機		獲得する力
乳児期（0歳〜1歳半）	信頼感	対　不信感	希望
幼児期前期（1歳半〜3歳）	自律性	対　恥・疑惑	意志
幼児期後期（3歳〜6歳）	積極性	対　罪悪感	目的
学童期（6歳〜13歳）	勤勉性	対　劣等感	自己効力感
青年期（13歳〜22歳）	同一性	対　同一性拡散	忠誠心
壮年期　成人前期（22歳〜30歳）	親密性	対　孤立感	幸福・愛
成人後期（30歳〜60歳）	世代性	対　停滞	世話
老年期（60歳〜）	統合性	対　絶望	英知

〔Erikson HE. ライフサイクル．その完結（村瀬孝雄・近藤邦夫 訳）．1989[1]を引用改変〕

1　乳児期

乳児期は神経系と身体の成長，発達の速度が著しい時期であり，必要な栄養量を充足することが必須である。食動作は，"吸う"から，"食べる"を体得し，食具を使うことを獲得していく。乳児期の発達課題は信頼であり，養育者との愛着の関係性を育むことが大切である。しかしながら頻回の授乳や乳児の様子を推測しながらの育児は，養育者自身が休息や食事を十分にとれないなど，心身の負担となりうる。周産期や産後うつ病の罹患率は他の時期よりも高いため，不安や罪悪感を助長しないように配慮しながらかかわる。この時期は先天性代謝異常，乳糖不耐症，吸乳障害などのほか，ミルク嫌い，食欲不振などがみられることがある。ミルク嫌いは，乳首の材質やミルクの銘柄の違いや好みを確認し授乳方法を検討する。食欲不振は，食事環境，食べさせ方，離乳食の内容を確認しながら継続的な支援をする。

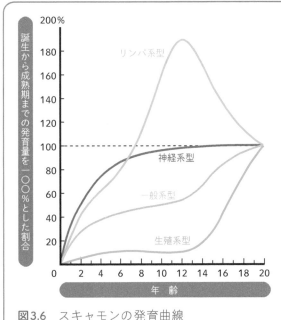

図中のテキスト:

200%

誕生から成熟期までの発育量を一〇〇％とした割合

リンパ系型

神経系型

一般系型

生殖系型

年　齢

一般系型：乳幼児期と思春期に急速
　　　　　に発達するＳ字状発育
神経系型：乳幼児期に急激に発達し
　　　　　６歳には90％に達する
リンパ系型：生後約10年で約２倍，
　　　　　　思春期すぎから縮小する
生殖系型：思春期以降に急速に発達

図3.6　スキャモンの発育曲線

2　幼児期前期・幼児期後期

　幼児期は乳児期に次いで成長・発達が著しい時期である。脳の重量は３歳で出生時の約３倍，神経系の発達は６歳には90％に達する。幼児期の発達課題は自律性，積極性であり，安心できる居場所の保障が大切である。第一反抗期に自我の目覚めがはじまり，好奇心や自己主張が強まってくる。そのため，食事においても食べたいものを選択させたり，問いかけが可能になってくる。買い物や野菜の栽培など食べ物に主体的にかかわる機会も大事である。好き嫌いは食品の偏りに影響することもあるが，感性が敏感である証拠である。大人が食べるところを見せたり，表現したりと食べられるようになるチャンスを残すようにかかわる。乳歯は生えそろうが咀嚼力は弱く，胃腸のはたらきも未発達のため大人と同じ食事は５～６歳を目安にする。発達障害児では，こだわりや感覚過敏による偏食を認めることがあるが，療育と並行して代替食材で不足栄養素を補ったり，調理法の工夫をする。食物アレルギー児の除去食は，養育者の負担や生活状況を確認しながら献立や調理の具体的なアドバイスをする。

3　学童期

　学童期は自我の確立，精神的な自立に向かう時期である。また健康に対する価値観，食習慣の基盤を構築する大切な時期でもある。発達の課題は勤勉性であり，学校生活を中心に社会性や知識，技能を習得する。行動範囲の拡大に伴い食生活を自己管理する場面が増える。学校保健統計[3]によると，肥満傾向児の割合は，男子11.1％，女子8.8％であり，約10人に１人が肥満となっている。痩身児の割合は約３％程度と横ばいであるが，やせ

志向が低年齢化しており，正しいボディイメージを学ぶことが重要である。不健康な肥満，やせの背景に自己不全感や見捨てられる不安，対人関係の過剰反応が存在することがある。自尊感情の低下や劣等感などの心理面に配慮しながらかかわる。なお，朝食欠食，孤食，個食，子食などの問題は本人のみでは解決できない。養育者，学校などの関係者と連携・協力しながら支援をしていくのが望ましい。

4 青年期

　青年期は第二発育急進期にあたり，急速な成長がみられる時期である。特に生殖系の発達が目覚ましく，第二次性徴により男女の性差が明確になってくる。著しい身体的な成熟に比して，精神面が脆いことから情緒的なバランスをとることが難しい時期である。社会的には，親子関係から友人，集団への移行をしていく時期である。発達課題はアイデンティティの確立である。ストレスによる自律神経失調が起こりやすく，倦怠感，頭痛，腹痛などの不定愁訴が現れることがある。社会的適応が難しい場合，不登校，ひきこもり，家庭内暴力，自傷などがみられることがある。また，適応障害や摂食障害などの精神疾患を初発しやすい時期であることに留意する。食行動面では過食，偏食，不適切なダイエット，飲酒，喫煙などが起こりやすい。家庭内では，バランスのよい食生活を継続し，生活技能の習得を可能とする環境をつくる。

5 壮年期（成人前期・成人後期）

　壮年期は成熟と衰退が混在する時期である。加齢，ストレス，生活習慣などにより身体面，精神面の不調をきたしやすい。

　成人前期は，社会的役割や責務により許容量を超えて無理をしがちな時期である。発達課題は親密性である。関係構築が果たせないと，孤立感に随伴する心理的苦痛を生起することがある。逃避的心情やストレス解消を理由とした飲酒，過食，喫煙は依存傾向に陥りやすいため注視していく必要がある。

　成人後期は，限界の自覚，社会的要請の変化を受容し，アイデンティティの再構築をする時期である。発達課題は世代性である。女性は更年期障害により心身の不調をきたしやすく，男性は不安障害，うつ病，アルコール依存症の発症や自殺が増加する。2018年の自殺統計[4]では50歳代が最多であり，男女別では40〜60歳代男性が全体の約3分の1を占める（図3.7）。動機別では経済・生活問題が男性は女性の8.6倍と著しく多い。これまでの人生を是認し，支持する姿勢でかかわる。現在とこれからの生き方を傾聴しながら感情に寄り添う。持病や健康維持に向けて実現可能なアドバイスをする。

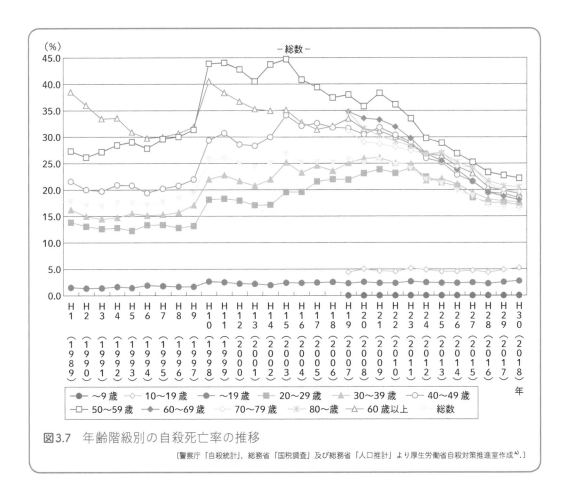

図3.7　年齢階級別の自殺死亡率の推移

〔警察庁「自殺統計」，総務省「国税調査」及び総務省「人口推計」より厚生労働省自殺対策推進室作成[4].〕

6　老年期

　日本の高齢化率は平成 30（2018）年 28.1％である。令和 18（2036）年には 33.3％と 3 人に 1 人が高齢者になると推計されている[5]（図 3.8）。

　老年期の課題は老いと死の受容，統合性である。この年代に生じがちな社会的孤立は心身の健康状態に影響を及ぼすことから，家族や地域との関係性を確認する。2018 年自殺統計の動機別では，60 歳代 57％，70 歳代 69％を健康問題が占めている。持病，うつと自殺，認知症への対応が重要となる。

　生理的特性は身体機能全般の衰退，機能低下である。喪失感に配慮した言葉かけや意志を尊重したかかわり方をしていく。残存機能に合わせて食環境の調整や姿勢保持の工夫，義歯や口腔内の異常の観察，咀嚼力や嚥下機能を評価したうえで誤嚥・窒息の事故防止の視点を加味した食事管理をする。認知症の場合には食事拒否，食べたことを忘れる，異食など食事関連の問題が浮上する。食事回数を増やしたり，間食を用意するなどの対応をしていく。食事への執着は満足感をもたらすかかわりや切り替えとなるような声かけを試みる。

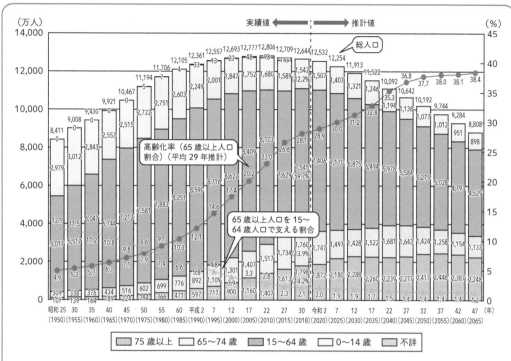

（注1）2018年以降の年齢階級別人口は，総務省統計局「平成27年国勢調査　年齢・国籍不詳をあん分した人口（参考表）」による年齢不詳をあん分した人口に基づいて算出されていることから，年齢不詳は存在しない。なお，1950年〜2015年の高齢化率の算出には分母から年齢不詳を除いている。

（注2）年齢別の結果からは，沖縄県の昭和25年70歳以上の外国人136人（男55人，女81人）及び昭和30年70歳以上23,328人（男8,090人，女15,238人）を除いている。

（注3）将来人口推計とは，基準時点までに得られた人口学的データに基づき，それまでの傾向，趨勢を将来に向けて投影するものである。基準時点以降の構造的な変化等により，推計以降に得られる実績や新たな将来推計との間には乖離が生じうるものであり，将来推計人口はこのような実績等を踏まえて定期的に見直すこととしている。

図3.8　高齢化の推移

〔棒グラフと実線の高齢化率については，2015年までは総務省「国勢調査」，2018年は総務省「人口推計」（平成30年10月1日確定値），2020年以降は国立社会保障・人口問題研究所「日本の将来推計人口（平成29年推計）」の出生中位・死亡中位仮定による推計結果[5]）

[参考文献]

1) Erikson HE. ライフサイクル．その完結(村瀬孝雄・近藤邦夫 訳)．みすず書房．1989.
2) Scammon RE. The measurement of the body in childhood(Harris JA *et al*(eds.). The Measurement of Man. Univ of Minnesota Press. Minneapolis. 1930.
3) 令和元年度　学校保健統計調査報告書　文部科学省　https://www.mext.go.jp/b_menu/toukei/chousa05/hoken/kekka/k_detail/1411711_00003.htm［閲覧日 2021 年 6 月 30 日］
4) 令和元年版 自殺対策白書 厚生労働省　https://www.mhlw.go.jp/wp/hakusyo/jisatsu/19/dl/1-3.pdf［閲覧日 2021 年 6 月 30 日］
5) 令和元年度版 高齢者白書 内閣府　https://www8.cao.go.jp/kourei/whitepaper/w-2019/zenbun/pdf/1s1s_01.pdf［閲覧日 2021 年 6 月 30 日］
6) 馬場禮子・永井撤共 編．ライフスタイルの臨床心理学．培風館．2000.
7) 東 愛子・原田まつ子 編．応用栄養学実習 ライフステージ別の栄養管理　第 2 版．講談社．2010.
8) 松下正明ほか監修．新クイックマイスター精神看護学．医学芸術社．2006.
9) 野嶋佐由美．実践看護技術学習支援テキスト　精神看護学．日本看護協会出版会．2006.

地域の健康づくりでは，健康日本21の推進と医療制度改革をめざしたとりくみを進めている。特に国民の健康づくりは，「国民の健康の増進の総合的な推進を図るための基本的な方針」[1]に基づき，健康寿命の延伸および健康格差の縮小に向けて，「次世代を含めたすべての人の健やかな生活習慣形成」「疾病予防・重症化予防」「介護予防・フレイル対策」などにかかわる保健，医療，介護等の総合的かつ一体的なとりくみを推進している。

地域における健康づくりおよび栄養・食生活の改善のとりくみは，地域保健法および健康増進法に基づき実施され，すべてのライフステージを対象とした施策を都道府県や市町村の機能に応じて行っている[2,3]。特に，市町村は住民の身近なところでサービス提供を行う役割をもち，都道府県は地域の総合的な分析や優先されるべき有効な施策の実施と，その体制を確保する役割をもつ。

地域の医療体制については，医療構造改革に伴い，良質な医療を提供する体制の確立を図るために，2007年には医療法が一部改正[4]された。都道府県が策定する医療計画においては，精神疾患の患者数が従来の「4疾病（がん，脳卒中，急性心筋梗塞，糖尿病）」よりも多くなっていることなどをふまえ，2013年には精神疾患を加えた5疾病・5事業（救急医療，災害時における医療，へき地の医療，周産期医療，小児救急医療を含む小児医療）の医療連携体制[5]をスタートさせた。

精神保健と医療と福祉の連携については，「入院医療中心から地域生活中心へ」に向けたとりくみと基盤整備をめざして，2004年には精神保健医療福祉の改革ビジョン[6]，2013年には精神保健及び精神障害者福祉に関する法律（精神保健福祉法）[7]の改正が行われた。法改正による新たな指針「良質かつ適切な精神障害者に対する医療の提供を確保するための指針」には，保健医療福祉に携わるすべての関係者のめざすべき方向性が示され，「身体疾患を合併する精神障害者に対する医療を提供するための体制の確保」にかかわるとりくみも記されている。また，2020年には，「精神障害にも対応した地域包括ケアシステム構築のための手引き」[8]が作成されたことから，自治体を中心とした地域の精神保健医療福祉の一体的なとりくみに加えて，地域住民の協力によるあらゆる人が共生できる包括的な社会の構築が進められている。

精神障害者の栄養に関することや食生活に関すること（以下，「栄養・食生活」）にかかわる支援では，子どもから高齢者まで個々の心身の特徴に応じた個別支援や地域の支援体制が必要である。また，地域づくりの目標としては，栄養・食生活機能訓練や健康増進・生活習慣病の発症予防・重症化予防，地域包括ケアシステムの推進が重要である。

精神障害者の保健指導では，健康維持・管理のために継続支援や指導が重要である。指導する際はアセスメントを十分に行い，P（計画）-D（実施）-C（評価）-A（改善）サイクルに基づき行う[9]。指導開始時には，対象者の食事状況や生活習慣等を聞きとり，対象者にあった指導計画の作成を心がける。精神障害者は認知や理解に個人差があるため，判断力の弱さやこだわりなどの特有の症状をもっている。加えて，生活環境が著しく乱れている状況では栄養・食生活指導が良好に進まないことがある。そのような際には，栄養・食生活指導よりもむしろ生活環境の調整が必要になるので，看護師や精神保健福祉士などの多職種の協力が必要となる。

精神障害者の栄養・食生活を中心とした健康増進や生活習慣病予防対策では，対象者が医療施設や障害施設等を複数利用していることがあるため，支援者間の情報連携が不可欠である。特有の症状をもつ疾患では，対象者自身が課題を表面化できなかったり，支援者から指導されたことを他者に伝えられないことがある。管理栄養士は各施設と連携を図り，対象者が自身の食生活改善に対して何を目標にしてとりくんでいるか，健康課題に対してどのくらいの理解度と実行力を備えているかなどの情報を共有して，対象者の精神的な負担を軽減しながら指導にあたる。

4 地域がめざす精神障害者の栄養・食生活支援

精神障害者が地域で健康に安心して暮らしていくためには栄養・食生活機能訓練や健康増進・生活習慣病の発症予防・重症化予防，地域包括ケアシステムの推進の支援体制が必要である。そして，その環境づくりには，地域の関係機関や施設の管理栄養士・栄養士（以下，管理栄養士等）の連携が重要である。その体系を図3.9に示した[10]。

❶ 精神科医療施設

精神障害者の食のサポートを担うのは精神科をもつ医療施設の管理栄養士である。特に，精神症状による摂食量の低下や偏った食生活，口腔内の悪化などを要因とした低栄養の予防，生活習慣病の発症や重症化の予防にかかわる栄養管理や栄養食事指導を行い，多職種と連携した生活支援を行う。また，関係する他機関や施設の管理栄養士等とは連携を図り，患者情報を共有した栄養食事指導を行い，健康の維持・増進にとりくむ。

❷ 一般診療科の医療施設

精神疾患の患者が救急医療施設を利用したり，身体疾患の併発により一般診療科を受診することがあるため，精神科をもたない病院でも精神症状に合わせた各種疾病の重症化予防や疾患管理などを行う必要がある。特に自宅療養が必要な患者に対する医療連携は重要である。

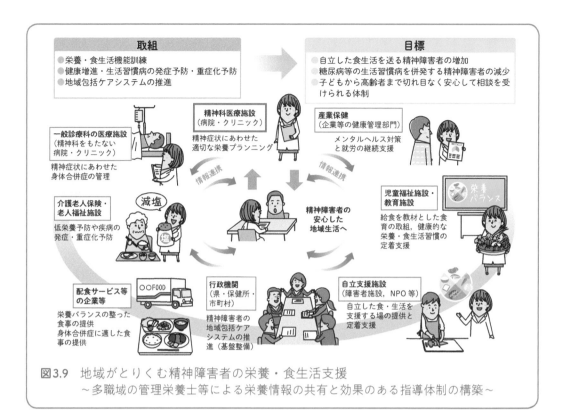

図3.9 地域がとりくむ精神障害者の栄養・食生活支援
~多職域の管理栄養士等による栄養情報の共有と効果のある指導体制の構築~

❸ 介護保険施設・老人福祉施設

介護保険施設等では，低栄養や生活習慣病の発症と重症化予防に関する栄養ケアマネジメントなどの健康寿命の延伸に向けたとりくみが必要である。その際に医療施設等との栄養管理情報の連携は重要である。デイサービスなどの利用者に対しては，自宅の栄養・食生活状況を把握し，各種疾病予防に対する早期介入を行うことが望ましい。

❹ 自立支援施設（障害者施設，NPO団体など）

自立支援施設等では，健康を維持・増進するために必要な知識・技術の支援や訓練を行っている。特に食事の選び方や買い物などを含めた調理指導，給食部門と連携した健康教育は，自立した生活を健康的に送るために重要な支援である。訓練の際には精神面への配慮も忘れてはならない。また，精神障害者は肥満や生活習慣病などの疾病に気づかないこともあるので，必要に応じた医療施設への受診勧奨と生活指導を行う必要がある。

❺ 配食事業等の企業

配食事業は高齢化に伴って広がりつつあるが，精神障害者の食生活支援でも活用することが増えている。今後，適切な配食サービスを行える体制の強化が望まれる。特に食事管理を必要とする身体合併症を併発したケースでは，医療施設や各施設等の管理栄養士と連携した配食支援が必要である。

❻ 児童福祉施設・教育施設

　児童福祉施設や特別支援学校等では，発育・発達に合わせた教育や健康的な栄養・食生活習慣の定着にかかわる支援と，保護者と協力した養育環境が必要である。また，成長に合せた適切な支援を行うためには医療施設との連携も必要になる。それに加えて，給食部門と連携した食育活動を保護者などとともに行うことも効果的である。

　小・中学校や高校，大学等の教育機関は，学生の心身の発達と学習の継続の土台となる栄養バランスのとれた食事や食生活におけるセルフケアの指導・支援を行う。文部科学省が平成31年（2019年）に告示した高校の新学習指導要領では，保健体育に「精神疾患の予防と回復」の項目を示し，「精神疾患の予防と回復には，運動，食事，休養及び睡眠の調和のとれた生活を実践するとともに，心身の不調に気付くことが重要であること。また疾病の早期発見及び社会的な対策が必要であること」が記された。若年層の健康課題には，養護教諭などと連携をした予防教育にも力を入れる必要がある。

❼ 産業保健

　企業などの健康管理部門では，就労者の健康管理を目的とした栄養・食生活支援を行う。食事については，生活習慣病の予防以外にも就労者のメンタルヘルスに配慮することが求められる。メンタルヘルスの不調は身体面にも影響することがあるので，栄養・食生活習慣の見直しや日頃の栄養素摂取にかかわる支援を行う必要がある。また，産業医や産業保健師などと連携したとりくみも重要である。

❽ 行政機関

　行政機関が行う精神障害者への支援では，精神障害者が自宅を中心に地域の医療や福祉サービスを利用しながら安心した生活が続けられる地域包括ケアシステムの推進が重要である。個別支援では，乳幼児の健康診査や学校健康診査，成人や高齢者の健康診査・検診を活用して，精神障害者が利用している関係機関や施設と連携したとりくみを行う。また，地域の組織づくりでは，医療・福祉・介護・保健等の関係機関や施設の管理栄養士などが情報を共有し，地域の課題分析や具体的なとりくみを検討する場，機会の設定を行う。加えて，地域の精神疾患にかかわる医療や福祉，介護の職員の質の向上を図る観点から，職能団体などと連携した研修体制や地域のリーダーとなる人材育成も重要である。

［参考文献］
1）　国民の健康の増進の総合的な推進を図るための基本的な方針（平成24年 厚生労働省告示第430号）
2）　地域における行政栄養士による健康づくり及び栄養・食生活の改善について（平成25年3月29日健発0329第9号厚生労働省健康局長通知）
3）　地域における行政栄養士による健康づくり及び栄養・食生活の改善の基本指針について（平成25年3月29日健が発0329第4号厚生労働省健康局がん対策・健康増進課長通知）
4）　良質な医療を提供する体制の確立を図るための医療法等の一部を改正する法律（平成18年法律第84号）
5）　医療計画について（平成24年3月30日医政発0330第28号厚生労働省医政局長通知）
6）　精神保健医療福祉の改革ビジョン（平成16年9月精神保健福祉対策本部）
7）　精神保健及び精神障害者福祉に関する法律の一部を改正する法律（平成25年法律第47号）

8) 精神障害にも対応した地域包括ケアシステム構築のための手引き 2019 年度版(2020(令和 2)年 3 月，株式会社 日本能率協会総合研究所)
9) 標準的な健診・保健指導プログラム【改訂版】平成 25 年 4 月厚生労働省健康局
10) 池内寛子ほか．精神障害者の栄養，食生活支援体制の構築に向けた地域の管理栄養士の役割．Nutritional Needs in Psychiatry．2021；16：23-26．

第4章

精神疾患別栄養食事指導のポイント

4.1 統合失調症

1 統合失調症における栄養の特徴

❶ 過栄養

統合失調症の患者は肥満が多く，過栄養や患者の不規則な食生活，服用する薬剤の影響などが関与していると考えられている。実際に，日本の統合失調症患者の肥満の有病率は入院患者で23.1％，外来患者では48.9％と報告されている[1]。外来患者の肥満の有病率は一般人口の有病率（24.7％）よりも高く，高血圧や糖尿病の有病率も一般人口と比べて高い[1]。また，外来患者は入院患者に比べて肥満，高血圧，高トリグリセリド血症，高LDLコレステロール血症，低HDLコレステロール血症および糖尿病の有病率が高かった[1]。統合失調症患者の平均寿命は一般人口と比べて短い報告[2]があり，その要因のひとつとして心血管系疾患の影響が考えられており，その誘因となる肥満やメタボリック症候群を改善するためにも食生活の管理は重要である。

統合失調症の肥満やメタボリック症候群に対し，改善に向けた栄養食事指導の手法や報告がいくつかあるので，その一部を列挙する。

a. SFW（Solutions for Wellness）[3]

SFWは2000年に米国で精神障害者の健康的な生活習慣をめざして開発されたプログラムである。患者が健康的な生活を送るために，栄養や運動の知識を習得していくものであり，世界中の多くの施設でこのプログラムが実践された。日本でも2004年に「Solutions for Wellness（患者さんのための健康生活 - 食事＆運動ガイド）」[4]（図4.1）として日本イーライリリー株式会社から発行されて多くの施設で用いられた。

SFWの特徴は，週に1回1時間程度のプログラムで，表4.1のようにセッションが構成されている点である。このプログラムは体重管理のためのプログラムとして実践されている報告が多い。また，対象者や実施する場面に合わせて，セッションの回数や内容，時間数を工夫して活用している例も報告されている[5-7]。

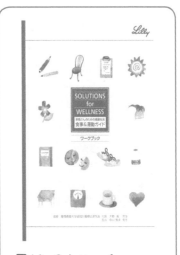

図4.1 Solutions for Wellness（患者さんのための健康生活 - 食事＆運動ガイド）[4]

表4.1 Solutions for Wellness（患者さんのための健康生活－食事＆運動ガイド）の
プログラム内容[4]

セッション	プログラム内容
1	健康的な目標体重を知りましょう
2	食生活をチェックしてみましょう
3	健康的な食生活のためのルールを学びましょう
4	健康的な食生活のためのルールを学びましょう
5	健康的な食生活のために注意したいこと
6	健康的なライフスタイルを続けるために
7	健康的なライフスタイルを続けるために
8	今まで学んだことを復習しましょう
オプション	健康的なライフスタイルの実践に向けて

b. サーティーバイスリー食教育プログラム

　サーティーバイスリー食教育プログラムは，全国精神科栄養士協議会が 2007 年に提唱した栄養食事指導の方法である[8,9]。これは，それまでの調理実習や栄養食事指導ではなく，食生活を広い視野でとらえて健康増進することを目的とし，指導者が患者の意識変化・行動変容に結びつけること，適切な時期や指導の評価することの 2 点が重要視されている。このプログラムのサーティーバイスリー（30 × 3）とは，指導の構成を意味しており，30 分の指導を 3 回実施して，それぞれの回と全体で評価する（図4.2）。その指導方法の基本的な考えは，①短時間であること，②視覚でとらえられること，③連続性があることである。特に視覚でとらえることが重視され，ランチョンマットを使用して陰膳的に料理カードを選択したり，デジタルカメラで記録したりして，評価や指導に応用する。

　2011 年度から（公社）日本精神科病院協会と（一社）日本臨床精神神経薬理学会によって実施された「抗精神病薬治療と身体リスクに関する合同プロジェクト」栄養指導介入調

第1回目
- 基本調査（聞きとり）
- フリーライティング
- 食事の組み立ての基本を説明
- 基本の 3 本柱の主食，主菜，副菜について献立表で演習

第2回目
- 料理カードを主食，主菜，副菜に分類
- 主食と主菜をさらに目的をもって分類
- 前回記入のフリーライティングを料理カードを使ってバランスを検討
- 過不足を訂正し，食事の組み立ての認識を深める

第3回目
- 料理の選択方法のほかに食べる量を食事バランスガイドを用いて説明
- 退院後の食事計画
- 食材購入の前に既にある食材の確認方法を学ぶ
- 自分の不足しやすい食品について知る
- バランスよい食生活のための工夫について学ぶ

図4.2 サーティーバイスリー（30 × 3）食教育プログラム

〔寒河江豊昭．2007[8]，須貝拓郎ほか．2018[9] より著者作図〕

表4.2 「抗精神病薬治療と身体リスクに関する合同プロジェクト」栄養指導介入調査における ステージごとの目標

	学習の目標	減量の目標
第1期	食事の組み合わせの理解	減量への周到な準備
第2期	食事量の理解	減量への周到な準備
第3期	間食の理解	体重減少
第4期	復習・再教育	減量後の体重維持

〔須貝拓郎ほか, 2018[9]より著者作表〕

査では，指導の介入方法に NNP プロジェクトが応用された。具体的には 1 年間かけて行われる指導を表4.2[9]のとおり 4 つのステージに分けて行われた。その結果，指導を介入した群は体重と BMI はそれぞれ平均で 3.2 kg と 1.2 kg/m^2 減少し，無介入群や体重測定介入群と比べて有意な減少を認めたことから指導の効果が証明された[10]。

c. 通常の栄養食事指導を行った効果

通常の栄養食事指導では，患者個々の食生活の問題点を把握し，継続的に指導をしていくことが多い。この方法で外来の肥満を合併した統合失調症患者を対象に，管理栄養士が栄養食事指導を行った結果では 3 か月ごとの評価で段階的な減量に成功し，1 年間指導を継続した患者では平均して 5.0 kg 減量し，指導を中断した割合は 30％であった[11]（図4.3）。この指導では形式的なプログラムは用いられなかったが，患者個々の食生活の問題点を抽出し，振り返りを中心として行動変容を図る工夫がされた。支持的に指導を行うことや，継続指導の重要性に加え，利便性や医療者の情報共有の重要性が考察されている。

d. 身体リスク軽減のための Web サイト

大塚製薬株式会社は，2014 年から統合失調症患者の身体リスクを軽減するために Web サイト「メタラボ 〜からだのみかた〜（http://metalabo.net/）」で情報提供している。

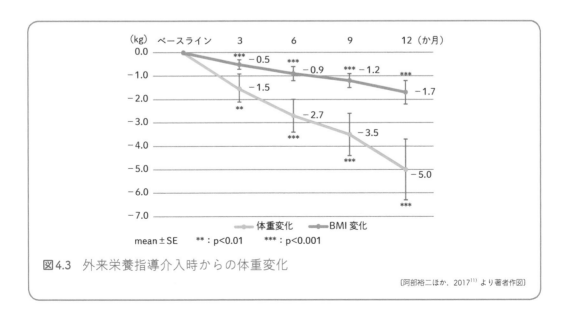

図4.3 外来栄養指導介入時からの体重変化

〔阿部裕二ほか, 2017[11]より著者作図〕

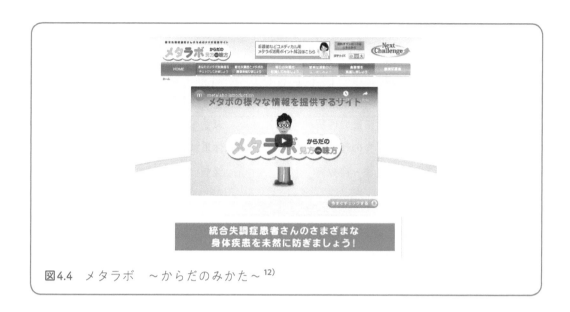

図4.4　メタラボ　〜からだのみかた〜 [12]

Next Challenge というプログラムでは，患者のよりよい治療ゴールをめざし，メタボリック症候群を中心とした代謝異常リスクを軽減するために多くの情報を掲載しており，多くのチェックシートや自己管理記録などを入手することができる。患者用のほかにコメディカルが解説するためのページも備えてある [12]（図4.4）。

❷ 低栄養

　過栄養に対する課題の一方で，近年の日本の統合失調症の入院患者では低体重や低栄養のリスクが高いことが報告されている [13]。入院患者の高齢化や地域移行の推進によって入院患者に重症の患者が多いことや，消化吸収の影響，薬剤などの影響が考えられるが，明解な原因は明らかになっていない。最近では，統合失調症患者の筋肉量や代謝に関する研究報告も集まっており，栄養士の関心も高い。低栄養は肺炎やサルコペニア，フレイルなどと関係するため，十分な低栄養対策としての栄養管理が求められる。入院患者の高齢化や身体合併症，地域包括支援の点から低栄養に対する栄養管理や栄養食事指導は今後重要性がさらに高まると考えられる。

❸ 便秘

　便秘も統合失調症患者の療養のなかで課題に挙がることが多い症状のひとつである。抗精神病薬の副作用である抗コリン作用が消化管の運動に影響することで生じるとされているが，統合失調症患者の食事内容や活動量の減少も影響していると考えられる。便秘は患者が気にしていることも多く，症状の改善によって QOL を向上できる。また，重症例では腸閉塞につながることがあるため，予防や症状改善のためのチーム医療の重要性が高く，管理栄養士による栄養管理や栄養食事指導の役割は大きい。

2 統合失調症における食事面の特徴

❶ 過食

　過食は肥満やメタボリック症候群の要因となる。過食にはさまざまなパターンがあり，1回の食事量が多いケースと，間食や長い時間をかけて食べ続けることによって過剰摂取になるケース，それら両方を認めるケースなどがある。特に不眠や中途覚醒など睡眠に障害が及んでいるケースでは夜食が問題になることも少なくない。また，薬物療法の副作用として食欲が亢進することもあるため，処方内容や副作用を確認しておくことが大事である。

❷ 切迫的摂食

　切迫的摂食とは，早食いや詰め込みなどかき込むような摂取方法である。切迫的摂食も統合失調症患者に多くみられる食事の特徴のひとつであり，その影響から食事摂取量が増加して肥満の要因となることがある。また，その影響は誤嚥や窒息の事故に及ぶことがしばしばある[14]。摂食嚥下障害は，低栄養や食事摂取量とも関係するため，摂食嚥下評価や摂食嚥下指導の重要性は大きい。特に，精神科病棟では入院が長期に及ぶことがあるため，入院時のみならず定期的に評価をしていくことが望ましく，体重減少やむせ込みなどを含めた身体症状や精神症状に変化が生じたときは特に注意をしたい。外来でも栄養食事指導の際に摂食嚥下に問題がないかを確認して早めに対処できるとよい。

❸ ファストフードの利用

　統合失調症患者ではファストフードを摂取する割合が高いとの報告がある[15]。特に調理など自炊ができない患者の利用が目立つが，間食として利用しているケースも少なくない。ファストフードの利用はよくないことばかりではないが，適切な食物の選択や患者の健康管理に合わせた利用の仕方など，栄養食事指導で患者にわかりやすくレクチャーする。

❹ 菓子やソフトドリンクの摂取

　統合失調症患者は菓子[16]やソフトドリンク[15, 17]の摂取が多いことが複数の調査や研究から明らかになっている。薬物療法の副作用によって食欲の亢進や口渇が生じて摂取していることも多いが，甘いものに依存的になって摂取していることや，単に患者自身にとってどのぐらいの間食が適量かを把握できていないことも多い。そのため，栄養食事指導を通して患者に栄養的な教育と摂取量の管理が必要となる。しかし，患者のなかには食事を摂取せずに菓子が食事の代わりになっていることも少なくないため，菓子の摂取を控えるだけではなく，適切な食事摂取することも並行した指導が必要となる。

❶ 指導病名と精神科疾患, 身体合併症を確認する

　指導対象の疾患を把握することはいうまでもないが, 精神科の疾患についても病歴や症状について確認する。特に初回で症状の把握が難しい場合は, チーム医療を重視して精神科主治医や看護師などから情報を収集する。

　また, 指導対象の疾患以外の身体合併症についても十分に把握する。身体疾患は複数の症状や疾患を複合していることがあるため, 肥満や脂質異常症に対する栄養食事指導の依頼でも, 高血圧はあるか, 脂肪肝があるかなど指導対象の疾患と関連した範囲まで確認し, それらの身体疾患が, どのような状況で, どのような診療が行われているかを診療録や検査結果などから確認しておく。

❷ 薬物療法を確認する

　統合失調症の薬物治療では主に抗精神病薬が処方される。なかでも, 第二世代抗精神病薬が体重増加と関連性が高いとされているが, 第二世代抗精神病薬のなかでも体重増加のきたしやすさには違いがある。特にクロザピン, オランザピンは体重増加や耐糖能異常との関連性が高いこと示されている[18]ため, 処方の有無や, いつから処方されているか, 量の変化を把握しておく。それらの処方が現在されていない場合でも, 過去に処方されていたということもありうる。薬物療法と合わせて体重変化がどうであったかを注意しておきたい。また, 第二世代抗精神病薬以外に第一世代抗精神病薬や抗不安薬, 気分安定薬, 抗うつ薬のなかにも体重増加に関連する薬剤が存在することを知っておく必要がある。

　一方, 便秘の患者には下剤が処方されていることが多いが, 統合失調症患者では下剤の量が多くなっていることも少なくない。抗精神病薬による抗コリン作用が便秘に影響するため, 下剤のほかに抗精神病薬や, その他の向精神薬の影響も念頭に入れておく。

　また, その他の身体合併症に対して, 薬物療法が行われている場合は, その薬物療法について確認しておく。

❸ 栄養状態の確認を行う

　栄養食事指導を行う患者の栄養状態を把握しておく。特に入院の指導では低体重や低栄養がないか定期的に評価されている栄養管理計画などから経過を十分に把握しておく。一方, 外来患者の指導でも栄養状態の確認は見逃せない。過栄養の背後に低たんぱく血症や貧血傾向を示す患者もしばしばみられる。サルコペニアやサルコペニア肥満, フレイルは統合失調症の患者でも課題である。近年では精神科の管理栄養士のなかでも栄養管理や栄養食事指導の際に握力や筋肉量などを評価することが重視されつつあり, 大事な指標となる。

　栄養状態に大きく関係する要因として, 摂食嚥下機能の評価も忘れてはいけない。比較的, 長期に経過をみることも多いため, 嚥下機能は定期的に評価を行う。外来患者でも, う蝕や, 歯の欠損, それらの治療状況などと併せ, むせ込みや窒息がないかを確認しておく。

❹ 生活状況の確認

　患者個々において，居住や同居者の有無，福祉や看護などの支援の状況はさまざまである。ADL（日常生活動作）やIADL（手段的日常生活動作）の評価や，実際の状況を把握しておく。2003年に実施された調査における統合失調症患者のIADLを図4.5に示す[19-21]。統合失調症患者の食事の用意の困難度は特に入院患者の困難度が高い。一方で社会復帰施設や外来の患者の困難度は問題ないと判定された割合は50%にも満たず支援を必要とする患者が多いことが示されている。

　ADLにおける食事やIADLにおける買い物や食事の用意，家事は患者の食事内容や栄養管理にも関係する。そのためADLやIADLの評価は，栄養食事指導でアドバイスするときも確認しておきたい。

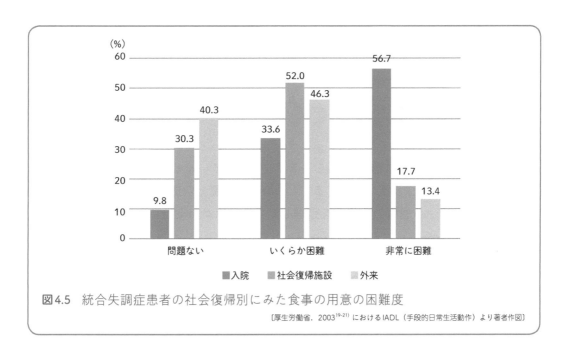

図4.5　統合失調症患者の社会復帰別にみた食事の用意の困難度

〔厚生労働省．2003[19-21]におけるIADL（手段的日常生活動作）より著者作図〕

❺ 食事内容の把握

　普段の食事の様子を丁寧に詳しく聞きとっていくことが大事である。また，ファストフードや加工食品，菓子類の摂取が多いこともあるので，これらの商品の情報も把握しておきたい。疾患によって重要な管理を要する栄養成分は個々に過剰摂取や不足がないかを確認する。使用可能ならば，食事記録用紙（付図3（215ページ））やアセスメントシート（付図1（214ページ））の活用もできるが，患者にとってストレスになっていないか注意し，その記録から食事摂取状況を丁寧に把握することが求められる。

❻ 活動量の評価

　栄養食事指導では食事内容の評価のみならず，活動量の評価も忘れずに行う。統合失調症では陰性症状によって患者の活動量が少ないことが多いが，必ずしも活動量が少ない患者ばかりではなく，就労やリハビリテーションによって充実した活動を維持している場合

もある。また，精神症状に合わせて活動量が変化することもあるので，毎回の指導で評価していく。なかには，運動療法として歩行や筋力トレーニングを頑張りすぎてしまい，活動量が多すぎることがあるが，その場合には助言を行って，肉体的な疲労や精神的なストレスを増やさないように調整する。

具体的な評価としては，習慣的に行っている歩行や体操などの活動，旅行や行事などへの参加状況について時間や頻度を確認する。また，活動に合わせて体重や臨床検査数値の変化，患者の気持ちなどを確認する。

関節痛などの整形外科的な疾患がある場合は運動療法の調整が必要なこともある。食事療法と運動療法を振り返るなかで，痛みや不調が存在していないかも確認したい。

❼ リハビリテーションや福祉サービス，医療との連携

統合失調症患者では病院の精神科スタッフのみならず，患者によって支援の幅や量もさまざまである。そのため，食事療法を行う際には関係している支援やスタッフについて確認しておく。

外来患者では訪問看護やソーシャルワーカー，ヘルパーなど支援者が介入していることがある。食事管理や買い物に支援が入っていることもあり，栄養食事指導にも大きく関係する。また，ケースによっては介入するスタッフがそろって支援会議が開催されることもあり，今後，社会復帰や地域移行が進むとますます増えていくと考えられる。会議では食生活の問題が上がり，栄養士が参加することもある。栄養士の立場として適切な意見ができるよう把握している患者の食生活を整理しておき，ほかの支援者と協力して療養をサポートする。

一方，入院患者では退院をめざして，支援者と協働することが多く，退院に向けて食事の計画や必要なスキルアップ，支援などについて多職種とリハビリテーションや支援を進めていくことが大事である。

また，栄養食事指導の場に支援者が同席するケースも増えつつある。支援者と患者双方に理解が得られる目標設定や管理方法を指導するとよい。

訪問栄養食事指導も，今後，活発化すると見込まれる。訪問看護と連携することが多く，ヘルパーなどの支援者や患家の近隣住民とも適切なかかわり方が求められる。

❽ 食事療法に対する意欲を確認する

栄養食事指導を受講する患者の食事療法に対する意欲は個々によって異なる。なかにはあまり意欲的ではなく，やむなく受講しに訪れる患者も少なくない。特に，初回で介入する場合は医師や看護師などからの情報を集め，患者の訴えや表現を注意深く観察する。先入観で指導に臨まないようにすることも注意したい。

❶ 食事摂取状況を丁寧に把握する

　食事摂取状況を把握すると一般的な食生活と異なっていることがある。たとえば，朝食といっても，起床が遅い場合は14時が1食目の食事，21時が2食目，午前3時が3食目となることがあり，生活の不規則などを考慮した聞きとりが大事である。

　また，指導のなかで患者によっては問いかけに対する反応が乏しかったり，こちらの問いに的確な回答が得られにくかったりすることは少なくない。限られた時間で指導者は多くの情報を聴取したくて，つい焦ってしまいがちだが，丁寧に患者の食事摂取状況を把握していくことが求められる。このような場合には一度に無理して聞きとりを進めず，回数を重ねて聞きとりを進めていくことも考慮する。患者によっては指導者との関係が構築されるまではなかなか生活状況や気持ちの面を打ち明けないこともある。特に栄養食事指導の導入時期ほど，聞きとりにかかる時間は多くなるが，患者の負担を考慮することと，食事療法の課題解決の糸口を探ることを並行して進めていくことが求められる。

❷ 栄養食事指導は継続する

　栄養食事指導は継続の指示が出ている場合は継続して長期的に食事改善をめざす。実際に多くの体重管理プログラムにおいても複数回のセッションをくり返すことで効果をあげていることがほとんどである。食事摂取状況の把握には指導の回数を要することが多く，栄養教育を行うには1回の指導で完結できることはほとんどない。指導を重ねることで，最初は消極的だった患者が意欲的に食事療法にとりくむこともある。指導者と患者でいっしょに目標に向かって歩んでいく姿勢が大事である。

❸ 患者の様子をよく確認する

　精神症状や心理状態によって，患者がいつもの様子と違うことを経験することがある。特に初回指導からまもないときは指導者自身が，その違いに戸惑うこともある。そのため，指導の際に患者の様子に意識を向けて変化や状況を把握することが大事である。たとえば，服装や履物の乱れなどの身体整容，入室時の雰囲気，受け答えの内容や間あいなど，あらゆる点を気にかけておく，そこから生活状況に変化はないか，食事摂取状況に変わりはないか，食欲はあるかなどを探るきっかけをつかむことができる。

❹ 指導はシンプルに行う

　指導はシンプルに行うように心がける。複雑で広範な目標は患者にとっても受け入れにくく，指導の継続を遮る要因にもなりかねない。多くの課題が抽出されることが多いが，「今いちばん解決すべき課題は何か」を指導者が優先順位をもって患者に指導することが大事である。

❺ 目標設定は近い範囲に設定してくり返していく

　肥満に対する減量を中心とした栄養食事指導などでは，標準体重などの遠い目標値を設定する栄養指導は勧められない。遠い目標を立てることで，なかなか達成することができずに食事療法への意欲も減退してしまうことは少なくない。近場の目標を立て，小さな努力でクリアできることをくり返していくことで，着実な改善に結びつくことが多い。

❻ よい点を褒め，栄養食事指導受講のモチベーションを上げる

　統合失調症患者の食事内容では問題点が多数見つかることがあるが，栄養食事指導では患者の食生活に批判的にならないように注意し，改善された点や，患者なりに努力した点を称賛するように心がけることが大事である。褒めたり認めたりすることは患者の自己効力感を高め，食事改善や指導の継続につなげることができる。

❼ 低栄養に注意する

　一般的に高齢者や独居の患者，ADL が低下している患者では低栄養の注意を必要とするが，統合失調症患者の場合，常に低栄養がないか注意しておく。金銭管理や生活の乱れによる食事量の変化や，精神運動興奮による消費エネルギー量の増加などから体重減少をきたすこともある。また，減量を目標に食事療法を改善している場合でも，目標体重に早く近づけなくてはといきすぎた食事制限を実行して必要な栄養が不足しないように注視しなければならない。エネルギー量のみならず，たんぱく質や脂質，微量栄養素や水分まで含めて不足してないか注意する。

❽ チーム医療

　栄養食事指導をうまく実施していくうえで，チーム医療の連携は必要不可欠である。多職種から患者の様子を把握することで，患者に適した指導を円滑に実行できる。一方で，指導での患者の様子を医師や看護師，ほかの医療従事者に伝えることも大事である。また，チームは院内のみにとどまらずに，福祉や行政とも必要に応じて連携した支援を栄養士も心がけておく。

❾ 料理教室の重要性

　精神科では精神科作業療法や栄養食事指導の一環として料理教室が実施されてきた。近年では食に関する利便性が変化してきて，食材や食品の購入におけるスキルアップが大事になってきた。特に，コンビニやスーパーでどのような食品を購入するか，その際に嗜好や金銭面の他に栄養面が考慮されているかが重要であり，その指導の意義は大きい [22]。併せて，料理教室で患者が調理をする意義は大きい。プログラムのなかで安全面や衛生面など配慮すべき点は多いが，患者が調理を通して食事や栄養を意識するようになり，食事療法の意欲の向上にもつながる。場合によっては個人栄養食事指導と併せて行うことで技術と知識の両面から援助する方法もある。

❿ ツールの利用

　患者の食生活を把握するために食事記録などのアセスメントツールを活用することが望ましい。アセスメントツールは栄養食事指導の際に必要な情報を漏らさず聴取できる一方で食事記録などの自記式記録用紙では患者の食事療法への動機づけにつながることもある。

　統合失調症患者のなかにはアセスメントツールが使用しづらいこともあるが，決めつけてしまわずに患者の実行力や意欲に合わせて栄養士がツールの選択や使用時期を工夫することが大事である。

[参考文献]

1) Sugai T, et al. High Prevalence of Obesity, Hypertension, Hyperlipidemia, and Diabetes Mellitus in Japanese Outpatients with Schizophrenia: A Nationwide Survey. PLoS One. 2016；11(11).

2) 稲垣中．統合失調症の死亡リスクと薬物治療．臨床精神薬理．2013；16(8)：1119-1129.

3) Ryan SW, et al. Solutions for wellness, Eli Lilly. 2000.

4) 大野裕ほか．SOLUTIONS for WELLNESS 患者さんのための健康生活 食事＆運動ガイド．日本イーライリリー．2005.

5) 田坂智加ほか．多職種チームによる食生活改善プログラムの実践　精神科入院患者に対する心理教育的アプローチ．こころの健康．2014；29(2)，70-73.

6) 遠藤美織ほか．【精神疾患　肥満・糖尿病との関連とは？】統合失調症の集団指導は？　統合失調症に対するメタボ予防の集団指導について教えてください．Q&A でわかる肥満と糖尿病．2009；8(1)：81-83.

7) 長谷川典子ほか．【精神疾患をもつ人の生活習慣病への看護　その基本知識とケアアプローチ】総合病院デイケアにおける SOLUTIONS for WELLNESS の取り組みについて．精神科看護．2015；42(11)：10-18.

8) 寒河江豊昭．NNP プロジェクト．Nutritional Needs in Psychiatry．2007；2：15-17.

9) 須貝拓郎ほか．抗精神病薬治療と身体リスクに関する合同プロジェクト　最終活動報告．Nutritional Needs in Psychiatry．2018；14：21-28.

10) Sugawara N, et al. Effects of nutritional education on weight change and metabolic abnormalities among patients with schizophrenia in Japan: A randomized controlled trial. J Psychiatr Res. 2018；97：77-83.

11) 阿部裕二ほか．肥満を合併した外来統合失調症患者に対する栄養食事指導の効果．New Diet Therapy．2017；33(3)：3-11.

12) 大塚製薬株式会社．統合失調症患者さんのためのメタボサイト「メタラボ～からだのみかた(見方・味方)～」http://metalabo.net/ ［閲覧日 2021 年 4 月 23 日］

13) Sugawara N, et al. Prevalence of underweight in patients with schizophrenia: A meta-analysis. Schizophr Res. 2018；195：67-73.

14) 臼井晴美．切迫的摂食による食行動の変化(髙橋清美・戸原 玄 編)，精神疾患の摂食嚥下障害ケア．医歯薬出版．2014；p.39-40.

15) 井戸由美子ほか．デイケア施設通所中の慢性分裂病患者に見られる生活習慣病の発生要因について(Factors on life-style-related disorders found in day-care schizophrenics)．AINO JOURNAL. 2002；1：29-33.

16) 稲村雪子ほか．在宅の統合失調症患者の食事における肥満因子の検討．新潟医学会雑誌．2009；123(3)；152-153.

17) 石岡拓得ほか．統合失調症患者の食事摂取の特徴について．消化と吸収．2014；36(3)，377-387.

18) Dabid MT ほか編．モーズレイ処方ガイドライン 第 13 版．ワイリー・パブリッシング・ジャパン．2019.

19) 厚生労働省．精神障害者社会復帰サービスニーズ等調査 入院調査集計表．2003．http://www.mhlw.go.jp/shingi/2003/11/s1111-2c3.html ［閲覧日 2021 年 4 月 23 日］

20) 厚生労働省，精神障害者社会復帰サービスニーズ等調査 社会復帰施設調査集計表，2003．http://www.mhlw.go.jp/shingi/2003/11/s1111-2c3.html ［閲覧日 2021 年 4 月 23 日］

21) 厚生労働省，精神障害者社会復帰サービスニーズ等調査 外来調査集計表，2003．http://www.mhlw.go.jp/shingi/2003/11/s1111-2c3.html ［閲覧日 2021 年 4 月 23 日］

22) 熊澤勇介ほか．精神科領域における退院支援としての料理教室．Nutritional Needs in Psychiatry．2014；9：38-41.

4.2 気分障害

1 気分障害における栄養の特徴

❶ 低栄養

a. 食欲不振

うつ病は食欲不振を起こすことが多く [1]（図4.6），必要な栄養が不足することによって，体重減少などの栄養状態の低下が起こりやすい。

抑うつ状態による食欲不振では，食事の時間になっても食欲がわかずに食べないままで過ごしてしまったり，食べることができても味わって食事ができず，義務感のような食べ方になってしまうことがある。また，感覚的に「砂を噛んでいるような感じ」と表現されることもある。これらは，抑うつ症状による意欲や感情の変化によることが大きいが，食欲不振から低栄養を引き起こして味覚に変化が生じていることもある。一方で，抑うつ状態では摂食嚥下障害とも関係し，表4.3のような点を観察のポイントとする [2]。

b. 低栄養への対応

食欲不振によって減少した食事量は，うつ病に対する薬物療法や環境調整，精神療法などの治療によって改善してくることが多い。しかし，薬物治療の効果は徐々に現れてくる

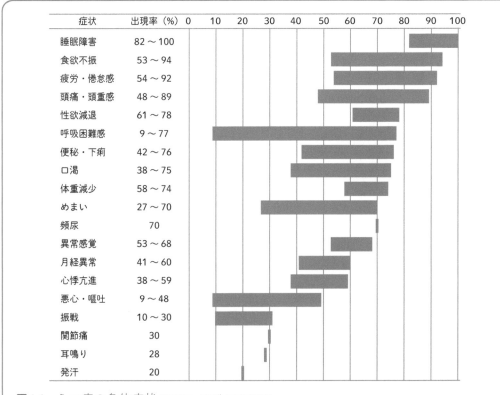

図4.6 うつ病の身体症状 〔更井啓介. 1979[1] より著者作図〕

表4.3 抑うつ気分，興味・喜びの喪失が強いうつ状態による食行動の変化に対する観察の
ポイント

観察のポイント		
a. 病態生理的なもの	b. 治療・処置に関連するもの	c. 発達段階に関連するもの
〈心因嚥下障害の場合〉 ●ストレッサー因子（人，場所，音，臭気など）やその持続性 ●心的発達を促進する因子（家族，レクリエーション，趣味など） ●ストレス症状の日内変動 ●摂食嚥下障害の自覚症状の有無や程度 ●RSST, MWST, 口腔内残渣物の確認 ●摂食動作（特に食べはじめの状況） 〈うつ病の場合〉 ●焦燥感，思考力，集中力低下の状況 ●摂食動作（上肢，座位保持の状況，ペーシングなど） ●荒咀嚼の有無，丸呑みの有無	●抗うつ薬による鎮静，抗コリン作用（口腔乾燥，胃腸管運動性低下など），消化管副作用による食欲不振，投与量 ●口腔清掃状態の観察（自立しているか，自立しても不完全か，介助が必要か）	●老年期うつ病者の場合は，孤立感，役割の喪失の程度 ●キーパーソンの存在の有無 ●従来の身体や摂食嚥下機能の程度を家族や周囲の人から情報収集する ●微小妄想の有無 ●現在の摂食嚥下機能（摂食動作，食事量，活動量，栄養状態の評価） ●認知症との識別（記銘力低下への自覚の有無，罪責感の有無）

RSST：反復唾液嚥下テスト，MWST：改定水飲みテスト

〔髙橋清美，2014[2]〕より引用改変〕

ため，食事摂取量の改善に時間を要したり，難渋したりすることもある。そのため，拒食や脱水などの状況では経腸栄養や経静脈栄養も検討される。電気けいれん療法（ECT）は薬物療法で改善がみられない場合や，早急な症状の改善を必要とするケースなどに適応とされるが，急性期ECTの適応基準[3]の適応となる状況には「拒食，低栄養，脱水などによる身体衰弱」が含まれていることから，対象者の栄養状態は十分に確認したい。

患者の栄養状態は，体重や血液生化学検査を参考に，入院患者であれば病院食の摂取状況や投与されている栄養を合わせて評価し，外来の患者でも，栄養食事指導などで把握する食事内容から得られる栄養摂取状況を確認して適切な栄養管理を行う。

❷ 過栄養

うつ病が食欲不振や体重減少と関連することが多い一方で，食欲増進や過食，体重増加とも関連する。うつ病と関連する過栄養を下記に大別する。

a. うつ病による身体疾患のリスク

うつ病に罹患すると肥満や糖尿病を発生するリスクが上昇する。これらのほかにも，うつ病の存在が心疾患や脳血管疾患，アルツハイマー病の発症リスクを高めることが示されている[4,5]（表4.4）。

肥満や糖尿病は過栄養と関係するため，食事や栄養を改善することは重要である。うつ病患者の食生活を改善することは将来的な身体疾患の予防に寄与し，適切な食習慣を構築するための栄養食事指導の意義は大きい。

表4.4 うつ病罹患による各種身体疾患のリスク増加

発生する疾患	統合リスク（倍）	95%信頼区間
肥満（BMI ≧ 30）	1.58	（1.33〜1.81）
糖尿病	1.60	（1.37〜1.88）
心疾患	1.81	（1.53〜2.15）
高血圧	1.42	（1.09〜1.86）
脳卒中	1.34	（1.17〜1.54）
アルツハイマー病	1.66	（1.29〜2.14）
がん	1.29	（1.14〜1.46）
全般的死亡率	1.81	（1.58〜2.07）

〔Penninx BW. 2013[4]〕，日本うつ病学会. 2016[5]〕より引用改変〕

表4.5 抗うつ薬の副作用 体重増加

状態	抗うつ薬	
問題である		
よくみられる	●ミルタザピン（NaSSA） ●イミプラミン（三環系） ●クロミプラミン（三環系） ●アミトリプチリン（三環系）	●アモキサピン（三環系） ●ノルトリプチン（三環系） ●ミアンセリン（四環系） ●マプロチリン（四環系）
ややまれ	●パロキセチン（SSRI）	
まれ	●フルボキサミン（SSRI） ●セルトラリン（SSRI） ●エスシタロプラム（SSRI）	●ミルナシプラン（SNRI） ●デュロキセチン（SNRI） ●ベンラファキシン（SNRI）

まれ：体重増加は報告されているが，予期されないもの
ややまれ：体重増加は小数とはいえ無視できない数で生じる
よくみられる：多くの患者は体重増加を経験するか，あるいはその程度はかなりのものでありうる
問題である：体重増加は頻繁にみられ，しかもその程度はかなりのものとなることがあり，健康上の問題となる
患者がいるかもしれない

〔仙波純一訳. 2016[6]〕より著者作表〕

b. 薬物療法の副作用

　うつ病の治療に用いられる抗うつ薬のうち，新規抗うつ薬のミルタザピンと三環系抗うつ薬や四環系抗うつ薬が体重増加を起こしやすい[6]（表4.5）。双極性障害では気分安定薬が使われるが，一部に体重増加があることが示されている[6]（表4.6）。また，抗精神病薬が双極性障害やうつ病の治療に用いられることがあるが，その一部は体重増加と関係する[7]。

c. 非定型うつ病

　非定型な特徴を伴ううつ病（非定型うつ病）は気分反応性（通常は抑うつ気分であるが楽しい出来事に反応して気分が上がること）があり，特徴に体重や食欲の増加や，過眠，鉛様の麻痺などが挙げられる。非定型うつ病は，定型のうつ病と比較すると新しい疾患概

表4.6　気分安定薬の副作用　体重増加

状態	気分安定薬
問題である	
よくみられる	リチウム バルプロ酸
ややまれ	カルバマゼピン
まれ	ラモトリギン

まれ：体重増加は報告されているが，予期されないもの
ややまれ：体重増加は小数とはいえ無視できない数で生じる
よくみられる：多くの患者は体重増加を経験するか，あるいはその程度はかなりのものでありうる
問題である：体重増加は頻繁にみられ，しかもその程度はかなりのものとなることがあり，健康上の問題となる患者がいるかもしれない

〔仙波純一訳．2016[6]より著者作表〕

念であり，発症年齢が若いことや，女性に多いこと，不安抑うつ発作，双極性障害などとの関連が示されている[8]。

d．季節性うつ病

　季節性うつ病は，気分障害の一型で特定の季節に症状が出現し，特に秋から冬にかけて抑うつ症状が出現することから「冬季うつ病」と表現されることもある。季節性うつ病では，過眠や体重増加，炭水化物欲求などの症状が現れやすい特徴がある。

　季節性うつ病では，セロトニン神経機能の異常が関係し，セロトニンが不足することで抑うつ症状が現れる。セロトニンの原料はトリプトファンであるが，脳内への移行を高めるためには炭水化物の摂取が重要となる。炭水化物の欲求はセロトニン神経機能の低下を防ぐための生理反応であると考えられており，その機序によって食事摂取量の増大や体重増加が起きると考えられている[9]。そのため，季節性うつ病の治療や予防において，たんぱく質の摂取は重要であり，なかでもトリプトファンを多く含む肉，魚，乳，大豆などを十分に摂取する。一方で，炭水化物は不足も過剰摂取もしない適量摂取することが望ましい。

❸ 栄養療法

　うつ病に関連する栄養素とそれを多く含む食品を表4.7に示す[10]。それぞれの作用や効果は2.2節（18ページ参照）に示す。

　うつ病の治療において栄養素の効果が示されてきており，今後の研究結果に期待が高まる。栄養食事指導では患者の食事内容からこれらの栄養素の不足について確認する。また，これらの栄養素は互いに関係しあうため，単一な栄養素の充足をめざすのではなく，全体的な栄養バランスを改善する指導が望ましい。

表4.7　うつ病と関連する栄養素を多く含む食品

栄養素	多く含む食品
ビタミンD	きのこ類，魚介類
ビタミンB$_1$	豚肉，うなぎ，玄米，ナッツ
ビタミンB$_2$	レバー，うなぎ，納豆，卵
ビタミンB$_6$	魚介類，レバー，鶏肉，納豆，にんにく，バナナ
ビタミンB$_{12}$	貝類，レバー，のり
葉酸	葉野菜，納豆，レバー
鉄	肉類，魚介類，海藻，青菜，納豆
亜鉛	かき，うなぎ，牛肉，レバー，大豆製品，貝類
トリプトファン	乳類，肉類，魚介類，ナッツ，大豆製品，卵，バナナ
メチオニン	乳類，肉類，魚介類，ナッツ，大豆製品，卵，野菜（ほうれんそう，グリンピース）
チロシン	乳類，肉類，魚介類，ナッツ，大豆製品，卵
DHA，EPA	魚（青魚）

〔功力浩. 2015[10] を引用改変〕

2　うつ病・双極性障害における食事面の特徴

❶ 食事摂取量の変化

　うつ状態では食欲不振を起こしやすいが，反対に食欲が増進することもある。また，療養中に食事摂取量が不安定になることもあるため，摂取量の管理は重要である。

　抑うつ症状が重症なときは食事摂取量が減少することが多く，栄養補給を優先して患者が摂取できそうなものを中心にした食事調整を行うこともある。徐々に治療効果が現れてくると，食事摂取量も改善してくることが多いが，安定せずに日によって食べられたり，食べられなかったりなどのムラを生じることがある。一度，食事摂取量が改善した場合でも，再び低下することがあるので，摂取量が改善しても，しばらくは安定した栄養補給ができているか注意する必要である。食事摂取量が安定してきた際に注意すべき点は過食や体重増加である。抑うつ症状とともに体重が減少し，減少した体重が回復してくる分には問題ないが，経過のなかで食事摂取量の増加に勢いが止まらずに過食や体重増加，血液生化学検査の異常に進展しないよう，食事摂取量の増加や間食の欲求についても注視しておくとよい。患者の活動量を評価しておくことも重要で，それに見合った適切な栄養補給と，継続的な支援が望ましい。

❷ 不規則な食事時間

　気分障害の患者は，生活が不規則になりやすい。睡眠障害は食欲の減退や，増進と同様にうつ病に起こりやすい身体症状のひとつである。うつ病患者では早朝覚醒や，午前から

日中にかけての抑うつ状態が起こりやすく，朝食や昼食を欠食したり，簡素な食事になりやすい。そのため，夕食や間食（夜食）が栄養補給源となって食事量が多くなりやすいことから，うつ病患者に規則正しい生活や食事の指導は重要である。入院患者では，入院期間中に規則正しい習慣を形成することがひとつの課題になるが，回復期の患者でも生活習慣の改善には期間を要することがある。そのため，患者の実行力や変化のタイミングを見極めながら一歩一歩習慣を是正し，規則正しい食事時間へ導く指導が大事となる。

　一方で，躁状態の患者でも生活の乱れは起こりやすく，病的な気分の高揚から睡眠や休息もとらずに活発に活動してしまうことがある。外来で栄養食事指導の継続をしていると，軽躁状態を経験することがあるが，食生活が乱れやすく欠食も起こりやすいため，指導では食事摂取がどの程度できているかを評価して，必要な食事摂取を助言する。

3　栄養食事指導におけるチェックポイント

❶ 指導病名と精神科疾患，身体合併症を確認する

　栄養食事指導を実行する前にカルテなどの情報から，気分障害の病状について把握をしておく。特に患者が急性期の状態か，回復期の状態かによって対応や指導内容に違いがある（表4.8）。うつ病と双極性障害は判別が難しく，療養を通して診断が定まってくることがあるところにも注意したい。

　高齢者のうつ病ではうつ病と認知症の関連性が高いことから症状や疾患をよく把握しておく。また，肥満や脂質異常症，糖尿病と関連性が高く，身体疾患を合併していることもあるため既往も含めて把握しておくことが必須となる。

表4.8　気分障害の栄養食事指導の急性期と回復期の違い

時期	栄養食事指導の内容
急性期	● 栄養管理の保障 ● 栄養状態の悪化を防ぐ栄養管理 ● 摂取可能な食事の検討
回復期	● 規則正しい食生活の実施 ● 栄養摂取の増減や食事のムラに注意 ● 過栄養に注意 ● 食環境の調整 ● 食事の計画 ● 身体活動

❷ 薬物療法を確認する

　患者に処方されている薬剤を確認しておく。気分障害に処方される薬物では一部に体重増加をきたしやすいものや，血糖値に影響を及ぼすものがある。これらの薬剤が処方されている場合は，その副作用としての変化を認識しながら，栄養食事指導の方針を立てる。また，抗うつ薬や気分安定薬の他に抗不安薬や睡眠改善薬が処方されていたり，身体疾患

が存在すれば，その疾患に対する処方がされたりすることもあるため内容とその変化についてもとらえておく。

❸ 栄養状態の確認を行う

栄養状態の確認は，一般的な患者と同様に身長や体重などの身体計測値や血液生化学検査の結果から評価を行う。うつ病，双極性障害ともに低栄養や過栄養の両面について評価し，併せて肥満や脂質異常症，糖尿病を中心とした身体疾患の有無についても評価が重要となる。ここで注意したいのは，現在の体重や血液検査の数値を評価することは必須であるが，過去からの数値の変化についても把握することである。たとえば，体重が正常範囲であっても，うつ病では急性期に体重減少を伴うことが多いため，もともとは肥満で大きな体重減少していることもある。また，過去の体重減少や栄養状態の変化などを把握しておくことでその情報を栄養管理に役立てることができる。

うつ病と関連するビタミンやミネラルなどの微量栄養素やアミノ酸は血液検査で定量的な評価ができるようになってきている。食事内容からの評価と併せて不足やアンバランスが見つかれば，是正する食事指導を行う。

❹ 生活状況の確認

気分障害の患者では睡眠の異常から起床や就寝時間が乱れていることがある。また，意欲の低下や過眠傾向など患者によって生活習慣の違いも大きい。回復期であれば，日常生活に近づいていく途中であったり，就労に向けて準備段階であったりするため，患者の生活状況を確認して栄養食事指導を行う。しかし，急性期など休息が大事な時期では急がず，診療録や多職種から情報を聴取して患者の負担に配慮するとよい。

❺ 食事内容の把握

食習慣の改善に食事内容の把握は欠かせない。普段の食事から食事バランスの乱れがないかを確認していく。夜食を含めた間食や飲酒，飲料についても評価する。うつ病と関係する栄養素の摂取状況については食事内容から把握するが，必要に応じて個別の食品群の摂取状況を聞きとるとよい。食事内容とともに食事時間やどこで摂取するか（購入するか）なども大事な情報である。

食事記録用紙は，うつ病患者に多い几帳面な気質の方では詳細に把握することができて有用なツールであるが，少なからず負担を伴うものでもあるため，使用については考慮が必要である。

❻ 活動量の評価

うつ病の急性期では休息が治療のなかの重要なひとつであるが，回復過程では少しずつ活動量が増えてくることが多い。近年ではうつ病に対する運動療法の効果についても報告が集まっている（2.2節（22ページ）参照）が，医師の許容があれば，それに応じて少しずつ身体活動量を増やすことも大事である。睡眠の障害や意欲の低下などで，身体活動

は低い状態が続くことも多いが，段階的に増やすような目標を立てる。一方で，エネルギーの出納から体重管理や生活習慣病の合併症対策を行うことも大事である。

❼ リハビリテーションや福祉サービス，医療との連携

気分障害の患者がデイケアや訪問看護を利用することもあり，必要に応じて栄養士も連携する。近年では，うつ病のリワークプログラムが発展してきており，調理プログラムの重要性を示す報告がされている[11]。気分障害の患者が身体疾患を併発すると，かかりつけの精神科以外の医療機関を受診することもあり，身体疾患を診療する医療機関とも必要に応じて適切な連携が望まれる。地域包括ケアを円滑に行うために共通して必要とする情報が含まれた栄養管理ツールが開発されている[12]（図4.7）。

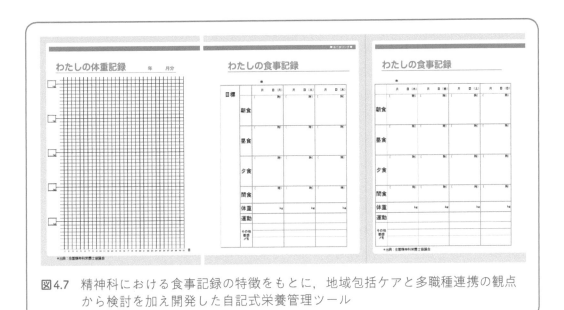

図4.7 精神科における食事記録の特徴をもとに，地域包括ケアと多職種連携の観点から検討を加え開発した自記式栄養管理ツール

4 栄養食事指導の工夫

❶ 栄養食事指導のタイミングと内容

近年では，栄養サポートチームの活動などにより，急性期の抑うつ症状をもつ患者に対して食欲不振に対する食事支援をする機会が増えてきている。栄養食事指導の一環として，食事調整の依頼を受けることがあるが，急性期のうつ病治療の基本は休息を含めた環境調整と薬物療法が基本であることを留めておき，必要な栄養を適切に摂取できるよう食事調整を行う。入院患者であれば，栄養補給法に対する支援や摂取可能な食事への調整を指導・管理することが重要な課題となる。その場合は，指導というよりも「栄養管理の保証」というスタンスが大事であり，「摂取できない」という患者に「チーム医療で栄養状態を管理させていただきます」という姿勢で安心感を与える。そのため，患者が摂取できそうな食品（料理）を聞いたり，患者の主訴や様子から食べられそうなものを提案したり

して，病院食で臨機応変に対応する力が求められる。また，外来患者でも抑うつ症状が悪化している場合は支持的に患者の摂取できそうな食事を聞きとってアドバイスする。

　具体的な食事療法に対する指導のタイミングは，患者の理解力や受け入れを考慮すると急性期の状態を脱した頃が望ましい[13]。急性期を過ぎて，食事摂取ができるようになってきた頃は退院に向けての準備期間であることも多いが，この時期の食事摂取はまだ不安定なこともある。退院に向けて，不足することなく安定した食事摂取を構築することの大切さや，規則正しい食事，適正な間食について指導することは，うつ病と関連する身体合併症の予防にもつながり，患者の QOL の向上にもつなげることができる。

❷ 動機づけを重視して継続指導を行う

　抑うつ症状をもつ患者に食生活の改善を示しても，こころの病と食事の関係性に対する認識が不足しているため，栄養食事指導のモチベーションが上がっていないことがある。抑うつ症状に対する治療の主体は休息や環境調整，薬物療法，精神療法が中心であり，食生活改善の重要性に対する認識が乏しいことがある。なかには，指導の開始時では患者自身も「医師に栄養食事指導を受けるようにいわれたからきた」くらいの気持ちであることも多い。そのため，指導の導入時点が最も重要で，最初に患者に対して抑うつ症状を改善するためには既存の治療に加えて食生活の改善が重要なことと，その改善は継続していくことが大事なことを患者にしっかりと伝えることが求められる。そして，安定した食事摂取によって栄養不良を避けることや，抑うつ症状に合併しがちな肥満や糖尿病，脂質異常症などの代謝性疾患の発症や重症化の予防のためにも大事なことを患者に十分に認識してもらうことが大事である。しかし，そうはいっても初期は患者も半信半疑なこともあり，継続指導でその重要性をくり返し伝えていくことで次第にモチベーションが上がってくることが多く，そこまで導く力が抑うつ症状に対する栄養食事指導に求められる技術である。

❸ 食事のみならず，生活習慣全般を改善する

　栄養食事指導では患者の食事内容や栄養素の摂取状況のみならずに生活習慣全体を把握し，どのような治療計画になっているかを確認しながら，生活習慣改善のためのアドバイスを行っていく。

　特に抑うつ症状をもつ患者は，早朝覚醒になったり，夜型の生活となって朝の起床が遅くなったりして，朝食の欠食につながることが多い。バランスのとれた朝食をとるように指導しても急激に改善することは難しく，時間をかけてまずは簡単に摂取できる食品を口にする習慣から段階的に修正していくとよい。夜型を避けて早めに就寝することや，朝起きて光を浴びること，規則正しい時間で食事をするよう指導することが大事になる。食事には生活習慣のリズムを整える役目があり，規則正しい食事摂取は服薬コンプライアンスの向上への効果も期待できる。

❹ 理解力や気質を考慮して負担のない指導を心がける

　抑うつ症状をもつ患者は認知機能や理解力が低下していることがある。そのため，まわりくどい説明や複雑な準備が必要な指導は受け入れが難しく，栄養食事指導に抵抗感を示すことがある。具体的に，一般的な栄養食事指導では食品の量をグラムなどの数値や，そのほかの単位を用いて指導することが多いが，抑うつ症状をもつ患者の指導でそれを多用してもなかなか理解に至らず，食事療法への負担を大きく感じてしまうことがある。そのため，量や頻度については，「今の量の半分」や「週に2回を1回へ」など簡潔な指導を心がけるとよい。栄養士自身が簡潔な指導では十分な指導にならないのではないかと満足できずに細かく複雑になりがちであるが，栄養士の満足よりも患者が理解しやすく行動修正を起こしやすい指導を行うことが大事である。

　うつ病の患者の気質は，真面目で几帳面な傾向をもつことが多い。その気質が几帳面な食事管理となってよい効果につながることがあるが，几帳面さがストレスにならないよう患者の負担を考慮して指導を行う。

❺ 叱るより褒める

　栄養食事指導は基本的に患者の食生活を把握して，健康増進のために食生活を修正していくことが目的となる。そのため，問題点となる食生活が浮き彫りとなり，改善点を伝えて修正を図っていくことが多い。しかし，うつ病の患者では自尊心が低かったり，自己否定的な感情をもっていることがあるため，問題点を並べたり，否定的な対応をしたりするお説教のような指導は避けるべきである。逆に，よくできている点を褒めると，患者の自己肯定感を刺激することになり，食生活の改善に対する姿勢が変化してくることがある。指導を進めるなかで，患者が自覚なく頑張っている点を見つけて評価したり，実感のない改善点を認めたりしていくことが大事である。慣れるまでは難しいことではあるが，患者の食生活のなかからよい点を探して，それをいかに患者に伝えるかが栄養食事指導をうまく実行するコツとなる。

❻ 食習慣の是正において見守る姿勢やブレーキをかけることも重要

　抑うつ症状をもつ患者に栄養食事指導をしても思うような食生活の変化が起きないことがしばしばある。気分や感情の変化，認知機能の低下，生活習慣の大きな崩れなど，食生活を改善するには困難な状況が重なっていることも少なくなく，そのようななかで患者に結果や改善を強く求めて負担を大きくしないように注意する。一般的な栄養食事指導よりも長期に粘り強く指導する覚悟をもっておくとよい。指導を重ねるなかで，好ましくない食生活が出現することもある。たとえば，改善した間食や夜食が復活することなどが挙げられるが，そのようなよくない食習慣を認めた際の指導方針が重要である。患者自身はよくないことは十分わかっているけれども，どうしても抑えられない状況のときもある。栄養士は食生活の変化を敏感に感じとりながらも患者の様子もくみとり，食生活の課題に対して今どのような指導をすべきかの方針を考えながら指導を進めていくことが大事である。ときには課題となる習慣があっても，十分に認識したうえで指導するタイミングを計

るような見守り型の指導がよい場合もある。

　一方，うつ病患者に特有な気質から完璧をめざしてしまう場合もあるが，そのようなケースでは負担の大きい栄養計算や，過度な食生活の変更は患者にとって負担を強めてしまう。患者が疲弊しないように注意し，通常の食生活改善であっても，無理して頑張りすぎていないかを確認しながら，負担につながるような場合はブレーキをかけるような指導を考慮したい。

❼「食べられるものを食べましょう」の使い方に注意する

　抑うつ症状の急性期や，回復過程に起きる食欲不振の栄養管理として，患者が摂取できそうなものを優先して摂取するように指導することがある。しかし，患者の摂取できそうなもの中心で長期間にわたり食事を続けると，偏食を助長することになりかねない。それが，高エネルギー食品の偏りや間食など習慣を強め，体重増加や脂質異常症などの代謝性疾患に悪影響を及ぼしたり，微量栄養素の不足や不規則な食習慣から抑うつ症状の悪化に影響を及ぼすことがある。反対に，抑うつ症状が悪化傾向のときに，いつまでもバランスのとれた規則正しい食事を求めるような指導も考えどころであり，低栄養を防ぐためには，適正なタイミングで必要な栄養がとれるように摂取できるものを優先する食事提案も必要である。食欲不振時の対応と回復してきた頃の食事管理は患者の様子をみながら判断して，指導を切り替えることが大事である。

［参考文献］
1) 更井啓介. うつ病(高橋良, 鳩谷龍 編). 現代精神医学大系 9A. 躁うつ病Ⅰ. 中山書店. 1979；p.174.
2) 髙橋清美. 抑うつ気分. 興味・喜びの喪失が強いうつ状態による食行動の変化(髙橋清美, 戸原玄 編). 精神疾患の摂食嚥下障害ケア. 医歯薬出版. 2014；p.27-35.
3) 本橋伸高ほか. 電気けいれん療法(ECT)推奨事項 改訂版. 精神神經學雑誌. 2013；115(6)：586-600.
4) Penninx BW, et al., Understanding the somatic consequences of depression: biological mechanisms and the role of depression symptom profile. BMC Med. 2013；11：129.
5) 日本うつ病学会 気分障害の治療ガイドライン作成委員会編. 日本うつ病学会治療ガイドラインⅡうつ病(DSM 5)/大うつ病性 障害. 2016.
6) 仙波純一 訳. 精神科治療薬の考え方と使い方 第3版「ストール精神薬理学エセンシャルズ」準拠. メディカルサイエンスインターナショナル. 2016.
7) 松本泰幸ほか. 【薬剤師なら見逃し厳禁！向精神薬の副作用と薬剤性精神症状】[向精神薬の注意すべき副作用] 抗精神病薬. 薬事. 2019；61(6)：957-964.
8) 大前晋. 非定型うつ病という概念　4種の定義. 精神神経学雑誌. 2010；112(1)：3-22.
9) 三島和夫. 【うつ病】季節性うつ病. 最新医学. 2016；71(7月増刊)：1508-1518.
10) 功刀浩ほか. うつ病の毎日ごはん. 女子栄養大学出版部. 2015；p.17.
11) 野口律奈. 精神科クリニック附属リワーク専門デイケアにおける管理栄養士の役割. 臨床栄養. 2012；120(5)：518-519.
12) 阿部裕二ほか. 精神科領域における自記式栄養管理ツールの開発. 日本精神科病院協会雑誌. 2016；35(11)：1121-1125.
13) 西田牧衛. 精神疾患あれこれ　栄養指導を行うにあたって. Nutritional Needs in Psychiatry. 2005；1：7-13.

4.3 発達障害・知的障害（成人）

　発達障害（DMS-5 では神経発達症という）[1, 2] についての知識が一般にも浸透し，治療や社会における問題に対する対処の方法も進歩してきている。栄養の問題は小児・学童期での問題が主流であり，成人の発達障害・知的障害での対応はいまだ発展の途上である。

　発達障害とは幼少期より症状が存在している疾患の一群をさしている。自閉スペクトラム症（Autism Spectrum Disorders；ASD），注意欠如・多動症（Attention-Deficit Hyperactivity Disorder；ADHD），限局性学習症（Specific Learning Disorder；SLD）などがそのなかに含まれる。ASD では，社会的コミュニケーションおよび対人相互反応における障害と行動・興味，または活動の限定された反復的な様式の 2 つが基本症状である。ADHD では，不注意，多動・衝動性の 2 つが基本症状として挙げられる。SLD は読む，書く，計算するまたは推論する能力などのうち，特定のものの習得と使用に著しい困難を示すものである。知的能力障害（知的発達症，Intellectual Disability；ID）（以下，知的障害）は，知能検査での知能指数（intelligence Quotient；IQ）が 70 未満の知的能力遅滞であり，表 4.9 のように IQ の数値によっては日常生活，社会生活に支障をきたす[3]。発達障害に知的障害を伴うこともあるが，近年では知的障害を伴わない発達障害が多数存在していることが明らかとなっている。知的障害は生来的に全般的な能力の低下をきたしているものをさしており，能力のばらつきを示している発達障害とは意味合いが異なる。

表4.9　知能指数分類

IQ分類	20歳の患者での精神年齢	栄養食事指導での配慮と内容
IQ 50〜69 軽度（mild）	10〜14歳	患者のみの指導が可能，ただし調理指導は困難 食事，おやつ，外食および購入食品の紹介 体重測定，運動指導など
IQ 35〜49 中等度（moderate）	7〜10歳	患者のみの指導困難，ただし食習慣の確認は可能なことが多い 家族および介助者への指導 食事，おやつ，栄養バランスの紹介 体重測定，運動指導など
IQ 20〜34 重度（severe）	4〜7歳	家族および介助者への指導 食事，おやつ，栄養バランスの紹介 体重測定，運動指導など
IQ 20未満 最重度（profound）	4歳以下	身体の発達障害や運動機能障害のある場合は，嚥下機能に合わせた食形態，食具，栄養補助食品の指導も行う

ASD の特性として，「偏食」が挙げられる。これは ASD にみられる感覚過敏やこだわりと関係する特徴と考えられ，単なる嗜好の問題とは異なることに留意すべきである。ときには栄養失調となるほど極端に食生活が偏ることもあり，その際には入院での治療を要する。

ADHD では多動や衝動性があると，長期的な健康よりも目の前の欲求に応じやすくなる。そのため，食生活も偏ったものになりやすく，栄養食事指導が困難となることがある。このほか，血漿中の多価不飽和脂肪酸濃度（ドコサヘキサエン酸，$\omega 3$ 系，アラキドン酸）が低下しているとの研究報告がいくつかある[4]。また ADHD においては環境調整や心理社会的治療が求められる。その治療のとりくみを行うにあたっては薬物療法が重要となる。治療薬のメチルフェニデート（コンサータ®），アトモキセチン（ストラテラ®）は，食欲の低下や吐き気を伴うことがあり，栄養状態に影響を与える可能性がある。

SLD の特性は，読字障害，書字障害，算数障害が下位分類として代表的なものである。SLD そのもので栄養の問題を引き起こすことは少ないが，指導には配慮を要する。

ID の栄養・食事面からは，自己コントロール能力の低さから過食や偏食による肥満症や栄養バランスの偏りが問題となる。

ASD の特性である「偏食」は，味のみならず，口のなかに入れた触覚が不快に感じ，特定のものしか摂取できないこともあるため，食事の形態にも本人の意向を反映させたほうが食事を摂取しやすい。こだわりが強い特性があり，変化に対して脆弱である。また生活習慣も固定化していることが多く，習慣によって食生活が乱れていることもある。毎日同じ食事をくり返す，決まった食品を購入する傾向も強いので，購入していた食品が製造中止になると食生活が成り立たなくなることもある。

ADHD の特性に衝動性があり，食生活とも関連している。また，アルコールや薬物などの依存を形成しやすく，ADHD では依存症の並存率が高いことにも留意すべきである。多動・衝動性は小児期では明らかな問題行動として観察されやすい。成人期では一見してはわからないことが多いが，内面では障害特性が存在している可能性があることを知っておく必要がある。ADHD では睡眠障害の並存率が高く，睡眠覚醒リズムの障害をきたしやすいと考えられており，その結果，食生活にも偏りが生まれる可能性がある。

SLD では理解力は保たれているが，読字障害がある場合には文書で提示しても読むことができないため，口頭で指示をすることが望ましい。算数障害がある場合にはカロリー計算などが困難であるため，電卓などの使用を指示する必要がある。

ID では，小児・学童期に適切な食習慣が確立されないケースも多く，家族や周囲も成長しても過食や栄養の偏りを修正できないことが多い。また，社会活動の参加が消極的になり，余暇活動での運動量が少なく消費エネルギー量が上がらないことが肥満症の原因に

つながっている[5]。一方で，ID に早食いや異食などの食行動の問題点があることが示されている[6]。早食いは丸呑みとも関係するため窒息に注意が必要である。

栄養食事指導におけるチェックポイント

❶ 生活習慣病の確認

発達障害・知的障害では，睡眠障害による生活上の問題や肥満，脂質異常症，糖尿病，高血圧症などの，いわゆる生活習慣病につながる栄養の問題点も多々みられる。特に発達障害・知的障害では，その特性に配慮した栄養食事指導のアプローチが必要となる。

❷ 生活時間の確認

生活習慣改善のためには生活時間の見直しが不可欠となる。また睡眠障害により朝食を欠食すると，昼と夕食での摂取エネルギーが過剰になるとの報告もある[7, 8]。生活習慣病の指導時は，食事内容の見直しをかけ，摂取するエネルギー量を下げても時間管理ができず効果が期待できないことも多い。また，体内時計と睡眠障害の関係も報告されている[9]。発達障害・知的障害の栄養食事指導において，時間栄養学をとり入れることは重要なポイントである。

❸ 特性に合わせた指導

患者は，検査数値が改善しても過小評価してしまう場合もある。逆に突き進みすぎ，やりすぎてストレスとなる場合もある。障害の特性をマイナスと考えず，個々の特性に合わせたオーダーメイドの行動療法を行うことが指導ポイントである。

❹ 自閉スペクトラム症（ASD）のポイント

ASD[10] の特性に「偏食」がある。こだわりのなかの偏食には，ベジタリアンや特定の食品以外食べないといった栄養の偏りが強く出ることもある。自分の興味あることを延々と話しつづけ，指導が成り立たないという「こだわり」もある。「急な変化への対応が苦手」という特性も見受けられる。特性の長所として情報収集力，記憶力がよい，論理的な思考，規則を守るなどが挙げられる。そのため，指導時に疾患の情報収集をしすぎて治療を困難にしてしまうことや，指導者間の説明のずれにこだわるなどの問題も出てくる。コミュニケーションの障害があることに留意し混乱させないよう必要な事項を簡潔にゆっくりと説明し，指導内容を紙媒体で情報を提供するなどの配慮が大切となる。情報を理解する方策として，視覚優位である人が多いと考えられている。口頭で伝えても理解が難しい場合には，資料や絵などを用いて視覚情報を用いると理解の助けになる。ASD にはこだわりが強い特性があり，変化に対して脆弱である。また ASD は社会的交流が乏しくなりやすく，しばしばひきこもりがちな生活をしている。栄養食事指導にあたっては，生活状況も視野に入れた対応が望ましい。指導時にはなるべく小さな変化で指導効率が上がるよう本人とのコミュニケーションを図りながら生活習慣の把握に努める。特に体重や検査数

値は，数字で目標が立てられるため効果的である。指導者側も開かれた質問様式，感覚の過敏性や姿勢保持に留意した指導環境づくりを心がける。生活面では1日の時間スケジュールを決め，食事時間，睡眠時間を確保していくことを指導時に確認する。

❺ 注意欠如・多動症（ADHD）のポイント

ADHD[11]の主要な特性として「不注意」があり，約束の時間を守れないことや，受けた指導をつい忘れてしまうことがある。やる気の問題と片づけられやすいが，ADHD特性と関係していることを知っておくべきである。指導予約を守れない，記録を忘れるなど継続指導が中断されることもある。外来予約後に指導予約をとり，外来看護師に声かけの協力を要請するとよい。「衝動性」の特性は，日々の食生活より目の前の食べ物の欲求に応じやすくなる。そのため，栄養も偏ったものになりやすい。ADHDでは，睡眠覚醒リズムの障害を起こしやすく，食事時間が乱れ，服薬を忘れる可能性も出てくる。薬物療法でのアトモキセチンの副作用の口腔内乾燥がある場合，清涼飲料水の多飲に注意を払う。

❻ 限局性学習症（SLD）のポイント

SLDでは，栄養食事指導の際に「読字障害」「書字障害」「算数障害」の特性を考慮したい。指導時に障害を配慮し，指導媒体や記録方法に工夫が必要である。栄養アプリや目標をいっしょに音読するなどを行う。カレンダーに○×△などの印で，行動できた，できない，どちらともいえない，との評価もわかりやすい。本人と話し合い，指導媒体を決めていくことが望ましい。

❼ 知的障害（ID）のポイント

IDは[12,13]，IQの数値によっては日常生活，社会生活に支障をきたし，自ら行動を変えられないこともある。指導時に家族が同席することも多く，栄養・食事面のコントロール協力を要請する。運動に対しては食事以上に行動に移すことが困難である。なかには，幼少時から肥満や耐糖能異常による指導を受けているケースもある。幼少時の指導記憶が「あれダメ，こうすべき」の指導を経験している場合，コミュニケーションがとりにくく，本題に入るまでの時間を要する。肥満の場合は，減量より維持を目標とし，指導時には行動した内容に対し必ず褒めて継続指導を行う。

❽ 身体疾患との関係

表4.10に身体疾患で発達障害・知的障害と間違いやすい症状，疾患を挙げた。

特に鉄欠乏性貧血では，イライラしやすい，疲れやすい，朝起きられないなどの症状が挙げられ，発達障害の特性と誤認しやすい。たんぱく質の量および質を確認し，鉄欠乏の予防を行う。また，間違いやすい疾患のなかには，動脈硬化の原因となる危険因子がある。危険因子のコントロールをし，心身ともに健康を目指す栄養食事指導が必要である。

表4.10　特性症状と間違いやすい疾患

疾患名	症状
認知症	不注意や性格の変化，睡眠障害
てんかん	不注意や多動
脳血管疾患／脳外傷／脳炎	不注意や性格の変化
甲状腺機能亢進症／低下症	過活動／活動の低下，感情の起伏や性格の変化
慢性炎症性疾患	過活動や性格の変化
糖代謝異常（高血糖／低血糖）	過活動や注意力の低下
腎機能障害（尿毒症状）	活動の低下，性格の変化
肝機能障害（肝性脳症）	感情の起伏や性格の変化
鉄，微量元素・ビタミン欠乏	不注意や感情の変化，睡眠障害
アレルギー性疾患	不注意や多動，睡眠障害

4　栄養食事指導の工夫

　発達障害・知的障害は，治療プログラムや薬物療法などをとり入れながら障害と折り合いをつけていく必要がある。発達障害・知的障害を有する場合，生活を見直す際に行動を変容することが難しく，抵抗を示したり，指導の効果が出るまでに時間がかかったりすることがある。逆に過度に実行してしまうこともあるため，障害の特性に配慮しながら継続的に指導を行うことがポイントとなる。行動の変容は生活習慣病の食事療法において重要であるが（図4.8），発達障害や知的障害の食生活改善においてはさらに工夫が必要となる。行動の変容においては行動療法の技法がとり入れられることも多く，近年では認知行動療法（Cognitive Behavior Therapy；CBT）も行われている[14]。

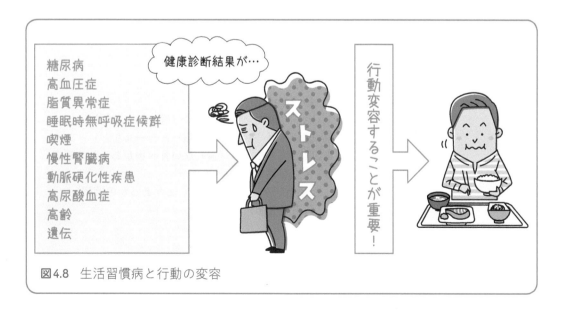

図4.8　生活習慣病と行動の変容

❶ 行動を修正していく指導

a. アセスメント

疾患や個々の障害を理解するために a ～ g を先にアセスメントする。

  a. 発達障害・知的障害の特性

  b. 疾患の経過（過去・現在のとりくみ，検査データ）

  c. 生活習慣（過去・現在の食事内容や食行動，運動習慣など）

  d. 健康状態（睡眠，体重，ストレスや服薬状況など）

  e. 社会的環境（仕事や家庭，趣味，経済状況など）

  f. 生活に関係するほかの要因（家族歴，宗教，嗜癖，公的サービス利用の有無など）

  g. 他者からの情報収集

b. 行動のアプローチ

行動のアプローチでは，生活における行動パターンから修正すべき問題点を確認する。その際に体重や血圧，食事量，便通の有無，運動量などは客観的に数値化することができ，継続指導によって状況や変化を確認することができる。問題点に対し具体的な目標を掲げ，実現可能な目標は経過観察を行い，実現が難しい目標には適切な目標案を提示して対象者とすり合わせを行う。また，行動に伴う気持ちの面が重要であり，行動に移す際の気持ちや行動によって自己効力感が高まったかを観察するとよい。

c. 行動の修正，維持

指導を行い，行動が修正されたらその行動を維持していく。栄養食事指導では継続して体重，検査数値，生活習慣の改善した状態を長期にわたって安定させることが大きな目標になる。持続的にコントロールできている状態でも社会的環境の変化や障害上の問題など多様な問題が出現することがある。問題ごとに対処することも大切であるが，日常生活を立て直すことが大事である。図 4.9 のように行動の修正を反復し，対象者なりのコント

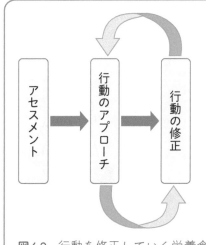

<指導時の注意点＞
1. 継続指導を行う
2. わかりやすい言葉で話す（開かれた質問）
3. 褒める（花丸やよく頑張ったシールなど）
4. 食習慣を整える（譲れない食べ物があるかの確認）
5. 生活を整える
 （睡眠状況，問題と思うことがあるかの確認）
6. 検査数値を確認する

図4.9 行動を修正していく栄養食事指導の流れ

ロール方法を見つけていく。

❷ 指導の方針と目標の設定

　指導の方針として，「できることからはじめること」「上手に食べて望ましい生活習慣を築くこと」を挙げることが多い。目標の設定において，たとえば，肥満[15]患者の減量指導では，リバウンドをさせないことを目標として，減量した体重を維持できた場合はよい結果ととらえることもひとつである。食事では，現在の食事から大きな変更を求めると栄養面では問題を解消できたとしても，患者の生活が成り立たなくなる可能性もある。そのため，まず「3食の食事リズム」「できる運動」「良好な睡眠」の生活習慣の見直しを目標に進めていくとよい。指導では，エネルギーの見直しを行う際には表4.11のような具体的な指導を行い，自炊が難しい場合はインスタント食品や外食などの考え方について指導する。また，経済的な面からの栄養バランスを考慮した指導の工夫もある[16]。運動では，習慣化することが難しいため，階段を1段昇ると0.1 kcalの消費エネルギーであることや，バス停を一駅分歩く，10分散歩するなど実行に移せそうな目標を提案すると受け入れやすい。

　発達障害・知的障害の栄養食事指導では，指導者側の意見を押しつけず，対象者の目標を模索し寄り添うことが重要である。

表4.11　エネルギーの見直しを行う際の具体例

飲料	コップ1杯200 mlの牛乳 普通牛乳140 kcal ＞低脂肪乳100 kcal ＞無脂肪乳70 kcal 	〈自動販売機での選択方法〉 水，お茶はエネルギーを考えなくてもよいのでオススメ
	コーラ500 mlペットボトル コーラ240 kcal ＞コーラ・ゼロ0 kcal	
	缶コーヒー1缶200 ml カフェ・オレ70 kcal ＞微糖35 kcal ＞ブラック5 kcal	〈飲み方のポイント〉 冷たいものより温かいものは少量の砂糖で甘さを感じる
	紅茶1杯 ミルク5 ml ＋砂糖6 g 35 kcal ＞紅茶のみ2 kcal	
間食	【例】ポテトチップス BIGサイズ85 g 480 kcal ＞普通サイズ60 g 340 kcal ＞ひとつまみ5 g 30 kcal ソフトビスケット1枚40 kcal　アーモンドチョコレート1個25 kcal こんにゃくゼリー1個20 kcal　揚げせんべい1枚60 kcal ※少量のエネルギー量はたいしたことがなくても，量が多くなることによって高エネルギーになるので注意する。エネルギーの少ない間食を提案する	
説明の要点	「ちょっと」「このぐらい」「たまに」などのあいまいな言葉は使用しない あいまいな言葉を数値化するとエネルギーの過剰になることがわかる 特盛は並盛へ，LサイズはSサイズへ，などと具体的に説明することがエネルギーを見直すきっかけになる	

注）エネルギー量はおおよその量で商品によって異なるため参考値

❸ チーム医療の重要性

　管理栄養士が関与する食生活のとりくみは時間がかかるものであり，地道でありながらも生活改善に結びつく大事なものである。生活改善は多職種で協力して改善に導くことが重要であり，連携しながら課題解決していくことが必須である。食生活のとりくみも管理栄養士のみならず，チーム医療を軸として介入することで発達障害・知的障害の療養に大きく寄与できる。

［参考文献］

- 1）岩波明．大人の ADHD．筑摩書房．2015．
- 2）岩波明．発達障害．文藝春秋．2017．
- 3）井上勝夫．テキストブック児童精神医学．日本評論社．2014；19-43．
- 4）小澤寛樹 編．精神と栄養 ～メンタルヘルスの新たな視点～．医薬ジャーナル社．2013；51-52，91-96．
- 5）増田理恵ほか．地域で生活する成人知的障害者の肥満の実態とその要因．日本公衛誌．2012；59(8)：557-565．
- 6）大和田浩子．知的障害者の栄養状態と栄養管理．栄養学雑誌．2009；67(2)：39-48．
- 7）柴田重信．体内時計と疾患．臨床栄養．医歯薬出版．2008；112：297-302．
- 8）加藤秀夫・国重智子・大石美香．「早寝・早起き」で始まる食習慣．児童心理．金子書房．2007；61(1)：97-101．
- 9）千葉茂・本間研一．サーカディアンリズムと睡眠．新興医学出版社．2018；171-181．
- 10）太田晴久 監．職場の発達障害・自閉スペクトラム編．講談社．2019．
- 11）樋口輝彦・齊藤万比古 監修．成人期 ADHD 診療ガイドブック．じほう．2013．
- 12）大和田浩子・中山建夫．知的・身体障害者のための栄養ケア・マネジメントマニュアル．建帛社．2009；2-36．
- 13）浜口弘ほか．知的障害者への肥満の食事対応について．発達障害医学の進歩．診断と治療社．2000；12：60-69．
- 14）横山啓太郎 編．本気で生活習慣病を改善するための行動変容アプローチ．クリニコ出版．2019．
- 15）日本肥満症治療学会メンタルヘルス部会 編著．肥満症治療に必須な心理的背景の把握と対応．日本肥満症治療学会．2016．
- 16）「精神科治療学」編集委員会 編．精神科治療学．星和書店．2018；33：138-143，312-313．

4.4 摂食障害

1 摂食障害における栄養の特徴

❶ 神経性やせ症の栄養の特徴

　神経性やせ症は，摂食障害のなかでもやせ願望や肥満恐怖などのボディーイメージの障害から食事制限を過度に行って低体重を維持してしまう疾患である。患者は低体重であっても，その深刻さに対する認識は乏しく，栄養補給を拒んだり，低体重であるにもかかわらず過剰な活動をしたりすることが特徴的である。

　神経性やせ症には大きく 2 つの型があり，排泄行動がなく，ダイエットや断食，過剰な運動による体重減少するタイプを制限型，過食または排泄行動（自己誘発性嘔吐や下剤などの使用）を伴うタイプを過食・排泄型に分類される。

a. 栄養不良に関連する身体症状

　神経性やせ症では体重減少や栄養不良からさまざまな身体症状があり，特徴的なものを表4.12に示す。

b. 神経性やせ症の栄養管理：栄養補給方法

　神経性やせ症に対する栄養管理は，低めな栄養投与から徐々に栄養量を増やしていくこ

表4.12　神経性やせ症に特徴的な身体的症状

症状	
月経の異常	低体重の影響によって月経の停止（無月経）や月経不順が生じる。月経の再来のためには元の体重の85～90％以上を維持することが期待されている。
体組成の変化	低体重によって体組成の変化が生じる。体脂肪量の極端な低下以外に筋肉量の減少を伴うことが多い。また，浮腫を生じることもあり，その場合は浮腫による水分量が実際の体重に上乗せされていることがある。
バイタルサインの変化	低体温，低血圧，心拍数の減少を生じることがあり，栄養状態の改善によって改善が期待できる。
皮膚・頭髪の変化	皮膚の乾燥と弾力の低下が起こる。カロチン血症の場合，皮膚が黄染することがある。産毛の密生は背中に起こりやすい。脱毛も栄養状態の低下によって生じるが，栄養状態が改善してくる際に起こることもある。自己誘発性嘔吐がある場合は手の甲などに吐きだこを生じることがある。
電解質の異常	カリウム，マグネシウム，ナトリウム，リンなどの電解質の異常を認めることがある。脱水の影響や再栄養に伴うもの，薬剤や嘔吐によるものがある。脱水の場合には補正を行い，再栄養化の際にはモニタリングを行い，適切な補充が必要となる。薬剤が原因の場合は薬剤の調整を行う。
低血糖症状	摂取栄養量が少ないうえに，低栄養によって肝臓などに貯蔵されるグリコーゲンも少なくなっているため低血糖を起こしやすい。再栄養化に伴って血糖が低下することもある。食後に低血糖を起こすこともあり，低血糖によって転倒リスクが高まる。患者は低血糖を自覚していないこともあるため注意が必要である。
肝機能障害	低栄養による肝機能の障害と再栄養化に伴って生じる肝機能障害がある。いずれにせよ栄養管理の継続が重要であるが，器質的な疾患がないかを確認しておくとよい。
消化器症状	低栄養による消化機能の低下から消化器症状を訴えることがある。具体的には胃部不快感や腹痛，便秘などが現れ，食事摂取に影響している場合も多い。なかには，上腸管膜動脈症候群や逆流性食道炎，機能性ディスペプシアなどの病態を伴っていることもあり，原因を調べることも大事である。状況によっては食事を消化管庇護食にしたり，脂質管理や形態調整を行って対応することもある。
歯科口腔環境への影響	嘔吐や食習慣の変化から，う歯を含めた口腔環境の悪化を認めことがある。歯の欠損や低栄養によって咀嚼や噛み合わせに影響して固形物の摂取が困難になることもある。そのような場合は軟菜食や形態調整食を検討する。口腔環境の悪化と栄養不良の両面から味覚障害を生じることがある。

とが多い。これは，再栄養化に伴う症状を防ぐ目的と，患者の栄養量に対する受入れによるためである。栄養投与方法は経口摂取が基本だが，栄養投与の初期や経口摂取が進まない場合は経腸栄養剤の使用や食事との併用も検討される。脱水などの電解質の補正が必要な場合や，経口，経腸栄養にて栄養摂取が進まない場合は，経静脈栄養も施行されることがある。

c. 再栄養症候群の予防と対処

再栄養症候群（リフィーディング症候群，Refeeding Syndrom；RFS）は，低栄養状態の患者に再栄養した際におこる症状や異常であり，リンやカリウム，マグネシウムなどの電解質や血糖などの異常が起こる（表4.13）。特に低リン血症は全身の合併症を起こして致死的となることがあるため，リンを補充するための薬剤を用いて補充する。リンを比較的多く含む栄養剤も補助的に用いることができる。

再栄養症候群を防ぐためには，リンを中心とした電解質などを十分に補給することと，初期段階のエネルギー投与を少なめから開始することが大事である。初期には基礎代謝量かそれよりも若干少ないエネルギーを目標に開始することが多いが，過度な栄養投与不足は体重減少につながり，栄養改善を遅らせてしまうこともある。そのため最適な栄養を検討し投与することが望ましい。再栄養症候群による異常は再栄養する際に認めていなくても，再栄養した後から明らかになってくるため，栄養管理と並行して，採血やバイタルサインなどによる経過観察が重要である。

表4.13 再栄養症候群で生じやすい異常

病名	症状
低リン血症	過剰体液貯留
低カリウム血症	AST，ALT，γ-GTPの上昇
低マグネシウム血症	低血糖
ビタミンB$_1$欠乏症	

d. 基礎代謝の変化と体重増加

神経性やせ症患者の基礎代謝量は健常人に比べて低下しているとの報告が多い。一般的な栄養管理では基礎代謝量の推定のためにHarris-Benedict式を用いることが多いが，神経性やせ症の患者の身体計測値などを式に当てはめると，過大評価してしまうことがある。また，呼気ガス分析装置を使用することによって個々の状態に応じた栄養投与の設定が可能であるが，装置を保有する施設は限られ，保有していても実測の困難さによって測定できないこともある。

次ページに神経性やせ症の基礎代謝を推定するための計算式を示す。しかし，これらの式でも対象の年齢などによって実測値と乖離することがあるため患者個々の代謝量を正確に推定することは難しい。

schebendachの推定式（kcal/day）: 1.84 × Harris-Benedict BEE − 1435

〔Schebendach J, et al. Indirect calorimetry in the nutritional management of eating disorders. Int J Eat Disord. 1995 ; 17(1) : 59-66.〕

Scalfiの推定式（kj/day）: 87.1 ×体重＋ 15.9 ×年齢

〔Scalfi L, et al. The prediction of basal metabolic rate in female patients with anorexia nervosa., Int J Obes Relat Metab Disord. 2001 ; 25(3) : 359-64.〕

　また，体重増加を目標とするとき，1 kg の体重増加には必要栄養量に 7,000 〜 8,000 kcal を上乗せする必要があり，図4.10 のとおり，いかに地道な栄養補給が必要か知っておくことが大事である。

体重増加目標

体重 1 kg を増加するには，必要栄養量＋7,000 kcal の栄養摂取が必要

例1）必要栄養量 1,200 kcal の AN 患者に，1,400 kcal の栄養摂取では 1 kg 体重増加するのに何日かかるか。

$$7,000 \div (1,400 - 1,200) = \underline{35\ 日かかる計算}$$

例2）必要栄養量 1,200 kcal の AN 患者を 14 日間で 0.5 kg 増加を目標としたとき何 kcal 摂取と設定すべきか。

$$1,200 + 7,000 \times 0.5 \div 14 = \underline{1,450\ kcal\ 摂取を目標}$$

図4.10　体重増加目標

---

❷ 神経性過食症の栄養の特徴

　神経性過食症は，過食行動と不適切な代償行動をくり返し，自己評価が体型や体重に過剰に影響され，やせ願望や肥満恐怖から食事を制限する特徴をもつ。具体的には，食べたい衝動を抑えられずに過食してしまい，肥満の恐怖や自己嫌悪から代償行動として自己誘発性嘔吐をしたり，下剤，利尿剤，浣腸などの使用，激しい運動を行ったり，何も食べずに過ごしたりする。

a. 神経性過食症による身体症状

　神経性過食症による身体症状は過食嘔吐に伴うものが多い。過食嘔吐に伴うものでは，自己誘発性嘔吐によって手の甲や指の付け根に吐きだこを生じることがある。また，唾液腺の腫脹や胃酸によるう歯，逆流性食道炎などを伴うことがある。そのほかには嘔吐や下剤の使用によって電解質の異常を生じることもある。

b. 神経性過食症の栄養管理

　神経性過食症は神経性やせ症と比べて外来で管理することも多いため，栄養管理も外来で行うことが多い。過食のコントロールが中心となるが，過食のコントロールには普段の食事管理が重要となるため栄養食事指導の役目が大きい。患者によっては過食だけで

3,000kcal を超すような習慣があっても，嘔吐や下剤，過活動や過食後の欠食によって体重増加していないことや，食事量とは反対に体重減少していることもある。過食量の調整のみを管理するのではなく，間隔を空けずに規則的な食習慣を形成することで欠食を防ぐ。そのために規則正しく間食をとり入れることも栄養管理のひとつである。

❸ その他の摂食障害の栄養の特徴

a. 過食性障害

　過食行動を頻回にくり返すが，神経性過食症と違い不適切な代償行動を伴わない。そのため，肥満や過栄養による疾患を合併していることがある。患者は過食を苦痛に感じていることが多く，なかにはやせ願望や肥満恐怖をもつこともある。

b. 回避・制限性食物摂取障害

　食物摂取を回避したり，制限したりする。そのため体重減少や栄養不良が生じるが，ボディーイメージの障害は認められないためやせ願望はないが，過敏に食物の特性を嫌ったり，食物に関心を示さなかったりすることがある。幼児期や小児期に発症することが多いが，神経性やせ症の早発との鑑別が難しかったり，成人期まで続いたりする例もみられる。

2　摂食障害における食事面の特徴

❶ 神経性やせ症の食事の特徴

　神経性やせ症ではやせ願望からさまざまな拒食をするが，なかでも脂質を含む食品や炭水化物を含む食品を拒むことが多く，エネルギー摂取不足の要因となる。近年では，あらゆる情報が得られやすく，食品に含まれる脂質や炭水化物の量も把握しやすくなったため，患者はどの食品にどのぐらいの量の成分が含まれるかを熟知していることもある。しかし，脂質や炭水化物は単に体重を増やす成分としての認識が強く，栄養素が果たす役割や生体内でのはたらきまで考えていないことや誤解していることが多い。そのため，栄養教育には重要な意義がある。一方で，たんぱく質やビタミン・ミネラルについては脂質や炭水化物ほどの拒否感は少ないものの，いっしょに脂質や炭水化物が摂取されてしまう場合は拒否につながり一部の特定された食品に偏りやすい。

　また，入院中の患者では食事摂取量の把握が重要な一方で起こりやすい状況として，嘔吐や下剤の使用，過活動，食事の廃棄，残食，食品のやりとり（人にあげたり，もらったり）が医療者に隠れたところで行われることがある。医療者が認識しないところで行われていると，得られるはずの体重増加が得られなかったり，さらに栄養を損なったりすることがあるため，慎重に食事摂取量を把握することが大事である。食事は患者にとって体重が増えてしまわないか心配で，食事を前にしても摂取することに戸惑い，食事がなかなか進まずに時間だけが過ぎてしまうことがある。入院中では，ある程度時間を区切って食事をする練習の場となるが，日常生活では戸惑いから食事が進まず，結果として食事摂取量が低下することがある。特に学校や就業の場面では限られた時間で食事をしなければなら

ず，食事にかかる時間が摂取栄養量の減少につながりやすい。

　そのほかに摂取した栄養の不安から過活動になることがあり，食後だけではなく，食前に活動を行っていることもある。また，自分は食べないのにまわりに食べ物を食べさせることも特徴のひとつである。

❷ 神経性過食症の食事の特徴

　神経性過食症では過食欲求を抑えられずに大量の食品を摂取してしまう。肥満恐怖がありながらも主に炭水化物中心の食事や高脂質の食品を過食していることも多い。過食の際に食材を使って調理してから過食することは少なく，多くは簡単に摂取できる調理不要または調理済み食品を摂取することが多い。患者は過食するものをあらかじめ購入して過食することが多く，過食するために食品を蓄えていることもある。また，過食欲求が生じたら購入に出かけてしまうこともある。

　神経性過食症の過食以外の食生活はアンバランスなことが多い。過食による栄養摂取を調整しようと，不適切な代償行動のほかに食事量の調整をしたり体重増加しないように摂取する食品を選んで調整したりしていることも多い。その食事の仕方が空腹感を招き，さらに過食欲求を誘発してしまう悪循環となり，過食頻度が続いてしまう一因となることがある。

❸ 　3　栄養食事指導におけるチェックポイント

❶ 摂食障害の病型と併存する身体疾患と精神疾患を把握する

　摂食障害にはいくつかのタイプに分けられるため，栄養食事指導の前に患者の疾患のタイプについて把握しておくことが求められる。摂食障害では疾患のタイプが移行することもあり，最初に神経性やせ症の制限型だった患者が過食・排出型に移行したり，過食・排出型の患者が神経性過食症に移行したりすることがある。そのため，現在の摂食障害と疾患の経緯を知っておくとよい。

　摂食障害はさまざまな身体症状と関連するため，すでにほかの診療科を受診していることもある。身体的な疾患や症状について把握する。また，摂食障害では気分障害や不安障害，発達障害などの症状を伴っていることがある。ケースによっては自殺や自傷リスクの高い患者が存在することも留意しておきたい。

❷ 医師からの指導方針を確認する

　摂食障害に対する栄養食事指導ではさまざまな内容で依頼されることが多い。たとえば，必要な栄養量や，栄養素の重要性に対する指導のほかに，入院中であれば，食上げに伴った指導や病院食や補助食品についての説明などの指導，外来であれば，食品の用意の仕方や調理の工夫，規則正しい食習慣や間食管理などの指導がある。医師の依頼内容に沿った指導を行わないと適切な助言ができないだけではなく，患者を困惑させたり，意欲を低下させてしまったりして治療に悪影響を及ぼしてしまうことがある。そのため，普段

から医師とのコミュニケーションを円滑にしておくことが望ましく，指導方針をしっかり確認できる状況を構築しておくとよい。

　摂食障害の患者では栄養に対する関心や，やせ願望から多くの質問をしたり，情報を聞き出そうとしたり，入院患者では食事内容を自身の希望に修正するよう求めてくることがある。そのようなときに医師と対処する範囲についても必要かなども確認できると指導を行いやすい。

❸ 栄養状態や服薬状況を確認する

　身長や体重などの計測値や，そこから得られる体格の値や血液生化学検査から栄養状態を確認しておく。特に低血糖や電解質の異常などは注意したい。また，摂食障害ではバイタルサインの変化も重要であり，栄養状態とともに変化することがある。また，薬剤が処方されている場合は，その内容を確認する。服薬状況は食事摂取とも関係するため，食事と服薬が適切かを習慣的な観点から確認することも大切である。

❹ 食事内容の把握

　摂食障害の食事内容の確認は，ほかの疾患に比べて重要度が高い反面，難しい。まず，患者は一般的な食事摂取をしていることは極めて少ない。たとえば，神経性やせ症では聞きとりを行っても，驚くぐらいの少量の食事や摂取できる食品の範囲が狭いことが多い。しかも，本人は十分に摂取できていると感じていたり，さらなる栄養摂取を拒んでいたりすることも多く，丁寧な聞きとりと摂取栄養量の評価をしていくことが大事である。聞きとりの際に食事量について「少ない」「このぐらい摂取したほうがよい」と片っ端から指導していくような方法は考えものである。まずは驚きや指摘したいことが見つかっても，丁寧に日常の食事摂取について表出してもらい，よく把握してからアドバイスをするように分けたほうが経験的には指導しやすい。神経性過食症では，過食の評価に指導が向きがちであるが，過食を引き起こしたくなる状況や場面，過食前の食事内容や時間など一般的な食事スタイルとは異なる点が多い。把握が困難な場合でも丁寧に聞きとって食事以外の生活状況を含めて把握することが大事である。

❺ 生活状況の確認

　生活状況は患者によってさまざまである。就労や就学している場合や休職や休学している場合もある。患者個々の生活状況を食事と合わせて把握することが栄養食事指導では求められる。

　他方で，家族関係も日常生活のなかでは重要な要素になることがある。家族が疾患を十分に把握できていないと，食事の際に発してしまった家族の一言から関係が崩れることもある。摂食障害の患者は，家族と食事をともにすることが苦手なことも多く，必要以上に家族や他者と比較しすぎてしまうような指導は考えものである。患者にとって栄養改善のためにできることをアドバイスするのが経験的には望ましい。

❻ 活動量の評価

　活動量の評価は食事の評価以上に困難なことがある。神経性やせ症でも神経性過食症でも過活動を認めることがあり，この過活動は本人の自覚なく行っていたり，入院中などでは，医療者の把握できないところで実施したりしていることもある。そのため，活動量について聞きとりを行っても実際の正しい量を聴取できないことがある。入院中では摂取栄養量と体重の変化から得られるはずの体重の伸び悩みがあれば過活動の可能性を考えるが，やせ症の過食排出型では隠れた排出によるものか，過活動によるものか，両方の存在なのかが難しく，状況の観察が大事である。栄養食事指導では，体脂肪をつけずに低体重と筋肉量を維持したいと訴える過活動傾向の患者もいるが，栄養を誤解していることが多く，栄養教育が重要である。このようなケースでは低脂質でたんぱく質を含む食品に偏る傾向があるが，たとえたんぱく質に偏っても，その量は十分ではなく，エネルギーやほかの栄養素が充実しておらず，筋肉を維持するどころか活動によるエネルギー消費から体重減少を助長することさえある。隠れた活動は把握しがたいが，活動量の聞きとりと栄養摂取，排出の有無や状況から推察していくとよい。

❼ 支援にかかわるスタッフを確認する

　摂食障害の診療や支援をするスタッフは多岐にわたる。診療科も心療内科や精神科のほかに内科や救急，小児科や婦人科，歯科などを状況に応じて受診し，看護師はもとより，管理栄養士や薬剤師，臨床心理士，さらには理学療法士や作業療法士などのリハビリテーションスタッフが連携する。地域に目を向けると，学校や職場，地域の保健センターのほかに家族会や自助グループも少しずつではあるが増えてきており，多職種が支援に関係していることを留意し，栄養食事指導の際に確認しておく。

　管理栄養士は医療機関や保健センター，学校などそれぞれに配置されており，さまざまなスタッフと連携して必要な支援が求められる。

4　栄養食事指導の工夫

❶ 入院患者であれば，給食管理を適切に実施する

　栄養食事指導の前に入院患者であれば，適切な病院給食の提供を行うことが求められる。摂食障害の入院中の給食管理では，段階的なエネルギーの上昇や，患者の嗜好に合わせて個人対応，禁止などのコメントを多用した食事が提供されることがある。また，ほかの疾患に比べても食事変更の頻度は多い傾向にあり，食事内容の微調整が治療に大きな意味をもっている。病院給食では，くり返す変化に適切に対応することが求められるが，量の違いや，異なる提供などの誤った食事提供は，患者が病院食に対し不信感を抱くことになる。この疾患では不信感が特に強く現れて，これまで食事改善を行ってきた経緯も振り出しに戻ってしまうケースさえある。そのため，正確な食事提供を行うために，栄養士のみならず，食事の変更内容を食事に反映させる調理師や，その業務を委託している場合は委託職員にも食事内容の変化を正確に伝え，適切な食事提供を行わなければならない。ま

た，指示を出す医師のほかに，配膳を担当するスタッフや看護師も食事の変化を知っておく必要があり，患者にも変更内容を明解に伝え，ミスなく信頼性の高まる食事提供を行うことが重要である。

❷ 栄養教育で栄養・食事に関する正しい知識を助言する

摂食障害の患者に栄養教育を実施する意義はとても大きい。患者は栄養について理解しているように話していても，大衆向けの情報や広告を自身の都合のよいように受けとっていることが多く，栄養素の役目については誤解しているか無知なことが多い。

患者に対し栄養情報を提供するにあたって，「管理栄養士」という有資格者の助言は重みがある。流行りや一般的な助言ではなく，「患者個人」にとっての必要な栄養教育が求められる。

その際，エネルギーとは，たんぱく質とは，脂質とはなどについて栄養学的な観点から正しい知識の供与が求められる。管理栄養士にはこれらの生化学や栄養学的な知識に加え，食品学や調理学の知識も含めて，わかりやすく患者に教示できるスキルが必要である。食事や栄養に固い信念があることの多い本症では，真の栄養学を受講しても行動が変わるまでに迷いや，時間を要することもあるが，これまで信じきってきた中途半端な栄養学や，世間の情報に対する信頼を揺るがすことは不可能ではない。摂食障害の食事から健康な食事へ上手に導くことが重要である。

❸ 患者を支えることは大事。食事量を改善させることはもっと大事

栄養食事指導を支持的に行うことは摂食障害の指導で重要である。患者は肥満恐怖や増加する食事の量，抑えられない過食などに不安を感じていることが多い。そのため，指導では患者が安心して栄養改善ができるように不安に対応しながら進めていく。その際に心理的な技法として，傾聴は基本である。栄養食事指導というと，どうしても問題点改善のための助言が中心になりがちだが，本症の場合は食事や体重に伴う気持ちの部分が大事であり，それを具体的に知ることで適切な助言が可能になる。患者を支えながら栄養改善を伴に歩むことで患者は安心を感じて食事改善に臨むことができる。

しかし，患者を支えているだけでよいかというと，そうではない。神経性やせ症では拒食から少しずつ栄養摂取を向上させること，神経性過食症では過食と排出行動などの代償行動を減少させる行動変容が重要である。患者の気持ちに寄り添わずして十分な栄養改善はできないが，寄り添っているだけでは栄養改善には至らない。管理栄養士は励ましや不安への対処を基本とし，いかに患者の拒食や過食を助言によって改善できるか，患者の行動に変化をもたらせるかのようなピンポイントを突く指導が求められ，そのためには患者の気持ちや食行動を把握して改善策を提案していくことが大事である。

❹ 状態やタイミングに応じた栄養食事指導を考慮する

摂食障害の栄養食事指導では患者の状態やタイミングによって指導の方針を変化させることが大事である。摂食障害では制限型から過食・排泄型など病型が移行することもあ

り，病型の移行や回復に合わせて指導も変化させる必要性がある。また，栄養状態が回復してくる際に食欲が増すことがあるが，回復期に着実な食習慣の形成と栄養補給を行う指導や，ある程度回復に近い状態から拒食に転じないようバランスよく食事するための指導などでは，それぞれ微妙に指導内容が異なってくる。

　神経性やせ症では栄養量を段階的に増やして適正な栄養摂取を継続できることが目標となるが図 4.11 のとおり時期によって指導や患者の支え方が異なる。それぞれの時期の指導の特徴を表 4.14 に示す。導入時では患者と栄養士の関係構築が重要な時期であるが，患者の状態によっては，早い時期から栄養教育をしていくことも大事である。摂取栄養量を増加する時期では食事量が増えることへの不安が生じやすい一方で，栄養改善によって，それを実感できる時期であり，栄養改善を支える大事な時期である。外泊や退院する頃では活動範囲が広がり，退院後の食生活をイメージする時期になる。退院を前に不安が生じたり，栄養状態を損ねたりしないように退院後の食生活を助言し，外来継続でも適切な栄養補給ができているか確認しながら指導する。

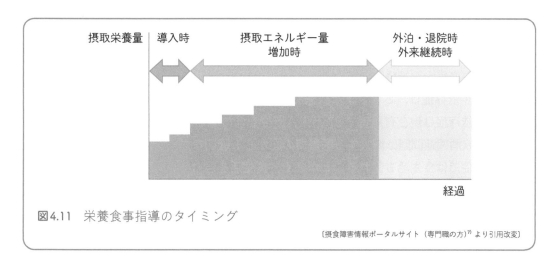

図4.11　栄養食事指導のタイミング

〔摂食障害情報ポータルサイト（専門職の方）[7] より引用改変〕

表4.14　管理栄養士が摂食障害患者を担当する際のポイント

時期	指導のポイント
導入時	●栄養管理の目標や対応は多職種連携で共有しておく ●患者と栄養士の関係を構築する ●栄養摂取の必要性を指導する
摂取エネルギー量増加時	●摂取エネルギー量増加に伴う不安や疑問に対処する ●さらなる栄養摂取・摂取量増加の必要性を指導する ●栄養改善によって得られる身体的な実感を共有する ●食事の増量や本人なりの努力を支持する
外泊・退院時外来継続時	●外泊時・退院後の食事から栄養摂取状況を確認する ●患者が実践できそうな調理法や具体量を示す ●外泊・退院後の食事への不安に対処する ●食習慣を改善できるよう栄養教育を行う

〔摂食障害情報ポータルサイト（専門職の方）[7] より引用改変〕

[参考文献]
1) 「摂食障害治療ガイドライン」作成委員会．日本摂食障害学会．摂食障害治療ガイドライン．医学書院．2012．
2) 切池信夫．摂食障害：食べない，食べられない，食べたら止まらない．医学書院．2000．
3) 吉植庄平・国民栄養振興会・日本栄養士会・栄養指導研究所．食品・栄養・健康ニューガイドシリーズ 摂食障害の病態と栄養指導：神経性食欲不振症・大食症．第一出版．1994．
4) 高木州一郎．病態別栄養管理と指導の実際 神経性食欲不振症・摂食障害．Medicina．1994；31(6)：1226-1227．
5) 高木州一郎・鈴木裕也．摂食障害に対する医療現場の実情と今後わが国で望まれる治療システムの提言（第2報）．心身医学．2001；41(7)：549-556．
6) 柴崎千絵里．摂食障害の栄養指導(日本摂食障害協会 編)．チームで取り組む摂食障害治療・支援ガイドブック．2018；p.14-15．
7) 摂食障害全国基幹センター Web サイト．摂食障害情報ポータルサイト（専門職の方）多職種のかかわり http://www.edportal.jp/pro/multiple.html ［閲覧日 2021 年 4 月 23 日］

4.5 アルコール依存症

　アルコールは分子の大きさが水に近く，また水にも油にも溶けるため，速やかに細胞のなかに入っていく。このため，アルコールによって影響を受けない臓器はなく，慢性的な多量の飲酒は，肝障害や膵炎などの消化器疾患のみならず，心血管障害，糖尿病，脂質異常症，高尿酸血症，脳神経障害など，全身の臓器障害を引き起こす[1]。

　アルコール依存症は，さまざまな飲酒関連問題の行き着く先といっても過言ではない。アルコール依存症は現在有病者で 57 万人，既往を含めると 107 万人にのぼると推計されており[2]，飲酒関連問題は増大する医療費の面からも適切な対応が求められている。アルコール依存症では食生活も乱れることが多く，食生活を含む生活習慣全般の改善が重要であり，栄養食事指導の意義は大きいと考える。アルコールは食品であり，生活習慣の是正は管理栄養士が専門とする分野であることから，管理栄養士の積極的なかかわりが求められる。

1 アルコール依存症における栄養の特徴および報告

❶ アルコール依存症の栄養の特徴

　アルコールは，たんぱく質，ビタミン，ミネラルなどの必要な栄養素を含有しない 7.1 kcal/g の高カロリー食品で，健常者ではアルコールのエネルギーが食事由来のエネルギーに加算され，総摂取エネルギーが過剰になると体重増加につながる[3,4]。大量飲酒ではアルコールのエネルギー利用効率が低下し[4-7]，十分な食事がとれなくなる。アルコール依存症の患者は，アルコールを飲む量や回数が徐々に増えていき，最終的に連続飲酒（常に体に一定レベル以上のアルコールを維持するために，一定量のアルコールを数時間おきにとり続ける状態）や離脱症状（体内からアルコールが消失していく際に手の震え，不眠，不安，発汗などがみられる）を示す状態になり，食べずに飲む状態が習慣化し，慢性的な低栄養状態に陥りやすい。ビタミン B$_1$ 欠乏によるウェルニッケ・コルサコフ症候群，葉酸欠乏による大球性貧血など栄養吸収障害による疾患もしばしば合併する[8]。アル

コール依存症のやせている患者では，免疫能も低下し，感染症や口腔咽喉，食道がんの発生率も高い[9,10]。低栄養状態での大量飲酒は低血糖を誘発し，アルコール性ケトアシドーシスなどの重篤な代謝障害を起こし[11,12]，大酒家突然死症候群[13,14]と呼ばれる突然死の原因にもなる。いずれも背景に「食べない飲酒」がある。

　アルコール依存症の入院治療では，アルコールからの離脱後は食欲も回復するので，低栄養の問題は解決することが多い。離脱後に食欲が増すケースもよく見かける。一方で，うつ病などの気分障害や摂食障害，肝硬変を合併するケースなどでは低栄養が長引きやすい。性別や年齢の違いによりアルコール依存症の特徴が異なるので，把握しておく必要がある。習慣的に飲酒をはじめて依存症になるまでの期間は女性のほうが短く，女性は男性より早く依存症になる。その原因として女性のほうが同じ飲酒量でも血中濃度が高くなりやすいこと，女性のほうが男性より飲酒による肝障害やうつなどの精神科合併症を起こしやすいことが考えられる。飲酒開始が1年遅くなるたびに，のちにアルコール問題を起こす可能性が4～5%低下するともいわれている。さらに母親が飲酒して，胎児期にアルコールに曝露された場合は成長期や成人後に攻撃的な行動・うつ病・不安・アルコールを含めた薬物問題が発生する危険性を高める。最近では高齢でアルコール依存症になる人が増えているが，退職や大切な人との死別などの出来事がきっかけになることも多い[15]。

❷ アルコール依存症の栄養に関する報告

　アルコール依存症領域での栄養管理，栄養食事指導などのエビデンスはまだ十分ではなく，栄養管理や栄養食事指導の実践と臨床研究を地道に重ねる必要がある。以下にこれまで得られている報告を示す。

①アルコール依存症および多飲者におけるBMIとの関連
- アルコール依存症男性入院患者467人の平均BMIはほぼ標準で，肥満者が少なく，約2割が18.5未満のやせであった[16]。
- 栄養食事指導を受けたアルコール多飲者206人の平均BMIはほぼ標準で肥満者が少なかった[17]。

②アルコール依存症とがん（栄養）との関連
- アルコール依存症患者でやせている人では免疫能も低下し，感染症や口腔咽喉や食道がんの発生率も高い[9,10]。
- アルコール依存症患者には胃がんと大腸がんも多い。ビタミンCが胃がんに予防的に働いたり，葉酸不足が大腸がんと関連することが疑われている[18-20]。

③アルコール依存症患者の骨密度低下の原因
- 大量飲酒は骨密度を低下させ，アルコール依存症患者では転倒骨折や脊椎圧迫骨折も多いが，低栄養状態はその主要な一因である[21]。

アルコール依存症における食事面の特徴および報告

❶ アルコール依存症の食事面の特徴

　アルコール依存症で連続飲酒や離脱症状を示す状態になると，食べ物を受けつけにくくなるケースをよく見かける。買い物に出かけたり，調理をするのも億劫になり，カップラーメンのみを気の向いたときに少し食べたりし，食事時間も不規則で栄養のバランス不良になりやすい。ひとり暮らしの患者は特にこの傾向が顕著に現れやすい。さらにアルコール依存症では味覚閾値が高くなるため [22]，漬物，塩辛などの高塩分の濃い味を求める傾向がある。入院治療の場合は，離脱後に食欲が増すケースをよく見かけるが，特に甘いものへの欲求が増すケースが多い。

❷ アルコール依存症の食事に関する報告

　アルコール依存症領域での食事に関するエビデンスはまだ十分ではないが，得られている報告を以下に示す。

①アルコール依存症および多飲者における食生活との関連

- アルコール中心で，欠食が多く，牛乳を飲まず，緑黄色野菜の摂取が少なく，喫煙本数が多いほど BMI は低下していた。ひとり暮らしの患者は同居する家族のいる患者より食事回数が目立って少なく，年齢調整した 1 日の飲酒量が有意に多かった [16]。
- 栄養食事指導を受けたアルコール多飲者 206 人の食生活はアルコール中心で不規則かつ低たんぱく・高塩分の粗食であった [17]。

②アルコール依存症者における味覚障害の評価

- アルコール依存症男性入院患者 20 人の 5 種類の味覚（甘味・塩味・酸味・苦味・うま味）閾値はすべて明らかに高く，味覚障害を認めた。経時的には断酒後，改善傾向を認めた。血清亜鉛濃度はすべての対象者が正常であり，亜鉛欠乏は観察されなかった [22]。

③アルコール依存症とがん（食事）との関連

- 1 日 100 g の野菜・果物の摂取あたり食道がんリスクは 11%低下し，週 150 g 以上の飲酒家では 18%，喫煙家では 13%低下した。野菜と果物の発がん抑制効果は飲酒・喫煙習慣のある人ほど大きい [23]。

④ノンアルコールビール使用の有無とアルコール依存症の再発時期の調査

- アルコール依存症の退院患者 450 人のうち 109 人がノンアルコールビールを使用した。大量飲酒に至るまでの期間は，ノンアルコールを飲んだ群 93 日，ノンアルコールビールを飲まなかった群は 295 日で，ノンアルコールビールに手を出すと 3 倍の速さで再発した [24]。

アルコール依存症における栄養評価および食事療法計画の概要を表4.15 に示す。

❶ 性別，年齢，アルコール依存症以外の身体合併症や精神科疾患がないかを確認する

アルコール依存症の食事療法は，高エネルギー，高たんぱく食で，各種ビタミンやミネラル欠乏に配慮することが基本である。肝不全，膵炎，糖尿病などを合併している場合は，各々の疾患の食事療法に準じて調整する。空腹時に経口摂取されたアルコールの 60 〜 90 ％は 30 分以内に，95 ％は 1 時間以内に吸収されるので，胃切除後はアルコールの吸収速度がより速くなり，アルコールによるさまざまな障害が生じやすくなる[26]。女性アルコール依存症患者では，うつ病などの気分障害や摂食障害を合併しているケースも多く，食欲不振がアルコールの離脱後も継続することがあるので注意する。高齢アルコール

表4.15 アルコール依存症における栄養評価および食事療法計画

	目 的	脱水および栄養不良の有無
栄養評価	検査項目	身長，体重，標準体重，体重減少率，上腕周囲長，上腕三頭筋皮下脂肪厚，血清アルブミン，プレアルブミン，電解質，AST，ALT，γ-GTP，グルコース，総コレステロール，トリグリセリド，尿酸，ビタミンB$_1$，ビタミンB$_{12}$，葉酸，ホモシステイン
	食欲および消化器官の問題点	食欲：離脱後に食欲増進，断酒による空腹感，うつ病などの気分　　　障害や摂食障害を合併しているケースの食欲不振継続 う歯，舌苔，味覚鈍化 消化管のびらん・潰瘍，臓器障害（特に肝臓）
食事療法計画	目 標	栄養不良の改善（脱水，電解質異常，栄養吸収障害，食欲不振） 過食を止める 食生活の確立 断酒の継続支援
	栄養・食事計画	離脱期：脱水，電解質異常，栄養吸収障害の場合には静脈からの　　　　輸液で補給 離脱後：エネルギー：30 〜 35 kcal/kg/日 　　　　たんぱく質　1.0 〜 1.5 g/kg/日 　　　　高ビタミン（特にB群）とする 　　　　肝不全，膵炎，糖尿病などの合併症がある場合には， 　　　　各々の疾患の食事療法に準じて調整する 離脱後は過食になるので，脂肪肝に注意する
	教育目標	食生活を含めた生活習慣の自立の再学習 アルコール含有食品の摂取を控える 調味料の過剰摂取に注意する 断酒継続が最優先事項

〔丸山勝也・水上由紀，2012[25]〕を一部改変）

依存症患者は，認知機能低下のほかに，骨粗しょう症やサルコペニアなどにも関連し，フレイルを促進しやすいことを理解しておく。

❷ 薬物療法を確認する

アルコール依存症の根本的な治療法は断酒であるが，治療後の依存症者の断酒率は1年後で30％程度であり，この断酒の補助的薬物療法として抗酒剤（ジスルフィラム，シアナミド）と飲酒欲求を減らす断酒補助薬（アカンプロサート）が用いられる。抗酒剤は，アルデヒドデヒドロゲナーゼを阻害し，肝臓でのエタノール代謝を抑制し，アセトアルデヒドを蓄積する。抗酒剤を服用し，アルコールを含む医薬品，食品，化粧品との併用により中毒症状（顔面潮赤，血圧降下，悪心，頻脈，めまい，呼吸困難，視力低下）が現れることがある[27,28]。また，アルコール依存症に多い糖尿病合併者では，入院中は断酒により血糖コントロールができているが，退院後は再飲酒により，特にインスリンやスルフォニル尿素薬使用者は低血糖が生じやすくなる[26]ので注意が必要である。

❸ 食習慣や喫煙，社会的因子を確認し，生活全般を把握する

欠食，食事摂取量低下，不規則な生活習慣は飲酒欲求を引き起こすため，規則正しくきちんと食べる食習慣の自立支援が重要である。家族環境（同居人の有無），経済的背景，生活習慣，家庭問題などの社会的因子も確認し，生活全般を把握することが重要である。アルコール依存症患者の多くは味覚閾値が高くなるため[22]，高塩分食などの濃い味を求める傾向がある。食事内容をよく聞きとり，味覚閾値が高くなっていないかを確認する必要がある。アルコール依存症では禁煙すると断酒成功率が高くなる[29]ので，喫煙の有無も確認したほうがよい。

❹ 検査項目，食欲および消化器官の問題点などを評価する

電解質・ビタミンの異常，脱水症状などを認めるケースもあるので注意する。アルコールの離脱症状の改善後は食欲が増し，病院食のみでは空腹を感じて間食が増加するため，過食による脂肪肝にも注意する。さらに断酒直後は一時的に口渇を訴え，飲酒の代替欲求として，喫煙・飲水量の増加がみられることも多い。外来の栄養食事指導では，飲酒の有無を判断する検査（γ-GTP を含む肝機能検査，末梢血平均赤血球容積（MCV）など）も確認する必要がある。

4　栄養食事指導の工夫

❶ 患者や家族の思いを傾聴し，受容・共感・支持を積極的に言葉で示す

アルコール依存症は病気であるにもかかわらず，周囲から心の甘えとみられることも少なくなく，社会的な理解や支援が十分に進んでいる状況とはいえない。そのような状況のなかで，さまざまな思いを抱えながら病気と向き合っている患者や家族の思いを傾聴し，受容・共感・支持を積極的に言葉で示す。患者や家族から管理栄養士に対し，心を開いて

もらい，信頼関係を構築するのが重要である。特に女性患者に対しては断定的に説得するのではなく，いたわりや共感をもってまず受容すると，その後の信頼関係がスムーズになりやすい。

❷ 行動医学的アプローチをとり入れる

アルコール依存症の認知パターン（自身の飲酒問題を過少評価・正当化する）に自ら気づいて認知の仕方を変えることにより，飲酒行動を変えていくことを目標とする認知行動療法や，否認や抵抗を解決することによって変化へのモチベーションを高め，変化のステージに応じた動機づけを行っていく動機づけ面接法などを用いた栄養食事指導を展開していくことも重要と考える。

❸ 断酒を最優先に考え，患者が継続して実行可能な栄養教育を実施する

入院中は強制的に断酒しているが，退院後も断酒を継続する必要がある。アルコール依存症患者は，孤独や家族・経済問題などを抱えていたり，重症の患者は理解力やADLの低下により日常生活に支障を来している場合もある。厳しい食事制限よりも患者が継続して実行可能な栄養教育（外食・市販惣菜・宅配食や簡単にできる手作りメニューを組み合わせるなど）を実施し，断酒が継続できるように支援することが大切である。

❹ 抗酒剤の副作用に対する理解度の確認および病院食で工夫している点を紹介する

服薬指導などでも患者に説明していると思われるが，抗酒剤を服用し，アルコールを含む医薬品，食品，化粧品との併用により中毒症状が現れることがあるので，その点についても患者さんが十分に理解しているかどうかを確認する必要がある。また，アルコール含有食品の提供に関しては施設により違いがあると思われるが，副作用に対し，病院食で工夫している点（アルコール含有食品を控えているなど）を具体的に説明すると患者さんの退院後の食生活の参考になると思われる。そのほか，アルコールを連想するメニュー（枝豆など）の提供を制限したり，断酒後の食欲増進に配慮し，こんにゃく米を一部使用したご飯の提供など病院で工夫している点も紹介するとよい。

❺ 断酒が困難なケースであっても栄養状態を少しでも改善に導く

アルコール依存症の治療は，断酒することが最善策であることはいうまでもないが，慢性再発性の病気であり，食べない飲酒のリスクを回避するためにはたとえ断酒が困難なケースであっても栄養状態を少しでも改善に導き，危険を回避するためのアドバイスも必要である。「飲みはじめてしまっても3食食べよう。牛乳，バナナ，ゼリーなど離脱状態でも食べられるものも検討しておこう。食べられなくなったら危ないのですぐに病院に行こう」という知識の教育も大事である [8]。節酒の実行にあたっては表4.16のような工夫もアドバイスするとよい [30]。

表4.16　節酒の工夫

生活リズムの維持	規則正しい生活，睡眠の確保，3食きちんと食べる，適度な運動（散歩など）
家で飲む人	帰宅したらすぐに食事をする，買い置きをしない，ゆっくり飲む，少しずつ飲む，薄めて飲む，ほろ酔い程度に飲む，量を決める，時間を決める（21時まで，飲酒時間は2時間以内にする）など
外で飲む人	飲む人と出かけない，飲める場所は避ける，お金はたくさん持たない，飲んだ量を計算する，酒席は避けるか早く切り上げる，二次会に行かない，返杯は断る，お茶を持って回る，節酒中と宣言するなど
節酒しやすい飲み方	食べながら飲む，（①食事をしながら飲む，②たんぱく質・糖質・脂質が適当に混ざった牛乳・乳製品などの食物をいっしょにとる，③牛乳，バナナ，ゼリーなど離脱状態でも食べられるものを検討しておく），食べてから飲む，話しながら飲む，グラスは小さくする，グラスの空き時間をつくるなど
飲酒に代わる行動（ストレス解消）	リラックスのため：入浴，音楽鑑賞，絵画鑑賞，アロマテラピー，ヨガ，エステ，マッサージ，ストレッチ，瞑想など 趣味の充実：園芸，落語など

〔後藤恵. 2011[30] を一部改変〕

❻ 一般診療における多量飲酒者への対応

　アルコール依存症リスクの高い多量飲酒者は，一般病院の栄養食事指導実施時にしばしば遭遇する。アルコール依存症専門病院におけるアルコール依存症初診患者の32.2%[31]は，肝臓病や糖尿病などの栄養食事指導に関連する疾患の既往歴があることが報告されており，依存症や低栄養への進行予防をする観点からも，医師や看護師などと連携し，早期から管理栄養士も節酒（断酒）や栄養食事指導を実施していくことも併せて望まれる。

[参考文献]

1) 樋口進ほか. お酒による健康・社会問題. 厚生労働科学研究　わが国における飲酒の実態把握およびアルコールに関連する生活習慣病とその対策に関する総合的研究. 2012；4-5.
2) Osaki Y, et al. Alcohol Alcohol. 2016；51：465-473.
3) Suter PM, et al. The effect of ethanol on fat storage in healthy subjects. N. Engl. J. Med. 1992；326：983-987.
4) Suter PM. Is alcohol consumption a risk factor for weight gain and obesity?, Crit Rev. Clin. Lab. Sci. 2005；42：197-227.
5) Addolorato G, et al. Influence of chronic alcohol abuse on body weight and energy metabolism:is excess ethanol consumption a risk factor for obesity or malnutrition ?. J. Int. MED. 1998；244：387-395.
6) Lieber CS. Perspectives: do alcohol calories count?. Am J.Clin.Nutr. 1991；54：976-982.
7) Levine JA, Harris MM, Morgan MY. Energy expenditure in chronic alcohol abuse. Eur. J. Clin Invest. 2000；30：779-786.
8) 横山顕. 疾患別の食事療法－予防と治療－アルコール関連疾患. Modern Physician. 2003；23：648-650.
9) Yokoyama A, et al. Macrocytosis, a new predictor for esophageal squamous cell carcinoma in Japanese alcoholic men. Carcinogenesis. 2003；24：1773-1778.

10) Yokoyama A, et al. Risk of squamous cell carcinoma of the upper aerodigestive tract in cancer-free alcoholic Japanese men: An endoscopic follow-up study. Cancer Epidemiol. Biomarkers Prev. 2006；15：2209-2215.

11) 横山雅子ほか．救急患者におけるアルコール性ケトアシドーシスとアルコール性ケトーシスの検討．日救急医会誌．2002；13：711-717.

12) 伊藤敏孝ほか．アルコール性ケトアシドーシス．日本臨床救急医会誌．2003；6：357-364.

13) Yuzuriha T, et al. Alcohol-related sudden death with hepatic fatty metamorphosis: acomprehensive clinicopathological.inquiry into its pathogenesis. Alcohol Alcohol. 1997；32：745-752.

14) 杠岳文．大酒家突然死症候群．アルコール医療入門．新興医学出版社．2001；p.121-123.

15) 厚生労働省．e-ヘルスネットHP．飲酒，アルコールと依存，アルコール依存症の危険因子

16) 細川裕子ほか．アルコール依存症男性における飲酒・喫煙・食生活と body mass index との関わりについて．日本アルコール・薬物医学会雑誌．2010；45：25-37.

17) 島雄満子・高橋和郎．アルコール多飲者の臨床栄養学的研究．民族衛生．1992；58：10-23.

18) 横山顕・大森泰．アルコールと口腔咽喉および消化管癌．日本アルコール・薬物医学会雑誌．2001；36：551-566.

19) Tsugane S, Sasazuki S. Diet and the risk of gastric cancer.review of epidemiological evidence. Gastric Cancer. 2007；10：75-83.

20) Kim Y. Role of folate in colon cancer development and progression. J. Nutr. 2003；133：3731S-3739S.

21) Santolaria F, et al. Osteopenia assessed by body composition analysis is related to malnutrition in alcoholic patients. Alcohol. 2000；22：147-157.

22) 水上由紀ほか．アルコール依存症者における味覚障害の評価．日本アルコール・薬物医学会雑誌．2001；36：504-513.

23) Yamaji T, et al. For the Japanese Public Health Center-based Prospective Study Group: Fruit and vegetable consumption and squamous cell carcinoma of the esophagus in Japan: the JPHC study. Int J. Cancer. 2008；123：1935-1940.

24) Kimura K, et al. The effect of non-alcoholic beverages on the outcome Of alcoholics after hospitalized treatment.International Society for Biomedical Research on Alcoholism. 2016.

25) 丸山勝也・水上由紀．疾患と栄養　アルコール依存症．新臨床栄養学．2012；2：478-484.

26) 大屋純子・中神朋子．エネルギー源としてのアルコールの意義と栄養指導上の注意点．臨床栄養．2006；109：51-55.

27) 仲川義人 編．医薬品相互作用 第2版．医薬ジャーナル社．1998；748-753.

28) 堀美智子 監修．改訂2版　医薬品相互作用．じほう．2002；56.

29) 横山顕ほか．禁煙治療プログラムを導入したアルコール依存症の入院治療とその治療成績．日本アルコール・薬物医学会雑誌．2014；49：381-390.

30) 後藤恵．動機づけ面接法による節酒指導．臨床栄養．2011；119：646-650.

31) 篠田律子ほか．ICD-10分類によるアルコール依存症者の身体合併症と性差．日本アルコール・薬物医学会雑誌．2008；43：25-34.

4.6 認知症

1 認知症における栄養と食事面の特徴

　認知症は，脳の病気や障害などさまざまな原因により，認知機能が低下し，日常生活全般に支障が出てくる状態をいう。また，認知症のように普段の生活に支障をきたすほどでなくても，記憶などの能力が低下し，正常とも認知症ともいえない状態を軽度認知障害（Mild Cognitive Impairment；MCI）という[1]。

　認知症は生活習慣病との関係が報告され，管理栄養士は生活習慣病の栄養食事指導からMCIや早期の認知症の患者に指導することもあるが，重症度が増すと認知症の専門的な対応が必要となる。認知症の食において患者は単に食べたものを忘れるだけではない。食事摂取量の変化・偏食・食形態・食べ方に至るまで個々にアセスメントすることが重要である。それらは周辺環境に影響を受けることも多く，さまざまな支援が必要になる。

2 認知症における栄養の特徴

❶ サルコペニア

サルコペニアとは，加齢に伴う筋力の減少，または老化に伴う筋肉量の減少を意味する。認知症におけるサルコペニアはアルツハイマー型認知症（AD）で有病率が高まるとの報告[2]がある。そのため，認知症患者の低栄養には注意を要する。高齢の認知症患者では，食事摂取量，BMI，アルブミン値などが低下する以前の認知症の早期から中期の時期より筋力の低下が起こるといわれている[3]。その原因のひとつとして血中ビタミンDの低下の関連[4]が考えられており，そのほかの栄養素も含めて適切な栄養摂取の重要性は高い。

❷ 認知症の予防

食事を含めた生活習慣による認知症予防の研究が行われているが，栄養素では抗酸化物質（ビタミンC，E，カロテンなど），ビタミンB群，ω3系多価不飽和脂肪酸，ビタミンDなどが認知症予防に関係するとの研究報告[5]がある。また，食事様式では魚類・野菜・果物・オリーブ油などを摂取する地中海式食事スタイルが注目されている。

一方，生活習慣病の罹患が認知症発症リスクを高めることが示されており，糖尿病や高血圧，脳血管障害などが認知症発症リスクと関係することが示されている。そのため，生活習慣病の予防と改善が認知症の発症予防において重要であり，適切な食習慣や運動習慣が重視される。

3 認知症における食事面の特徴

❶ 認知症症状における食事の影響

認知症の中核症状および行動・心理症状（Behavioral and Psychological Symptoms of Dementia；BPSD）による抑うつ，幻覚，誤認などの精神異常や，暴言，暴力などの行動異常などが原因で食欲不振や過食に陥ることがある。また，高齢者特有の嚥下障害や低栄養，生活習慣病の既往をもつ患者も多い（表4.17）。

❷ 摂食嚥下障害

認知症の摂食嚥下障害では，認知症が重症化すると嚥下障害が出現することが多かったり[6]，認知症の原因疾患によって病態が異なったりすることが示されている[7]。摂食嚥下障害は低栄養の要因や，誤嚥性肺炎の原因ともなることから，摂食嚥下の評価やリハビリテーションが重要になる。患者の症状に応じた食環境や食形態の調整が必要となるが，管理栄養士を含めてチーム医療で対応することが重要である。

表4.17　認知症による食事への影響

中核症状		食事への影響
記憶障害		● 食べていることを忘れる。食べたことを忘れる ● 食べ方を忘れる
認知障害	失語 失認	● 好き嫌いや食べられない理由を伝えられない ● 食べ物として認識できない。異食。箸やスプーンなど食具を認識できない。食べ物がどこにあるかわからない
	失行	● 食べる動作ができない。食べはじめることができない
実行機能障害		● 早食い，詰め込み
判断力の低下		● 盗食

＋

加齢や薬による
嚥下機能低下

フレイル
サルコペニア

生活習慣病

＋

BPSD	不安，抑うつ，意欲低下，焦燥，徘徊，物盗られ妄想，大声，多弁・多動，暴言・暴力，介護抵抗，つきまとい，過干渉，性的逸脱行為，脱衣，収集，昼夜逆転，不潔行為，拒食，過食，異食など

4　栄養食事指導におけるチェックポイント

❶ 認知機能の理解

　患者本人への指導は，認知機能に応じて実践可能な内容であることが大切だが，認知機能も経過によって徐々に変化するので可能な限り継続してフォローしていく。

　患者本人が栄養食事指導の内容を理解できない場合でも，家族や介護者へ指導し，環境を調整してもらうことで適切な食事や栄養状態に近づけるようにする。

❷ 介護者の負担を考慮する

　認知症の症状によっては，徘徊・暴力・妄想などにより生活全般に支障が出ている場合があり，介護者の負担は大きく，特に近親者である家族は精神的にもつらい状況であることを念頭に話をする。家族への適切な指導（相談）は介護の負担軽減にもなり得る。なかには患者本人と家族の関係性が悪化している場合もあるため，関係をよく把握することも大事である。

❸ 食事療法の難易度を検討する

　認知症の患者に難易度の高い食事療法を指導しても，実行が不十分になるどころか，指導者や介護者と患者の関係性を悪化しかねない。そのため，食事療法が厳格で，実行が困難となっている場合は，主食量のみ調整，間食のみ調整というような，難易度の低いもので調整する（表4.18）。また，社会資源の活用などについてソーシャルワーカーやケアマネージャーとの情報共有も重要である。

表4.18　食事療法実践難易度

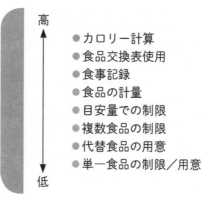

高
● カロリー計算
● 食品交換表使用
● 食事記録
● 食品の計量
● 目安量での制限
● 複数食品の制限
● 代替食品の用意
● 単一食品の制限／用意
低

表4.19　把握しておきたい食事関連事項

1.	食事への意欲（意欲低下，見え方の異常，幻視の可能性）
2.	食事・水分の摂取状況
3.	現在の食事形態（米飯・お粥・パン・めん，大きさ，調理方法）
4.	水分補給方法（内容，とろみの有無，とろみの濃度）
5.	食事回数と時間（間食や夜食で不規則になっていないか）
6.	食べ方（早食い，かき込み，遅い，途中でやめる）
7.	好き嫌い，好きなものに偏っていないか（味覚・嗅覚異常の可能性）
8.	食事の準備をする人は本人か家族か（負担の大きさ，どこまで協力できるか）
9.	買い物は誰がどこに行っているか
10.	食事の介助度（自立，一部介助，全介助）

❹ 認知症患者特有の食事関連事項について把握する

　既往歴，体重の変化，運動機能の変化，血液生化学検査情報のほかに，食事関連事項を本人または介護者へ聞いてアセスメントする（表4.19）。患者本人は，食べたものを覚えていない場合や，食べたものをごまかすことがあるが，それを問いただすようなことはせず，「そういった症状があり本人からの情報収集が困難」であることを認識する。

❺ 薬物療法を確認する

　抗認知症薬では，副作用として食欲不振や下痢，吐き気などの消化器症状が起こることがあり，食事摂取量の低下を引き起こすことがある。また，BPSD に対して向精神薬が処方されている場合は過鎮静や便秘などを引き起こすことがある。さらに嚥下機能の低下を引き起こすこともあるので，内服薬の種類やその副作用についても確認しておくことが望まれる。

❶ パーソン・センタード・ケア

　パーソン・センタード・ケアとは，認知症の人の尊厳を大切にして，その人の立場に立って考える，人間関係を重要視した認知症ケアをいう。

　認知症の患者に何度も同じ話をされたりして意思疎通が困難な場合には「話してもわからない」と思いがちである。しかし，記憶障害はあっても感情は残っており，わからない不安や恐怖を感じている。指導内容を頷いて聞いていても理解していない場合や，理解しても記憶にとどめておけない場合もあるが，無視，除け者，騙すようなことはせず，その人の思いを考えて必要な支援は何かを検討する。また，子ども扱いなどの自尊心を傷つける行為を行ってはならない。

❷ 対応困難な要求への対応

　食事への要求のなかには，本人に危険な食形態や制限された食品などで対応が困難な場合がある。「覚えていないから」と無視したりせず，きちんと説明する。無視や脅しは詳細を忘れても嫌な感情が残り，BPSD の悪化および関係悪化を招くことになりかねない。

> **【例】**
> ✕「パンが喉に詰まったら死んじゃいますよ」（脅し）
> ○「パンは喉に詰まりやすいから○○さんのことが心配です」

❸ 本人が調理する場合

　認知症の進行具合などによっては在宅で調理が可能な場合もあるが，ガスコンロの消し忘れや使い方を忘れてしまう場合は火災などの危険がある。家族などとも相談して IH 器具に変更したり，宅配食を利用する方法を勧める。

❹ 食べたことを忘れる場合

　食後すぐに食事要求や空腹の訴えがある場合は「今，○○を食べ終わったところですね」「○○はいかがでしたか」などやさしく対応する。どうしても聞き入れられず，食事要求や空腹の訴えが強い場合は，次の食事に差し支えない程度の「おやつ」でもよい。糖尿病などの方へは低カロリーゼリーやヨーグルトなどを提案する（表4.20）。

❺ 盗食・異食する場合

　他人の給食を盗食してしまう場合は席を少し離すなどの環境調整を行う。異食の場合も指摘して問いただすのではなく，環境の調整を行い対応する。いずれも患者の思いを聞き，患者の立場に立って対応を検討する。

表4.20　カロリー，形態レベル別おやつ例

形態 カロリー	形態レベル　高	形態レベル　中	形態レベル　低
高	菓子パン，パンケーキ スナック菓子 大福，饅頭 ナッツ類	アイスクリーム （ソフト） 羊かん チョコレート	栄養補助食品ゼリー 　メイバランス®ゼリー〔明治〕 　アイソカル®ゼリー〔ネスレ〕 　エンジョイゼリー〔クリニコ〕など
中	せんべい ビスケット，クッキー シュークリーム 干し芋	バナナのスライス 果物缶詰のスライス	プリン フルーチェ〔ハウス〕 ヨーグルト
低	するめイカ むき甘栗 枝豆	ところてん （酸味に注意）	すりおろしりんご フルーツ味ゼリー 低カロリーゼリー

※召し上がっていただく前に管理栄養士による説明を受けてください。

〔小諸高原病院　栄養指導パンフレットより〕

❻ **食事拒否，食事量が少ない場合**

　抑うつ状態や興奮状態が原因で食事がとれない，または食べようとしない場合は薬物療法での原因治療が必要である。それとともに食事形態や食環境を調整して，誤嚥や窒息に注意しながら摂取量を増加させる工夫をする。本人との意思疎通が困難な場合は，家族や介護者，多職種とも相談しながら試していく。認知症の有無にかかわらず，形態調整された食事やとろみのついた飲み物を嫌がることもある。食形態が適切か，とろみの濃度が強すぎないかを確認して，好みの味を聞いたり，違う種類の飲み物を試してみる。

❼ **食事の形態調整**

　口腔内の状況や義歯の有無と使用状況を確認する。口腔内でばらけるような肉類や焼き魚，練り製品は餡かけやとろみをつけて口腔内でのばらつきや残留を防ぐ。形態調整食の調理法のほか，調理者の作業負担も考慮して市販の介護食なども紹介する。

❽ **栄養補助食品の利用**

　入院中や介護施設などで補助食品の採用があれば，形態と栄養成分を考慮して利用する。もちろんすぐに効果が現れるわけではないので，継続して摂取できているか確認が必要である。在宅でも多くの補助食品が通信販売やドラッグストアなどで手に入るので紹介する。

❾ **食事環境の調整**

a. **食器・食具の調整**

　重すぎず，持ちやすい食器が望ましく，持つことが困難な場合は，スプーンですくいや

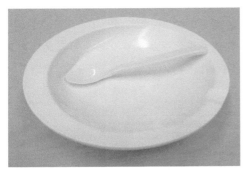
自助食器（無地）

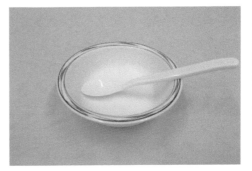
深めの皿

図4.12　食器と食具

表4.21　食行動に影響を与える環境の変化＝先行刺激

外的刺激（外界からわかる刺激）		内的刺激（外界からわからない刺激）
音	食材を炒めている音	のどの乾き
におい	肉を焼いているにおい	空腹
視覚	料理写真・食物	不安感
時間	食事の時間が近い	憂うつ感
場所	食堂・喫茶店・レストラン・スーパー	ストレス
物	冷蔵庫・食材庫　　　　　　　　　　　など	疲れ　　　　　　　　　　　　　など

〔下田妙子 編著．栄養教育論．表2-4．p.27．建帛社．2013.[8]〕

すいふちに角度がある器や自助食器を試す。また，図柄が気になって食べられない場合もあるので，シンプルな器にする（図4.12）。箸を使えずスプーンにする場合は，早食い，かき込み食い，口への詰め込みに注意してスプーンの大きさを調整する。食具がうまく使えず，食べはじめない場合は，手で持てるおにぎりなどにすると食べはじめられることもある。ただし，パンは窒息に注意する必要がある。

b.　周囲の環境

　食行動への先行刺激[8]（表4.21）のほかに，いっしょに食べる人などにも影響を受けることがある。周囲の雑音やテレビなどで食事に集中できず，食事を中断したりすることもあるので可能なかぎり調整する。

c.　食事介助

　形態調整をした料理は，その見ためから元の料理が判別しづらいため「これは○○ですよ」「刻んだ○○が入っています」など患者がこれから何を食べるのかがわかるように声かけをすると食べやすくなる。さらに，介助時の姿勢や一口の量なども指導して誤嚥・窒息予防に努める。

d.　口腔内のケア

　口腔ケアの必要性（雑菌の温床であること，肺炎予防・口臭予防に有効であること）も指導する。

❿ 目標栄養摂取量の設定

　目標栄養摂取量はエネルギー，たんぱく質およびそのほかの栄養素とともに，厚生労働省が5年ごとに策定する「日本人の食事摂取基準」をもとに設定するが，既往歴により疾患別ガイドラインなども参考にする。また，体重や生化学データなどをモニタリングして調整していく。特に消化管切除の既往歴や，偏った内容の食事が長期間続いている場合

患者の特徴・健康状態[注1]		カテゴリーⅠ ①認知機能正常 かつ ②ADL自立		カテゴリーⅡ ①軽度認知障害～軽度認知症 または ②手段的ADL低下，基本的ADL自立	カテゴリーⅢ ①中等度以上の認知症 または ②基本的ADL低下 または ③多くの併存疾患や機能障害
重症低血糖が危惧される薬剤（インスリン製剤，SU薬，グリニド薬など）の使用	なし[注2]	7.0%未満		7.0%未満	8.0%未満
	あり[注3]	65歳以上75歳未満 7.5%未満（下限6.5%）	75歳以上 8.0%未満（下限7.0%）	8.0%未満（下限7.0%）	8.5%未満（下限7.5%）

高齢者糖尿病の血糖コントロール目標（HbA1c値）
治療目標は，年齢，罹病期間，低血糖の危険性，サポート体制などに加え，高齢者では認知機能や基本的ADL，手段的ADL，併存疾患なども考慮して個別に設定する。ただし，加齢に伴って重症低血糖の危険性が高くなることに十分注意する。

注1）認知機能や基本的ADL（着衣，移動，入浴，トイレの使用など），手段的ADL（買い物，食事の準備，服薬管理，金銭管理など）の評価に関しては，日本老年医学会のホームページ（http://www.jpn-geriat-soc.or.jp/）を参照する。エンドオブライフの状態では，著しい高血糖を防止し，それに伴う脱水や急性合併症を予防する治療を優先する。

注2）高齢者糖尿病においても，合併症予防のための目標は7.0%未満である。ただし，適切な食事療法や運動療法だけで達成可能な場合，または薬物療法の副作用なく達成可能な場合の目標を6.0%未満，治療の強化が難しい場合の目標を8.0%未満とする。下限を設けない。カテゴリーⅢに該当する状態で，多剤併用による有害作用が懸念される場合や，重篤な併存疾患を有し，社会的サポートが乏しい場合などには，8.5%未満を目標とすることも許容される。

注3）糖尿病罹病期間も考慮し，合併症発症・進展阻止が優先される場合には，重症低血糖を予防する対策を講じつつ，個々の高齢者ごとに個別の目標や下限を設定してもよい。65歳未満からこれらの薬剤を用いて治療中であり，かつ血糖コントロール状態が図の目標や下限を下回る場合には，基本的に現状を維持するが，重症低血糖に十分注意する。グリニド薬は，種類・使用量・血糖値等を勘案し，重症低血糖が危惧されない薬剤に分類される場合もある。

【重要な注意事項】
糖尿病治療薬の使用にあたっては，日本老年医学会編「高齢者の安全な薬物療法ガイドライン」を参照すること。薬剤使用時には多剤併用を避け，副作用の出現に十分に注意する。

図4.13　高齢者糖尿病の血糖コントロール目標（HbA1c値）

〔日本老年医学会・日本糖尿病学会 編著. 高齢者糖尿病診療ガイドライン2017. p.46. 南江堂. 2017.[9]〕

は，体重減少がみられず，エネルギー摂取量が足りていても，たんぱく質やビタミン，ミネラル，微量元素が不足している場合があるので注意が必要である。

⑪ 糖尿病

日本糖尿病学会のガイドライン[9]では，高齢者糖尿病の血糖コントロール目標（HbA1c値）を認知機能や基本的ADLなどに応じて個別に設定している（図4.13）。

糖尿病の食事療法が必要な場合は，欠食や主食量（糖質量）に注意し，重症低血糖を予防する。

[参考文献]

1) 厚生労働省：みんなのメンタルヘルス総合サイト　認知症　認知症とは．
   https://www.mhlw.go.jp/kokoro/speciality/detail_recog.html［閲覧日2021年4月23日］
2) サルコペニア診療ガイドライン作成委員会．サルコペニア診療ガイドライン2017．日本サルコペニアフレイル学会．2017．
3) 櫻井孝．【高齢社会における認知症の課題と展望】認知症の身体疾患の管理．Geriatric Medicine．2016；54(5)：441-445．
4) 奥野純子ほか．二次予防事業対象者の認知機能とビタミンD．日本老年医学会．2013；50(4)：515-521．
5) 篠原もえ子・山田正仁．【認知症予防の現状と地域での実践】食事・栄養と認知症予防．老年精神医学．2014；25(12)：1335-1338．
6) 遠藤英俊ほか．【高齢者の栄養食事療法】認知症の人への食事指導．Geriatric Medicine．2020：58(1)：55-58．
7) 野原幹司．【認知症ケアチームの実践のために】認知症高齢者の摂食嚥下障害．その病態と対応．老年精神医学．2020：31(8)：831-837．
8) 下田妙子編著．栄養教育論．建帛社．2013．
9) 日本老年医学会・日本糖尿病学会編著．高齢者糖尿病診療ガイドライン2017．南江堂．2017．

4.7 てんかん

1　てんかんにおける栄養と食事面の特徴

てんかんの治療では抗てんかん薬内服治療が一般的となる。抗てんかん薬の副作用の記載として食欲不振・食欲亢進があり，食事摂取量と関係する。ただし，同じ薬剤を内服していても一方では食欲不振がみられ，もう一方では食欲亢進がみられるなど個人差が大きい。食事摂取に関連することから，体重の減少・増加や体重増加に伴う生活習慣病に対する栄養食事指導が必要となる症例もみられる。特殊な疾患や難治例では食事療法（ケトン食）を考慮する場合もある。

❶ ケトン食

平成28年（2016年）4月から「てんかん食」が治療食と認められ，特別食加算の対象となった。てんかん食治療（＝ケトン食治療）の基本は脂質を多く，炭水化物を少なく摂取する食事療法であり，体内で脂肪の代謝産物であるケトン体を産生し，エネルギー源として利用する状態がつくられることがポイントとなる。ケトン食がてんかん発作を抑え

るメカニズムについては明確になっていない部分があるが，ケトン体による神経伝達物質の変化，血糖安定化による抗けいれん作用，中鎖脂肪酸の直接的な抗けいれん作用など，さまざまなメカニズムでてんかん発作を抑えていると考えられている。3か月程度実施して効果を判定し，有効な場合は2〜3年続行して終了するとされている。

効果については，ケトン食を実施した難治性てんかん患者のうち50％以上発作が減少した症例が38％，90％以上発作が減少した症例が9％，わずかに改善〜改善なしの症例が53％であったとの報告[1]がある。また，ケトン食の内容は「高脂肪・低炭水化物食」であり，炭水化物を多く含む食材や調味料の制限が必要となるため嗜好的に受け入れることができるかといった問題，栄養学的に偏った内容の食事であることから生じるリスクも存在する。また，薬の内服だけですんでいたところにケトン食を毎日調理しなくてはならない家族の負担が増えるというマイナス面も存在する。ケトン食を実施するにあたって医療スタッフ・患者・患者家族などがこれらのことを知り，理解していることが重要といえる。ケトン食には主に4種類があるが，どのケトン食を選択するかの決定には患者の状態・基礎疾患・年齢などを十分考慮する。

❷ ケトン比[2]

体内でケトン体が多く産生される食事を実施するうえで基本となる概念として，ケトン比がある。ケトン食が考案された当初，ケトン比はWoodyatt計算式により主に脂質を中心とした向ケトン物質（K）と糖質を中心とした反ケトン物質（AK）からK：AKによって求められ，その詳細は以下の式となる。

Woodyatt計算式
= （K）：（AK）
= ［0.9 ×脂質(g) + 0.46 ×たんぱく質(g)］：
　　［炭水化物(糖質)(g) + 0.1 ×脂質(g) + 0.58 ×たんぱく質(g)］

しかし，近年においては脂質と非脂質の重量比

脂質(g)：たんぱく質(g) + 炭水化物(g)

をもってケトン比と定義するようになってきた。

【例】エネルギー1,200 kcal，たんぱく質30 gの食事
ケトン比3：1の場合　→　脂質120 g：たんぱく質30 g + 炭水化物10 g
ケトン比1：1の場合　→　脂質 90 g：たんぱく質30 g + 炭水化物60 g

実際に計算してみると，K：AKの重量比と脂質と非脂質の重量比の差は著しいものでは

なく，臨床上の使用においてはほとんど同じと考えられる。しかし，ケトン食を実施するにあたって，ケトン食を処方する医師と献立を作成する栄養士の間でケトン比の定義を確認しておいたほうがよいだろう。

③ ケトン食の種類

a. 古典的ケトン食

炭水化物，たんぱく質を制限し，脂質を増やしてケトン比を 3：1 〜 4：1 を目標とする。カロリー制限を加える場合もある。脂質にケトン体を産生しやすい中鎖脂肪酸（MCT）オイルを使用することにより，ケトン比を下げることも可能である。実施方法として，絶食期間を設けて飢餓状態からケトン比 4：1 の食事を開始しケトン比を下げていく方法と普通食からケトン比を徐々に上げていく方法がある。

乳児や経管栄養の場合は，ケトン比が 3：1 に調整された特殊ミルクである「ケトンフォーミュラ®」を利用する。

b. MCT ケトン食

脂質にケトン体を産生しやすい MCT（Medium-Chain triglycerides：中鎖脂肪酸）を多く使用することで，炭水化物，たんぱく質を多く摂取できるように制限を緩和したケトン食である。食事からの摂取エネルギーの 40 〜 50％を MCT で摂取するように開始し，体内でのケトン体産生状態と副作用として発生することが多い胃腸症状のバランスをみながら MCT の量を調整する。炭水化物は全摂取エネルギーの 15 〜 18％，たんぱく質は 10％をあてる。必須脂肪酸として必要な長鎖脂肪酸はその残りをあてる。

c. 修正アトキンズ食

低炭水化物によるダイエット食をもとにして，従来のケトン食に耐えられない場合に制限を緩和したケトン食を提供する目的で考案された。炭水化物を制限する以外に水分，エネルギー，たんぱく質の制限を必要としない。脂質はできるだけ多く摂取するようにする。炭水化物 10 g/ 日制限で開始し，最終的には 30 g/ 日まで緩和可能とされる。

d. 低グリセミックインデックス食

ケトン体産生を目的としない血糖安定化がポイントとなる食事療法である。血糖値の上昇しやすさの目安であるグリセミックインデックス値（GI 値）を利用する。低 GI 値の炭水化物を使用し，量の制限を行う。摂取エネルギーのうち低 GI 値の炭水化物は 10 〜 15％，たんぱく質に 20 〜 30％，脂質に 60 〜 65％をあてる。厳密にはケトン食とは異なる食事療法であり，ケトン体をエネルギー源として必要とする先天性代謝疾患には有効とはいえないといわれている。

2 栄養食事指導におけるチェックポイント

① 食事状況の確認

栄養食事指導を行う際には，食事状況の確認がポイントとなる。食事摂取量の変化に伴う体重の変化，間食を含めた現在の食事状況を確認し，問題点を見直すことがポイントと

なる。食欲不振については，不足しているエネルギー・栄養素を確認し，補給できるように食が進みそうな料理・食品を選んでいく。食欲亢進については，食べているものの量・内容を確認し，低カロリー食品・カロリーを控えた調理方法の紹介・提案などを行っていく。

❷ ケトン食療法の受け入れ

　ケトン食療法は食事を受け入れて食べることが治療につながる。食事が受け入れやすいように自宅での食事内容を確認し，ケトン食の内容に反映させることも必要である。開始時には，食事内容が大きく変わることによる低血糖などの体調の変化に備えて入院して実施することが多い。患者・患者家族が入院中にケトン食について理解し，自宅で継続してケトン食を実施できることが栄養食事指導の目標となる。

3　栄養食事指導の工夫

❶ 食事・間食の摂取状況を確認して指導を行う

　まず，患者の食事や間食の状況を把握する。そして，表4.22，表4.23 に示す栄養食事指導のポイントに沿って指導する。

❷ 調理の工夫を指導する

　ケトン食療法においては，家族と同じ献立から摂取できない食材を除去したり炭水化物の少ない代替食材を用いたり，最後に油を加えるといった方法で調整することで，調理担当者の負担を軽減することができる。

表4.22　食欲不振・食欲亢進時の栄養食事指導のポイント

- 料理・食品の選び方
- エネルギー量・栄養量の確認方法（成分表示の見方）
- 調理方法による料理のエネルギー量の違い

表4.23　ケトン食の栄養食事指導のポイント

- ケトン食の内容についての理解
- 食品に含まれる炭水化物量の確認方法：食品成分表・市販品の成分表示の見方
- 油を摂取しやすい調理方法
- 患者が受け入れることができる食事内容への調整
- 調理担当者の負担の軽減

【例1】 炭水化物の少ない調味料（塩，こしょう，しょうゆ）を使用している場合

▶調理後にとり分けてMCTオイル，ごま油，マヨネーズなど脂質の多いものを加える

【例2】 炭水化物の多い調味料（砂糖，みりん，味噌，ケチャップなど）を使用している場合

▶調味料を加える手前までいっしょに調理し，人工甘味料で甘みを加えたり，味つけする調味料を変える。その場合も最後にMCTオイルなどの油をかけるなどして脂質の摂取を増やすようにする。

【例3】 スープなどの汁物には必ずMCTオイルなどの油を加えて脂質の摂取を増やすようにする

❸ 調理や食事をする際の注意

調理中や食事中に発作が起こり，転倒すると大きな事故につながることがあるため注意が必要である（表4.24，表4.25）。

表4.24 調理中の注意・工夫

- 調理中に発作が起きてやけどしないように，熱いものは体から離した位置に置く
- 電子レンジなど火を使わない器具を活用する
- 包丁などの刃物は使用時以外には片づけておく

表4.25 食事中の注意・工夫

- テーブル側へ倒れたときにやけどしないように，熱いものを入れた食器は体から離した位置に置く
- いすから床に転落する危険性も考え，食事環境を検討する（例：床に座る生活スタイル）

［参考文献］

1) Neal EG, et al. The ketogenic diet for the treatment of childhood epilepsy : a randomized controlled trial. Lancet Neurol. 2008 ; 7 : 500-506.
2) 藤井達哉ほか．ケトン食の基礎から実践まで．診断と治療社．2018 ; p.7-11.

第 5 章

身体疾患のメンタルヘルスにおける管理栄養士の役割

5.1 がん

　がん患者のメンタルヘルスについては，緩和ケアの基本的な考え方を理解する必要がある。

　緩和ケアとは，これまでは，1989 年 WHO 専門委員会において「治癒を目的とした治療に反応しなくなった疾患をもつ患者に対する積極的で全人的なケアで，最終目標は，患者家族にとってできる限り良好な QOL の実現」と定義され，いわゆる終末期のケアとされていた。しかしながら，2002 年に改訂され，今日では，「緩和ケアとは，生命を脅かす疾患による問題に直面している患者とその家族に対して，痛みやその他の身体的問題，心理社会的問題，スピリチュアルな問題を早期に発見し，的確なアセスメントと対処（治療・処置）を行うことによって，苦しみを予防し，和らげることで，Quality of Life（QOL：生活の質）を改善するアプローチである。」とされており，緩和ケアの基本的な考え方（表5.1）が示されている。現在ではこのように，終末期患者のケアから，がんと診断された早期からの緩和ケアが提唱されている。

　がん患者や家族は，がんが疑われ，医療機関で検査を受けるときから，がんと診断されたとき，治療が開始されるまでの間，そして治療が開始されてからの経過や判定，治療内容の変更，あるいは再発や転移がわかったときなど，さまざまな場面で，つらさやストレスを感じる。このつらさやストレスを全人的苦痛（total pain）といい，精神的苦痛・身体的苦痛・社会的苦痛・スピリチュアルペインの 4 因子が挙げられる（図5.1）。「その人

表5.1　緩和ケアの基本的な考え方

- 痛みとその他の不快な症状から解放する
- 生命を重んじ，自然な経過のなかでの死を尊重する
- 死を早めることも遅らせることもしない
- 患者のこころのケアやスピリチュアルな側面のケアもあわせて行われる
- 死が訪れるまで患者が積極的に生きていけるよう支援する体制をとる
- 患者が苦しんでいる間も，患者と死別した後も，家族をサポートする体制をとる
- 必要に応じて，患者や家族に対して悲嘆へのカウンセリングを含めたさまざまなケアをチームで行う
- QOL を向上させ，病を生きる過程に肯定的な影響を与える
- 化学療法や放射線治療など延命を目的とした治療と連携をとりながら病気の早い段階から適応され，患者を苦しめる合併症や対処法についての調査や研究も含まれる

〔兵庫県立大学大学院看護学研究科　地域ケア開発研究所：21世紀COEプログラム「がん看護ケア方法の開発プロジェクト」より引用[1]〕

らしさ」を大切にし，身体的・精神的・社会的・スピリチュアル（霊的）な苦痛について，つらさを和らげる医療やケアを積極的に行い，患者さんと家族の社会生活を含めて支える「緩和ケア」を早期からとり入れることで，がんの患者さんと家族のQOLをよりよいものにしていくことが大切である。

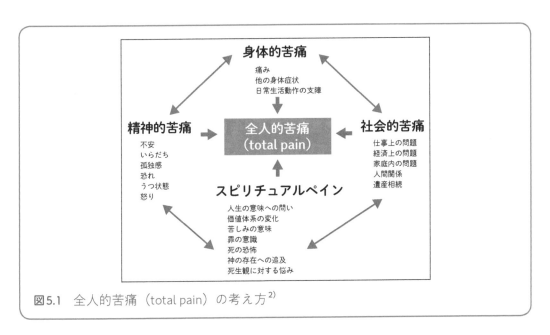

図5.1 全人的苦痛（total pain）の考え方[2]

1 がんとメンタルヘルス

❶ うつ

がん患者の約15〜25%がうつ病に罹患すると報告されている[3,4]。

がんの診断に直面した個人やその家族は，さまざまなストレスや感情の乱れを経験する。がん患者の抑うつは，患者自身だけではなく，その家族にも重大な悪影響を及ぼす。さらに，がん患者におけるうつ状態の危険因子[5]は表5.2のように挙げられ，痛みやがん進行・再発，身体機能の低下など多岐に及ぶことから，不安や心理面のアセスメントが必要であり，うつの評価が重要となる。

表5.2 がん患者におけるうつ状態の危険因子

要因	危険因子
●身体および医学的要因	痛み，進行・再発がん，身体機能の低下など
●薬剤性要因	インターフェロン，ステロイドなど
●心理および精神医学的要因	神経質な性格傾向，悲観的なコーピング，うつ病の既往，アルコール依存など
●社会的要因	乏しいソーシャルサポートなど
●その他	若年，独居者など

〔堀夏樹ほか編．一般病棟でできる緩和ケアQ＆A　改訂版．p.158．総合医学社．2010.[5]〕

❷ 進行がんの患者の心理

　進行がんと診断された患者や家族の「死」への心理過程は避けて通れない。進行がんの患者の心理状態を理解するために代表的な2つの「死にゆく心理過程のモデル」が知られている。ひとつは，Elisabeth Kübler-Ross（エリザベス　キューブラー　ロス）の五段階モデルであり，人が死を迎える過程において経験する心の状態として，否認，怒り，取り引き，抑うつ，受容という5つのステップを経ていく。すなわち，死が避けられない状況にあることを知った患者は，まずその事実を「否認」しようとし，次に，"なぜあの人ではなくて私でなければならないのか"と「怒り」を感じる。次いで，たとえば"つらい治療を頑張るから"といった行いをすることで，"そのかわりに病期を治してもらいたい"といった，なんらかの「取り引き」の心理が生じ，続いて，病状の進行に伴って生じる喪失感として「抑うつ」を経験し，最後に死を「受容」する，としている。また，この段階のいずれの時期においても患者は「希望」を持ち続けている，としている。

　もうひとつは，Robert Buckman（ロバート　バックマン）の①初期段階（脅威との直面），②中期（慢性期）段階（病気を抱えた状態），③最終段階（受容）のモデルである。患者が初めて病期に直面する段階が「初期段階」であり，この段階では，ストレスに対する患者特有の急性の激しい反応を示し，恐怖，ショック，疑い，怒り，否認，希望，絶望など，さまざまなものが含まれているとしている。次の「中期段階」は，回復は期待できないものの，差し迫った死の危険はないことを，患者が意識的あるいは無意識的に知っている段階をさしており，この時期の特徴として，患者が死の脅威と共存している点，および抑うつが認められることが多いことが挙げられている。これらの段階を経て「最終段階」である受容を迎えるとしている。死にゆく心理過程は，一方向的に進んでいくものではなく，個別的であることに留意することが重要である。いずれのモデルにおいても，進行がんに直面した患者は，「抑うつ」という段階を経てやがて死に向かうとされており，進行がん患者の抑うつは，散見されることを理解しておく必要がある。

2　メンタルヘルスケアに管理栄養士が果たすべき役割や心構え

❶ がん患者の心理に配慮して栄養管理を行う

　がん治療の進歩は目覚ましく，がん細胞のタイプにより，治療内容も異なることから，診断が必要不可欠であり，治療が開始されるまでには一定の時間を要する。このように，がんが疑われてから，治療を開始するまでの間においても，患者や家族の精神的な負担は生じる。強い不安やストレスフルの状況では，食欲が低下し，体重減少の要因ともなる。Dewysらは，がん化学療法患者について，「体重減少した患者は，化学療法の効果も低く，PS（パフォーマンスステータス）も低下し，予後も悪かった」と報告している[6]。また，Andreyevらは，消化器がんの化学療法について，「体重減少を示した群で，口内炎などの有害事象が有意に多く，治療継続時間や予後も短い」，また，「体重減少が抑えられた症例では，予後も改善したこと」も同時に報告している[7]。このように，体重減少は，がん治療において非常に重要な問題であり，強い不安やストレスを抱えるがん患者の栄養

管理は，非常に重要である。

　一方で，がん患者の想いは個々人で異なり，また，治療を行っていく過程において変化することもある。このため，がん患者の栄養管理を行ううえでは，患者の想いに寄り添い，多職種が連携し，とりくんでいくことが重要である。

❷ 臨床での事例とポイント

> **＜事例１＞** （図5.2）
> 　化学療法に伴う"嘔吐"に対する管理栄養士のかかわり（食事・栄養面を中心に）
>
> 【患者の想い】　A：吐くのがつらいから，とにかく吐きたくない。
> 　　　　　　　　B：食べられなくなったら終わり。吐いてでも食べる。

　Aの患者に対する管理栄養士のかかわりとしては，経口摂取量を評価し，経口からは負担のない程度とし，経静脈からの栄養投与量ができるだけ不足しないような支援が重要である。

　介入の一例としては，経口摂取を無理に勧める必要はないものの，腸管を使用しないデメリットも考慮し，可能な範囲で少しでも腸管を使えるとよいことなどをふまえて栄養管理を検討する必要がある。経口摂取内容を検討する際には，嘔吐のリスクとして，胃内貯留時間が長い，胃内貯留量が多いことなどが考えられる。このため，胃排泄時間が短くより栄養価の高いものを提供・紹介する，１回に食べる量は少量ずつ摂取するとよいことを説明するなどの支援を行っていく必要がある。筆者の経験では，胃排泄時間が短く，栄養

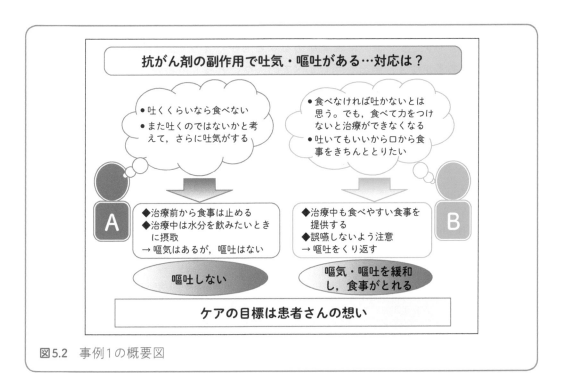

図5.2　事例1の概要図

補給も効率的に行えるような食品を紹介する機会も多く，その際には，理由を丁寧に説明するだけではなく，患者の想いを引き出しつつ，この想いに寄り添い，対応していくことが重要である。また，身近な食品を具体的に幅広く提示することでも，患者や家族に安心感を与え，不安に対する支援にもつながることから，患者や家族の心理にも配慮した支援が必要不可欠となる。

Bの患者に対する管理栄養士のかかわりとしては，できる限り嘔吐しないような支援が重要である。

嘔吐のリスクは前述のとおりであり，胃内貯留時間を短く＝消化のよい食事，胃内貯留量を抑える＝少量頻回食のほか，嘔吐による水分不足を補うべく，電解質を含み吸収が早い飲料の提案，また，こまめな飲水などの説明も重要である。

＜事例2＞ 終末期の患者さんを支える

命が残り少なくなってくる時期には，痛み，呼吸苦，腹満など，「食べる」ことを阻害する要因は多様であり，さらに，疼痛に対するオピオイドに伴う嘔気や便秘，口腔乾燥，良質の睡眠がとれないなど，「食べる」ことすら容易ではない状況に身体の状態が変化してくる。終末期は，口から食べる楽しみを大切にし，本人の希望や想いに寄り添い「食べる」ことを支援していくことが重要である。一方で，「食べること」が負担とならないよう配慮していくことも重要である。この時期は，疼痛コントロールで用いられるオピオイドの副作用などにより口腔内が乾燥しやすく，氷やシャーベットなどのさっぱりとしたものが食べやすいとの訴えを多くきく。こうした患者本人の体調や病態の変化に対して，身近で患者に寄り添う家族や親族と，普段患者に接する機会が少ない人の場合では，患者の「食べる」ことへの支援や想いに乖離があることも少なくない。「食べる」ことは「生きる」ことでもあるがゆえ，患者を囲むすべての人々にとって患者の「食べる」を支える想いはさまざまであることはいうまでもない。患者本人の想いを尊重し，医療スタッフの一員として患者に寄り添っていくことが重要である。

［参考文献］

1) 兵庫県立大学大学院看護学研究科　地域ケア開発研究所．21世紀COEプログラム「がん看護ケア方法の開発プロジェクト」
2) World Health Organization. National Cancer Control Programmes : policies and Managerial Guidelines (2nd ed). Geneva : World Health Organization, 2002.
3) Bodurka-Bevers D, et al. Depression, anxiety, and quality of life in patients with epithelial ovarian cancer. Gynecol Oncol. 2000 ; 78(3 Pt 1) : 302-308.
4) Lloyd-Williams M, et al., Depression in palliative care patients--a prospective study., Eur J Cancer Care(Engl) ; 2001 : 10(4), 270-4, 2001.
5) 堀夏樹ほか編．一般病棟でできる緩和ケアQ&A　改訂版．総合医学社．2010．
6) Dewys WD, et al. Prognostic effect of weight loss prior to chemotherapy in cancer patients., Am J Med ; 69, 491-497, 1980.
7) Andreyev HJ, et al. Why do patients with weight loss have a worse outcome when undergoing chemotherapy for gastrointestinal malignancies?, Eur J Cancer, 1998 Mar ; 34(4) : 503-509.

5.2 糖尿病

　日本の糖尿病有病者や予備群は増加傾向にあり [1]（図5.3），発症と重症化の予防が重要とされている。糖尿病の療養管理において食事療法を中心とした生活習慣の是正はガイドラインでも高く推奨され，さらに食事療法の実践には管理栄養士による栄養食事指導の有効性が示されている [2]。

　医療機関で広く行われている栄養食事指導では，圧倒的に糖尿病の栄養食事指導件数が多く [3]（図5.4），管理栄養士が対応することの多い身近な疾患である。

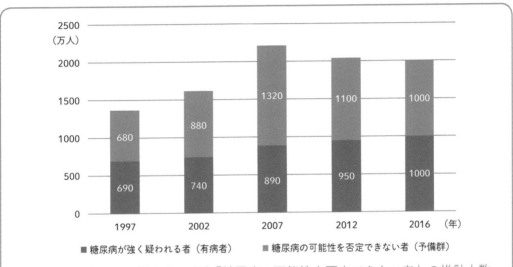

図5.3　「糖尿病が強く疑われる者」「糖尿病の可能性を否定できない者」の推計人数の年次推移〔平成28年「国民健康・栄養調査」の結果の概要 [1] より引用・改変〕

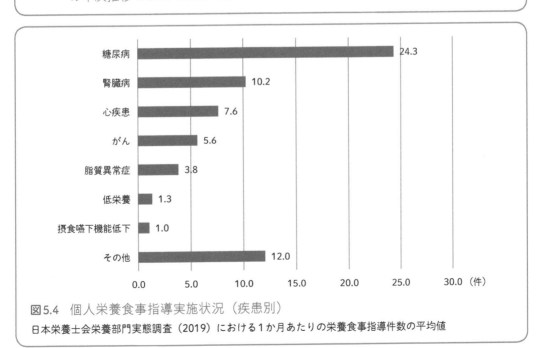

図5.4　個人栄養食事指導実施状況（疾患別）
日本栄養士会栄養部門実態調査（2019）における1か月あたりの栄養食事指導件数の平均値

近年では糖尿病とさまざまなメンタルヘルスの関係性が報告されており，一部では双方向の関連性が示されている。糖尿病に精神疾患を併発すると糖尿病の療養管理が不十分になりやすく，影響の範囲も拡がるため，糖尿病患者のメンタルヘルスに配慮した療養指導が求められる。

1 糖尿病とメンタルヘルス

❶ うつ

糖尿病患者はうつ病を併存しやすいことが報告されている。うつの評価方法などによっても異なるが，糖尿病でない集団と比べて糖尿病患者ではうつ病の有病率が約 2 倍高いとの報告がある[4]。それは，前向き研究のメタ解析からも糖尿病患者のうつ病発症リスク比は軽度に上昇することが示されている。反対に，うつ病患者が糖尿病を発症しやすいことが示されており[5]，糖尿病とうつには双方向の関係性があると考えられている。

糖尿病患者がうつを発症する要因として，糖尿病を発症すると食事療法を含めた自己管理を含めた疾患管理が長期にわたって必要となるため，それがストレスとなってうつを発症しやすくするのではないかと考えられてきた。しかし，近年では糖尿病とうつに関して生理学的な要因や心理・社会的な要因など幅広い方向から研究が進んでおり，その要因は多くの因子から考えられてきている[6]。

糖尿病患者がうつ病を併発すると，自己管理やアドヒアランスの低下が生じ，血糖管理が不良になりやすい。血糖管理が悪化すると，うつ状態の悪化を招くため悪循環となる。さらに，併発すると糖尿病合併症の増加や重症化を起こしやすく，健康寿命への影響や医療費の増大につながることが報告されている[7]。

❷ 認知症

糖尿病になると認知症のリスクが高まることがいくつか報告されている。リスク比はアルツハイマー型認知症（AD）や，血管性認知症（VaD）などのサブタイプによって異なるが，全体的には 1.5 倍から 2.5 倍高まると示されている[8, 9]。日本で行われた久山町研究による疫学的調査では，耐糖能異常の段階から認知症の危険因子であることが示され，特に AD 発症の有意な危険因子であることが報告された[10]。

糖尿病があると認知症のリスクが高まるのかについて特定した要因は明らかになっておらず，多面的に研究や調査が行われている。今までのところ，心血管リスク要因やグルコース毒性，インスリン感受性の変化，炎症などが考えられ，そのほかにも社会経済的要因や併存疾患，遺伝要因などの多くの要因が認知症のリスクに関与することが考えられている[9]。

糖尿病に認知症を併発すると食事療法や運動療法などの自己管理への影響にとどまらず，内服薬を間違えて服用してしまったり，インスリン注射を誤って実施してしまったりする可能性が生じる。そのため，服薬がしやすく低血糖を防ぐ観点から薬剤の検討や一包化などの工夫が必要となる。また，認知機能など高齢者の特徴や健康状態を考慮して高齢

糖尿病患者の血糖コントロールは、低血糖を起こさないよう緩やかな管理目標が示されており、それに沿った管理が必要となる[11]。一方、認知機能は地中海式食事スタイル[12]や身体活動量[13]との関連が報告されている。食事療法や運動療法は糖尿病の療養と共通する部分もあるため、重症化を含めた予防に期待が高まっている。

❸ 摂食障害

　糖尿病患者が摂食障害を併発することがあり、diablimia（diabetes：糖尿病＋bulimia：神経性過食症）といった語も存在する。特に1型糖尿病患者において摂食障害の発症リスクが高く、実際に有病率を調べた研究では1型糖尿病患者のうち摂食障害を有する患者の割合は7.0％であり、対照の2.8％に比べて高いことが報告されている[14]。他方で、摂食障害のうち過食するも排出行動などの不適切な行動を伴わない過食性障害があるが、これは1型糖尿病のみならず、2型糖尿病や肥満とも関連する。

　摂食障害の発症には、心理的、社会的、生物学的などさまざまな要因が考えられており、糖尿病の患者が摂食障害を発症するメカニズムは特定できていない。しかし、1型糖尿病で摂食障害が発症するには肥満恐怖・体重増加、糖尿病による食事管理、トラウマ、発症年齢などが影響するのではないかと考えられている[15]。

　1型糖尿病患者ではインスリンによる治療が必要となるが、体重増加を拒むために故意に必要なインスリンの量を減らしたり投与しなかったりする行為が出現することがありInsulin Omissionと呼ばれている[16]。Insulin Omissionがあるとインスリンの不正な使用から血糖管理が悪化し、ケトアシドーシスなどの重症化に影響することが示されている[16]。そのため、1型糖尿病の療養では摂食障害の早期発見と速やかな対応が必要と考えられている。

❷ メンタルヘルスケアに管理栄養士が果たす役割や心構え

❶ 糖尿病とメンタルヘルスとの関連性を理解する

　管理栄養士が日常的に対応することが多い糖尿病はメンタルヘルスと関係が高いことに留意して栄養管理や栄養食事指導を行うことが重要である。それは、精神科や心療内科を受診していなくても一般診療科から栄養食事指導依頼された糖尿病患者がすでに精神疾患を療養中なこともあるし、診断や治療に至っていなくても併発するリスクの高い患者を対応することもある。今後、精神科医療の地域移行が推進されれば、そのようなケースに対応することは増えることが予想されることから、管理栄養士が精神疾患の知識を身につけておくことが大切である。

　糖尿病に併発するうつ病や認知症、摂食障害は、いずれも血糖管理の悪化がそれらの疾患の不調につながり、悪循環となるところは共通している。逆に考えると、血糖管理を良好にすることで悪循環に陥ることを減らせることが期待できるだろう。この精神的な不調との悪循環を防ぐために食事療法やそれを習得する栄養食事指導の役目は大きい。

　栄養食事指導では食事摂取量を含めて食生活全般の把握と評価が重要なことはいうまで

もないが，うつ病や摂食障害では食生活の把握から精神的な不調を感じとることができる可能性がある。その際には，早めに適切な医療につなげることと精神面に配慮した栄養食事指導を実践することで血糖管理にも精神的にもよい影響を与えることができるだろう。一方で，うつ病や認知症などのように長期的な将来の発症を予防するために食生活の改善は重要性が高い。血糖管理とメンタルヘルスのどちらにも適する食事スタイルや栄養療法が見出されることに期待が高まる。

❷ 療養の負担を考慮し柔軟な指導を行う

糖尿病の栄養食事指導では，適正な血糖管理と合併症を含めた重症化予防を基に効果的な指導が求められる。特にうつ病や摂食障害の併発を防ぐには，既存の糖尿病の栄養食事指導に加えて患者の療養のストレスを軽減できるような，実行しやすく，継続可能な指導が重要となる。そのためには行動療法を基本とした指導が望ましく，患者との良好な関係性を構築することも重要となる。また，糖尿病の食事療法では，エネルギー調整された特殊食品や宅配食があり，患者のニーズに合わせてそれらの使用方法や上手な利用のコツを伝えることで患者の食事療養の負担を減らせることができる。

❸ 多職種連携によるチーム医療を実践する

糖尿病診療においてはすでにチーム医療として多職種による連携された医療が実践されているが，メンタルヘルスに配慮する点からもチーム医療の効果は大きい。必要に応じて精神科や心療内科との連携や心理士と連携することはメンタルヘルスケアにつながる。栄養士は栄養食事指導や栄養管理を通じて患者の心理的な変化や不調を察知することがあるかもしれないが，チーム医療で情報共有を行い，患者に適切な療養計画，療養指導が望まれる。

［参考文献］
1) 平成 28 年「国民健康・栄養調査」の結果．結果の概要．
2) 日本糖尿病学会．糖尿病診療ガイドライン 2019．南江堂．2019．
3) 日本栄養士会．日本栄養士会栄養部門実態調査 2019．
4) Anderson RJ, et al. The prevalence of comorbid depression in adults with diabetes: a meta-analysis. Diabetes Care. 2001；24(6)：1069-1078.
5) Mezuk B, et al. Depression and type 2 diabetes over the lifespan: a meta-analysis. Diabetes Care. 2008；31(12)：2383-2390.
6) 峯山智佳，野田光彦．糖尿病とうつ　今どこまで理解は進んでいるのか．日本体質医学会雑誌．2015；77(1)：21-26.
7) 関連する病気　うつ病　国立研究開発法人 国立国際医療研究センター糖尿病情報センター HP　http://dmic.ncgm.go.jp/general/about-dm/070/010/03.html ［閲覧日 2021 年 4 月 23 日］
8) Cheng G, et al. Diabetes as a risk factor for dementia and mild cognitive impairment: a meta-analysis of longitudinal studies. Intern Med J. 2012；42(5)：484-491.
9) Ohara T, et al. Glucose tolerance status and risk of dementia in the community: the Hisayama study. Neurology. 2011；7(12)：1126-1134.
10) Ninomiya T. Diabetes mellitus and dementia. Curr Diab Rep. 2014；14(5)：487.
11) 日本老年医学会・日本糖尿病学会 編著．高齢者糖尿病診療ガイドライン 2017．南江堂．2017；p.46.
12) Petersson SD, Philippou E. Mediterranean Diet, Cognitive Function, and Dementia: A Systematic Review of the Evidence. Adv Nutr. 2016；7(5)：889-904.

13) Xu W, et al. Leisure time physical activity and dementia risk: a dose-response meta-analysis of prospective studies. BMJ Open. 2017；7(10)：e014706.
14) Young V, et al. Eating problems in adolescents with Type 1 diabetes: a systematic review with meta-analysis. Diabet Med. 2013；30(2)：189-198.
15) 瀧井正人. 1型糖尿病の心身医療. 心身医学. 2013；53(1)：12-19.
16) 田村奈穂, 河合啓介. 摂食障害を伴う1型糖尿病患者の療養指導のコツ. Modern Physician. 2019；39(1)：97-100.

5.3　心疾患

　心疾患に罹患する患者は増加しつづけ，2019年厚生労働省の人口動態調査における死因は悪性新生物に次いで第2位となっている[1]。心疾患には狭心症，心筋梗塞などの虚血性のものから，不整脈，心筋症などがあり，多くの場合は最終的に心機能障害を基本とした心不全を起こす。今後，日本の平均寿命はさらに延び，高齢者の割合が増えることで，心不全患者が大幅に増加することが予想され，その増加を「心不全パンデミック」と表されている。

　心疾患の栄養管理では塩分摂取量の制限が行われることが多く，栄養食事指導でも従来から減塩食の指導を行うことが多いが，2018年には日本心不全学会が「心不全患者における栄養評価・管理に関するステートメント」を発表し，より詳細な提言がなされた[2]。そのなかでは，心不全の経過に沿ったステージがA～Dで分類され（図5.5），ステージA，Bでは表5.3に示すとおり，塩分摂取量のほか，体重管理や脂質，食物繊維など幅広い推奨が記載されている。ステージC，Dの心不全患者に対する栄養療法は従来摂取エネルギーを抑制する指導が中心であったが，7.5%以上の体重減少が独立した予後悪化因子であり，体重が保たれていることが予後良好であるとの報告が示された[3]。また，ステージCの安定した段階で栄養状態が保たれている場合は栄養療法の中心は塩分摂取量の適正化となるが，ステージが進行して栄養状態が悪化している場合は，適正なエネルギー摂取の優先度が高くなる。このように心疾患の栄養管理や栄養食事指導では器質的心疾患の発症や進展予防，その後の心機能の状況によって適切な栄養管理が求められている。

　がんにおける緩和ケアはよく知られているが，心疾患でも同様に緩和ケアが必要となるケースがある。緩和ケアの目標は残された時間をいかに自分らしく過ごすか，QOLを損なわないようにサポートするかが重要である。そのため，多職種でカンファレンスを行い，個々の患者に合わせた栄養管理を検討する必要がある。また近年では，身体疾患に関連したメンタルヘルスケアの重要性が示されており，心疾患も例外ではなく，1990年代から関連性について報告が集まってきている。心疾患に精神疾患が併発すると患者にも医療全体にも影響が大きく，今後の心不全パンデミックに向けて重要な課題となることが懸念される。

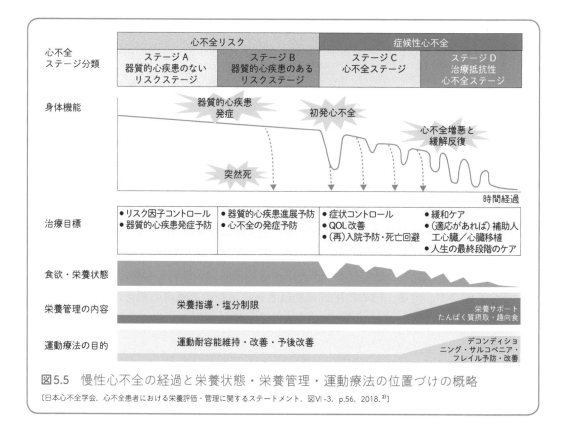

図5.5 慢性心不全の経過と栄養状態・栄養管理・運動療法の位置づけの概略
〔日本心不全学会. 心不全患者における栄養評価・管理に関するステートメント. 図Ⅵ-3. p.56. 2018.²⁾〕

表5.3 心不全ステージA, Bにおける栄養療法の推奨

- 普通体重（BMI 18.5〜24.9 kg/m² を維持）
- 野菜, 果物を多く摂取する
- 全粒穀物, 食物繊維を多く含む食品を摂取する
- 魚を多く摂取する
- 飽和脂肪酸は総エネルギー摂取量の7%未満, トランス脂肪酸は1%未満, コレステロールは300 mg/日未満に控える
  - 脂身の少ない肉を選ぶ
  - 低脂肪・無脂肪の牛乳, 乳製品を選ぶ
  - 水素添加油（マーガリンなど）の摂取を控える
- 清涼飲料水（加糖飲料）の摂取を控える
- 塩分摂取を控える（食塩摂取量は6 g/日）
- アルコール摂取を控える（純アルコールとして30 g/日未満）
- 健康的な食事パターンを心がける

〔日本心不全学会. 心不全患者における栄養評価・管理に関するステートメント 2018. 表Ⅳ-3. p.52. 2018.²⁾〕

❶ うつ

　心筋梗塞や狭心症などの冠動脈疾患ではうつを合併することが多い。評価方法や報告による違いはあるものの，心筋梗塞を発症した患者のうつ病の有病率は 5 〜 69 ％と示されている [4]。双生児研究では冠動脈疾患の患者がうつ病を発症するリスクは約 2.8 倍となり，うつ病患者が冠動脈疾患を発症するリスクは約 2.5 倍との報告 [5] もあり，2 つの疾患には双方向性があると考えられている。また，心筋梗塞にうつを合併すると心血管イベントを再発するリスクが有意に高いこと [6] や，生存率が低下する [7] など予後に影響することが報告されている。

　心不全も同様で，心不全におけるうつの有病率は 22 ％で NYHA（New York Heart Association）分類による心不全の重症度が高いほどうつの有病率が高まることが報告されている [8]。さらに，心不全でもうつの合併によって生命予後が短縮されることが示されている [9]。

　心疾患とうつが関連するメカニズムについては十分に解明されていないが，生活習慣がそのひとつとして考えられている。具体的には心疾患の発症やうつの存在によって食生活や運動が妨げられたりすることで，心疾患とうつを互いに発症させやすくしたり，重症化につながったりすると考えられている。また，生活習慣のほかにも神経体液性因子の影響や炎症性サイトカインの影響なども考えられている [10]。

❷ 認知症

　心疾患と認知症の関係では，冠動脈疾患や心不全が認知症の発症リスクを高めることが報告されている。特に心不全では，認知症を発症するリスクとの間に有意な関連を示す報告 [11] や，心不全の重症度が認知機能障害に関係する報告もあり [12]，心不全パンデミックを考慮すると大きな課題である。心不全に関連する認知症の病型では血管性認知症（VaD）が主体であるが，アルツハイマー型認知症（AD）も存在し [13]，検討が進んでいる。

　高血圧は心疾患と関連が強いが，高血圧単独でも認知症発症のリスク因子となることがわかっている。日本で実施された久山町研究では，血圧レベルの上昇とともに VaD の発症リスクが上昇したが，AD では関連は認められなかった [14]。

2　メンタルヘルスケアに管理栄養士が果たすべき役割や心構え

❶ 患者の食事療法にかかる負担を減らす指導の工夫

　心疾患の患者にうつなどの精神的な疾患が合併すると自己管理が行き届かなくなり，食事療法が不十分になってしまう。表 5.4 〜表 5.6 に心疾患の食事療法でのアドバイス例を示す。ここに記載されている以外にも患者にとって実行しやすく負担の少ない提案を行い，患者の食事慮法のストレス軽減を図る。

表5.4 体重管理

- 条件を整えて計測し，カレンダーや手帳に記録して推移を確認する
- 体重変動が大きい場合は食事量が多いのか，食塩摂取量が多いのか要因を確認する
- 減量目標が必要な場合は患者の反応を確認して，1 kg/月を目安として，240 kcal/日摂取エネルギー減少をめざすなど具体的に実現可能な目標を立てる
- 減量困難者では，まずは0.5 kg/月の減量をめざし，120 kcal/日の摂取エネルギー減少もしくは30分程度のウォーキングを実施し，消費エネルギー増加を提案する
- 食べたくなったらウォーキングを行うなど気持ちを紛らわす
- 塩分摂取を控える（食塩摂取量は6 g/日）
- アルコール摂取を控える（純アルコールとして30 g/日未満）
- 健康的な食事パターンを心がける

表5.5 減塩指導

- 酸味や香辛料，だしの利用，適温での摂取や油の風味とコクを利用する
- 味つけはすべてを薄くせず，主菜に集中させ，副菜には酸味や香辛料などを利用し，味覚に変化をつける。味の濃いものと薄いものを組み合わせることで，味の強弱をつける
- 禁止するのではなく，漬物は酢漬けに変更するなど代替品を提案する
- 高齢者や調理するのが難しい患者には減塩食品や減塩の宅配食の提案も検討する
- 惣菜を利用する場合には惣菜に入っている野菜を追加し，鍋やフライパンなどで温め，2回に分けて摂取する

表5.6 水分制限

- 使用するコップの大きさを小さくする
- のどが渇いたときには温かいお茶，もしくは氷を利用する
- 水分の多い食品と少ない食品を紹介し，食品選択の工夫を提案する
- 煮るより炒めたり蒸したりするなど，調理法によって水分量が変わることを指導する

❷ 行動療法を用いた指導

心疾患の栄養食事指導において行動療法を用いた指導が望ましい。認知行動療法はすでに精神，心理領域では広く行われている治療法であるが，動脈硬化による心疾患患者にも認知行動療法による治療は有効と考えられている[15]。一方，習慣変容アプローチとして

行動療法では問題行動を具体的に4つのステップで整理される。具体的な方法は、①問題（行動）を具体的にとらえ、②その行動と状況（刺激）との関係を調べ、その仮説に基づき、③効果があり、できそうな方法を試して、④結果を確認しながら続けるという実証の過程とされている[16]。

たとえば肥満が問題な場合、食事の聞きとりと合わせて体重や万歩計など測定可能な指標により客観的な数値を把握することで、現状の問題点を具体的にとらえられる。そして、何がその問題につながっているのかを聞きとり、患者がとりくめそうなことを相談のうえ決定し、栄養食事指導で結果確認をくり返すことで習慣変容にアプローチすることができる。

体重や歩数などはセルフモニタリングすることで目標を意識し、行動変容することで行動と結果がリンクされ、達成感につながり、自己効力感として認識される。私たち管理栄養士は栄養食事指導時に患者が目標を達成した場合には褒めたり、ポジティブな言葉をかけることで、モチベーションの維持、向上を促すことが重要である。セルフモニタリングでは食事内容記録や万歩計機能付きの携帯アプリを使用して把握するのもひとつの工夫であり、客観的指標を用いることで患者の意欲向上にもつながる。

食事は日々の生活の一部なため、対象の患者が食事以外の生活でストレスを抱えており、食事まで意識を向けるのが難しい場合などにはコンビニやスーパーの惣菜、宅配食を提案するなど、食事準備の負担軽減にとりくむ必要がある。栄養食事指導では食事のことはもちろんであるが、日常生活や体調など、何か変化がなかったか聞きとりを行い、食事療法にとりくめる状況なのかも確認する必要がある。

❸ 臨床での事例とポイント

75歳以上で高齢者や心不全による入院をくり返すような患者の栄養食事指導介入初期はエネルギーや食塩の制限が主体となるが、介入を継続していると徐々に食欲低下してしまう場合がある。食欲低下している場合は、いかに効率よく栄養価の高い食品を摂取するか低栄養に対する指導が必要となる。そのため、食事摂取状況などを聞きとって栄養アセスメントを実施し、問題点をアセスメントして指導することが重要である。医師から心疾患に対して一律で食塩制限の指示という場合もあるため、まずは患者の栄養アセスメントを実施し、実際に摂取している栄養量や食塩摂取量の評価、体重の推移、生活状況など何が問題となるかを整理する。その際、食欲の低下や食事療法に対する意欲の低下、不安や抑うつなどのメンタルヘルスの問題があれば、必要に応じて医師と検討を行い、個々の患者に合わせた対応を図ることも重要である。

食事内容は季節によっても変動があるため、入院中だけではなく、外来診療時までフォローを行い、栄養食事指導の際に状況に応じたアドバイスを実施し、患者のモチベーションを維持させ、心不全の再発予防と栄養状態を保つ必要がある。

［参考文献］

1) 厚生労働省．人口動態調査 2019.
2) 日本心不全学会．心不全患者における栄養評価・管理に関するステートメント．2018.
3) Anker SD, et al. Wasting as independent risk factor for mortality in chronic heart failure. Lancet, 1997；349：1050-1053.
4) Meijer A, et al. Prognostic association of depression following myocardial infarction with mortality and cardiovascular events: a meta-analysis of 25 years of research. Gen Hosp Psychiatry. 2011；33 (3)：203-216.
5) Kendler KS, et al. Major depression and coronary artery disease in the Swedish twin registry: phenotypic, genetic, and environmental sources of comorbidity., Arch Gen Psychiatry. 2009；66 (8)：857-863.
6) Lichtman JH, et al. Depression and coronary heart disease: recommendations for screening, referral, and treatment: a science advisory from the American Heart Association Prevention Committee of the Council on Cardiovascular Nursing, Council on Clinical Cardiology, Council on Epidemiology and Prevention, and Interdisciplinary Council on Quality of Care and Outcomes Research: endorsed by the American Psychiatric Association. Circulation. 2008；118(17)：1768-1775.
7) Dickens C, et al. New onset depression following myocardial infarction predicts cardiac mortality. Psychosom Med. 2008；70(4)：450-455.
8) Rutledge T, et al. Depression in heart failure a meta-analytic review of prevalence, intervention effects, and associations with clinical outcomes. J Am Coll Cardiol. 2006；48(8)：1527-1537.
9) Sherwood A, R, et al. Relationship of depression to death or hospitalization in patients with heart failure. Arch Intern Med. 2007；167(4)：367-373.
10) 横山広行．心疾患におけるうつ病の影響．Depression Strategy. 2014；4(2)：4-7.
11) Li J, et al. Associations between heart failure and risk of dementia: A PRISMA-compliant meta-analysis. Medicine (Baltimore). 2020；99(5)：e18492.
12) Trojano L, et al. Cognitive impairment: a key feature of congestive heart failure in the elderly. J Neurol. 2003：250(12)：1456-1463.
13) Cermakova P, et al. Heart failure and dementia: survival in relation to types of heart failure and different dementia disorders. Eur J Heart Fail. Jun 2015；17(6)：612-619.
14) Ninomiya T, et al. Midlife and late-life blood pressure and dementia in Japanese elderly: the Hisayama study. Hypertension. 2011；58(1)：22-28.
15) 木村穣．心疾患における認知行動療法．Journal of Clinical Rehabilitation. 2017；26(3)：312-316.
16) 足立淑子．ライフスタイル療法Ⅰ－生活習慣改善のための行動療法　第4版．医歯薬出版．2014；p.8.

5.4 肥満・脂質異常症・メタボリック症候群

　肥満は体内に脂肪組織が増えた状態で，日本では BMI 25 kg/m^2 以上を肥満と判定する。欧米の定義では BMI 25 kg/m^2 以上を overweight，BMI 30 kg/m^2 以上を obesity と判定する点が日本と異なる。肥満症とは医学的に減量を要する状態で，内臓脂肪面積が 100 cm^2 以上か肥満に起因ないし関連する健康障害を合併する場合に診断される[1]。

　脂質異常症は血液中の脂質であるコレステロールや中性脂肪の値が異常な状態の疾患であり，診断基準を表5.7 に示す[2]。脂質異常症は無症状で，身体所見が乏しいことも多い。しかし，動脈硬化性疾患の危険因子であることから脂質異常症の治療はきわめて重要である。脂質異常症では，診断基準と別に冠動脈疾患予防からみた LDL コレステロール管理目標が設定されており，リスクに応じた管理が求められる[3]。

　メタボリック症候群（メタボリックシンドローム：通称メタボ）とは内臓脂肪の過剰蓄積に加え，耐糖能異常，脂質異常症，血圧上昇の危険因子を 2 つ以上合併する病態である。診断の基準は海外と日本では異なる。メタボリック症候群は動脈硬化と関係し，心疾患や脳血管疾患の要因になりうる[1]。

　肥満，脂質異常症，メタボリック症候群のいずれの病態においても改善のための食生活

表5.7 脂質異常症の診断基準（空腹時採血）*

項目	基準値	診断名
LDL コレステロール	140 mg/dL 以上	高LDLコレステロール血症
	120～139 mg/dL	境界域 高LDLコレステロール血症**
HDL コレステロール	40 mg/dL 未満	低HDLコレステロール血症
トリグリセライド	150 mg/dL 以上	高トリグリセライド血症
non-HDL コレステロール	170 mg/dL 以上	高non-HDLコレステロール血症
	150～169 mg/dL	境界域 高non-HDLコレステロール血症**

* 10時間以上の絶食を「空腹時」とする。ただし水やお茶などカロリーのない水分の摂取は可とする。
** スクリーニングで境界域高LDL-C血症，境界域高non-HDL-C血症を示した場合は，高リスク病態がないか検討し，治療の必要性を考慮する。
- LDL-CはFriedewald式（TC − HDL-C − TG/5）または直接法で求める。
- TGが400 mg/dL以上や食後採血の場合はnon-HDL-C（TC − HDL-C）かLDL-C直接法を使用する。ただしスクリーニング時に高TG血症を伴わない場合はLDL-Cとの差が + 30 mg/dLより小さくなる可能性を念頭においてリスクを評価する。

〔動脈硬化学会編. 動脈硬化性疾患予防ガイドライン2017年版. 表1. 日本動脈硬化学会. 2017.[2]〕

を含めた生活習慣の是正は重要な課題であり，それぞれのガイドラインでもその重要性が示されている。

　精神疾患の患者においてこれらの疾患との併発が問題視されているが，反対に肥満，脂質異常症，メタボリック症候群の患者がメンタルヘルスの障害と関係する報告も近年散見されている。これらの疾患と精神疾患には双方向性や共通点が見出されており，今後の研究に大きな期待が集まる。

① 肥満・脂質異常症・メタボリック症候群とメンタルヘルス

❶ うつ

　肥満とメタボリック症候群では，それぞれうつと双方向な関係性があることがメタ解析から報告されている[4, 5]。つまり，肥満やメタボリック症候群の存在は将来的なうつの発症と関係し，うつの存在は将来的な肥満やメタボリック症候群と関係することがわかっている。近年では，小児や青年でも肥満があると対照と比べてうつ病のリスクが高まることが報告されており[6]，メンタルヘルスの観点からも体重の管理やケアが重要となってくる。

　脂質異常症とうつの関係性では，高トリグリセライド血症と低HDLコレステロール血症が初発のうつ病と関係することがメタ解析で報告されており[7]，さらなる関係性の把握が期待される。

❷ 認知症

肥満やメタボリック症候群と認知症の関連についても報告が集まっている。メタ解析の結果では65歳以下の中年の肥満は後の認知症発症リスクを高めるが，反対に65歳以上の高齢者の肥満は認知症発症リスクが低い報告がある[8]。一方で，メタボリック症候群では血管性認知症（VaD）のリスクは増加したが，アルツハイマー型認知症（AD）では関連が認められなかったとの報告がある[9]。また，メタボリック症候群は認知機能障害から認知症への進行リスクを高めたとの報告があり[10]，認知症を防ぐために体重管理や脂質代謝の改善が重要と考えられる。

❸ 睡眠障害

肥満は睡眠時無呼吸症候群（Sleep Apnea Syndrome；SAS）を合併することが多い。なかでも，上気道の閉塞や狭小化による閉塞性睡眠時無呼吸（Obstructive Sleep Apnea；OSA）が肥満と大きく関係している。米国の重度肥満患者におけるOSAの有病率は男性で93.6％，女性で73.5％と一般と比べて高い割合であった[11]。肥満とOSAの関係はBMIが高いほどOSAが重症化し，BMIが下がると軽症化することが示されている。一方で睡眠の量や質の低下が肥満の発症と関係することがわかってきており，肥満と睡眠障害には双方向の関係性が考えられている[12]。

メタボリック症候群は肥満を基盤としているため，OSAの発症にも関係していることが考えられる。実際にメタボリック症候群の患者にOSAの重症者が多く[13]，またSASの患者においてメタボリック症候群の合併率が高いこと[14]から，睡眠障害とメタボリック症候群の関係が大きいと考える。

2 メンタルヘルスケアに管理栄養士が果たすべき役割や心構え

❶ 患者の食生活をとりまく背景をよく把握する

肥満・脂質異常症・メタボリック症候群の患者では，対象となる年齢層の幅が広く，社会生活スタイルも多岐にわたるため，生活習慣病としての背景はかなり複雑である。さらに，これらの疾患では症状としての自覚がほとんどないこともあり，改善に対する積極性にも幅がある。そのため，栄養食事指導を開始する際に患者の背景を把握することは重要であり，特に次のポイントに注意したい。ひとつは，正確な情報を聴取することを心がけ，患者の訴えと指導者の間で認識に差が生じないよう確認しながら実施すること。もうひとつは，原因となる食生活の背景に大きなストレスを抱えていないかを確認することである。この2点を十分に行うことで，個人差が大きく背景が多岐にわたるこれらの疾患の食生活上の問題点が分析しやすくなる。そして，初期に患者へ適切な改善プランを提示することは，難しい食生活の改善を行う患者の不安をとり除くことにつながり，メンタルヘルスケアに寄与できると考える。しかしながら，この2つのポイントの掌握は容易ではなく，正しい情報聴取や食生活に潜むストレスの把握をするためには，指導者側にかなりのコミュニケーション能力と聴取のためのテクニックが必要となる。

❷ 食生活上の問題点を解決するためのプランをいっしょに考える

　食生活の改善がはじまると，血液生化学検査項目によっては数値が少しずつ改善してくることがある。それは軽微な変化で，まだ異常値の範囲であったり，患者の改善への自覚が乏しかったりすると，さらなる改善を求めてしまうこともある。しかしそのような軽微な変化であっても，管理栄養士が食生活の変化と合わせて適切に評価することで患者の自己効力感を刺激し，意欲が継続でき，リバウンドの防止につなげることができる。自己効力感はメンタルヘルスケアにおいて重要であり，実感を伴うことでその後の行動変容につながる。

　さらに「指導によるストレス」も考慮しておくことが肝要である。管理栄養士は時間をかけた地道な改善計画を実施していくための伴走者として，心が前向きになるよう，できない理由（問題点）だけを追求するのではなく，どうすればできるのか，管理栄養士の介入そのものがストレスにならないよう，いっしょに探求していく姿勢で臨むことを心がけるべきである。

❸ モチベーションの維持とそのための情報提供

　肥満症の患者では，減量効果を自覚するようになると，徐々に自信が回復し，さらに前向きな行動変容がみられ，心身ともに良好な状態となることをしばしば経験する。減量は長期にわたることが多く，その間にリバウンドさせないように管理することも大切である。また，そのプランのなかでも効果がスムーズに現れる時期と停滞してしまう時期があり，減量の成功のために患者のモチベーションを維持させるための管理栄養士の指導テクニックが求められる。

　体重管理を必要とすることが多いこれらの疾患において，栄養食事指導時の情報提供は重要である。なぜなら，このような疾患の患者は巷の情報に敏感なことも多く，さらに，これらの疾患を対象とした情報ツールは幅広く存在し，内容の質も千差万別である。そのため患者はそれらの情報に左右されて不安を生じていることも少なくない。管理栄養士は，患者がもつ情報に対して否定せず，その信憑性をいっしょに精査していく姿勢が求められる。そのため管理栄養士は日頃から診療ガイドラインや，最新のエビデンスなどの情報を備えておくことが望ましく，その情報に基づいた指導は患者に質の高い栄養食事指導を提供することができ，安心感と信頼感の構築につながる。

　患者と信頼関係が構築されることは，メンタルヘルスケアを実行するうえで最も重要であり，その後の食生活改善や効果に影響が大きい。

［参考文献］
1）日本肥満学会．肥満症診療ガイドライン 2016．ライフサイエンス出版．2016．
2）動脈硬化学会編．動脈硬化性疾患予防ガイドライン 2017 年版．日本動脈硬化学会．2017．
3）日本動脈硬化学会．動脈硬化性疾患予防のための脂質異常症診療ガイド 2018 年版．伸企画．2018．
4）Luppino FS, et al. Overweight, obesity, and depression: a systematic review and meta-analysis of longitudinal studies. Arch Gen Psychiatry. 2010；67(3)：220-229.

5) Pan A, et al. Bidirectional association between depression and metabolic syndrome: a systematic review and meta-analysis of epidemiological studies. Diabetes Care. 2012 ; 35(5) : 1171-1180.

6) Rao WW, et al. Obesity increases the risk of depression in children and adolescents: Results from a systematic review and meta-analysis. J Affect Disord. 2020 ; 267 : 78-85.

7) Wei YG, et al. Cholesterol and triglyceride levels in first-episode patients with major depressive disorder: A meta-analysis of case-control studies. J Affect Disord. 2020 ; 266 : 465-472.

8) Pedditzi E, et al. The risk of overweight/obesity in mid-life and late life for the development of dementia: a systematic review and meta-analysis of longitudinal studies. Age Ageing. 2016 ; 45(1) : 14-21.

9) Atti AR, et al. Metabolic Syndrome, Mild Cognitive Impairment, and Dementia: A Meta-Analysis of Longitudinal Studies. Am J Geriatr Psychiatry. 2019 ; 27(6) : 625-637.

10) Pal K, et al. Mild cognitive impairment and progression to dementia in people with diabetes, prediabetes and metabolic syndrome: a systematic review and meta-analysis. Soc Psychiatry Psychiatr Epidemiol. 2018 ; 53(11) : 1149-1160.

11) Beccuti G, Pannain S. Sleep and obesity. Curr Opin Clin Nutr Metab Care. 2011 ; 14(4) : 402-412.

12) 大塚雄一郎・兼板佳孝. 肥満と睡眠の疫学. 睡眠医療. 2019 ; 13(2) : 165-170.

13) 陳和夫. メタボリックシンドロームと睡眠障害 睡眠時無呼吸を中心に. ねむりとマネージメント. 2015 ; 2(2) : 75-80.

14) 赤柴恒人. 睡眠時無呼吸症候群とメタボリックシンドローム. THE LUNG-perspectives. 2010 ; 18(3) : 259-262.

第6章

精神科における
栄養食事指導のＱ＆Ａ

　第３章から５章までは精神疾患の栄養食事指導において基礎となる部分を概説してきました。しかし，実際の臨床現場ではさまざまな患者さんがおり，基礎はもとより，指導する際の技術や姿勢が重要となります。そこで６章では，よく受ける質問のなかから20項目を選び，日本精神科医学会認定栄養士の有資格者に回答してもらいました。これらの回答には絶対的なものやベストな方法はなく，患者さんや場面によって多種多様な対応方法があり，ベターな方法を選んでいくことが重要となります。そして，なるべく広い視点でとらえるために１つの質問に対し２人の認定栄養士が回答しました。是非，２人の回答から共通するところや違った視点などを参考にしていただきたいですし，もっと大事なことはここに書かれていない工夫があることや，書かれている技術をさらに洗練させていくことだろうと考えています。そのような観点から自身の指導と照らし合わせて考えながら読んでいただければと思います。

日本精神科医学会認定栄養士である私たちが回答しました。

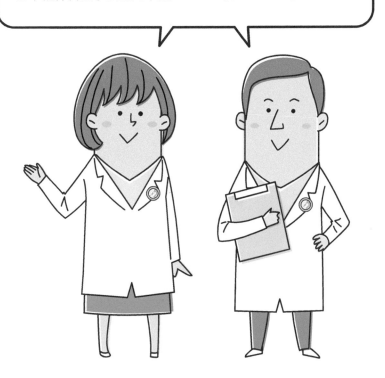

6.1 統合失調症

Q 患者さんの食事を上手に聞きとることが難しいです。

A-1 食生活を把握するため，栄養食事指導を開始する際にアンケート（付図2（215ページ））を行っています。患者さんのなかには都合の悪いことを少なめに記載する人もいますが，それも考慮したうえで指導を進めていきます。アンケートのほか，食事記録（付表1（215ページ））を2日分記載するようお願いすることもあります。いずれも患者さんのストレスとならないように配慮しながら行っています。

また上記以外にも，患者さんとの会話からうまく引き出すことも心がけています。たとえば，体重が増えた場合，「原因は何だと思いますか？」と質問します。「○○だと思います」と答える場合はよいのですが，なかには「わからない」という方もいます。このような場合は食事時間など生活状況を確認します。すると「睡眠導入剤を飲んだけれど眠れなくて，ご飯を食べると眠れるからご飯を食べた」という方もいます。しかしそれを責めてしまうと，次から打ち明けてくれなくなるので，「眠れないのは困りますよね。そういう方，多いですよ」と否定せずに理由を尊重しつつ，どのようにしたらよいのかを相談していきます。このほか「テレビを寝ころびながら見て過ごす」という方がいたら，その際，飲食が伴っていないかを確認するため「何か食べましたか？　飲みましたか？」と聞きます。「散歩をするようにしました」という方には「何か飲み物を持っていきますか？」と聞くと，「自販機でスポーツ飲料を買って飲みます」という場合があり，スポーツ飲料には意外に糖質とエネルギーが多いことを指導していきます。

このように，日常の食生活をうまく聞き出しつつ雑談ができる関係を築いていくと，患者さんも話をしてくれるようになります。否定したり，叱ったりしては話をしてくれません。自分のことを話しても怒られない，ときには褒めてくれる人のほうが話しやすいでしょう。患者さんの話を親身になって聞き，味方であると思わせることが大切です。　〔小池早苗〕

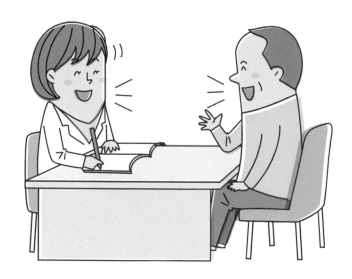

A-2 　患者さんの食事の聞きとりで大切にしていることは，会話が一方的にならないように患者さんの話をきちんと傾聴していくことです。しかしなかには患者さんとの会話が弾まず，聞きとりが困難なこともあるので，新しい食べ物や人気のお店，身近な情報などを準備しておきます。これらを会話に入れていくことで，患者さんの緊張もほぐれ，話しやすくなり，それを積み重ねていくことで信頼関係を構築していきます。

　聞きとりにおいては，何を食べたかよりも，どのぐらい食べているかといった具体的な量を聞きとることが難しいことがあります。以前，米飯量の把握が難しい患者さんに自宅で使っている茶碗を持参してもらったことがありました。これも信頼関係があってこそできることですが，摂取量の把握にとても役立ちました。当院でも食事の把握のために図6.1 上の食生活記録シートを使用しています。患者さんの負担を考慮して，まずは「1 食でもいいですよ」「3 日ぐらいお願いできますか？」といってお願いしています。そして次の指導時に持参してもらい，半分くらい記入していたら続ける，それより少ないときは記入を控えるようにしています。また，初回の指導では図6.1 下のチェック項目に沿って摂取頻度などを確認しますが，これも患者さんの負担を考慮して項目を絞ったり，継続指導で少しずつ情報を集めたりしています。最近では，食事の聞きとりや記録が難しい患者さんに食事の写真撮影を提案したところ，スマートフォンで撮影をしてきてくれるようになり，撮影写真から食事量の多さやバランスの悪さを自身で認識するようになり，食事を改善するきっかけになりました。写真撮影は食事の把握をする有効な手段のひとつになるでしょう。

〔井上久仁子〕

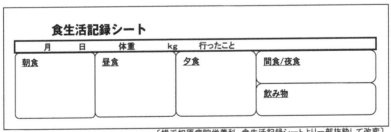

図6.1　食生活記録シート（上）と栄養指導のチェック項目の一例（下）

お菓子やジュースが多い患者さんに有効なアドバイスはありますか？

A-1 お菓子やジュースなどの嗜好品の指導においては，嗜好品に関する詳細な情報のほかに，生活リズムや運動の実施状況など，嗜好品摂取以外の情報についても重視しています。なぜなら嗜好品の摂取と運動を含めた生活習慣の関連が大きいからです。ですから患者さんには，間食習慣だけではなく，生活習慣全体を見直す重要性について説き，下記の提案を行っています。

まず統合失調症の患者さんは，朝きちんと起きることができず，朝食を抜いたり，空腹を感じるたびに何かを食べたり，空腹感から寝る間際にお菓子を食べるなど，間食の摂取とともに生活リズムが乱れていることがあります。そのため，起床・就寝時間と食事時間を整え，規則正しい生活への見直しを目標とし，そのなかでお菓子やジュースをどのように配分していくかをいっしょに考えます。

次に，間食習慣のある患者さんは運動不足であることも少なくないので，運動習慣の構築も目標にとり入れます。間食制限を中心とした指導ばかりではなく「食べてもいいからその分動いて消費しよう！」と具体的な運動（散歩やウォーキング，水中ウォーキング，バランスボール，ラジオ体操など）を提案することも重要です。これは根気よく勧めていくことがポイントになります。運動習慣がつき，減量などの効果が現れると，自ずと間食が減る方もいます。また，ストレスの捌け口としてお菓子を食べる方も多いので，ストレス発散の方法として運動を促すこともあります。

そして，指導者と患者さんが嗜好品の内容や分量，食べる時間をともに把握しておくことがとても大切です。次の回答でも述べる "見える化" のため，当院では間食ノートを用いることがあり，その記録をもとに，どのように改善するかを指導します。たとえば目標の歩数を決め，達成できたらお菓子を食べてもよいなど，目標を定めたとりくみも有効です。その際，グラムやカロリーなどをもとに指導を行うと患者さんは理解が難しくなることが多いので，なるべくおおまかな目安量を定めて指導をするとよいでしょう。しかしなかには半分残すといったことができず，開けたら全部食べてしまう場合もあります。このような場合は中途半端なことはせず，きっぱり「やめましょう」と提案します。

〔近藤安恵〕

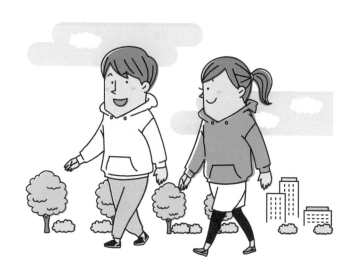

A-2 まずは摂取しているお菓子やジュースなどを聞きとり，摂取量や頻度を〝見える化〟します。その際の注意点として，漠然と1日の摂取量をたずねても思うような答えは返ってきません。そこで当院では「お食事日記」（付図3（216ページ））に記録をしています。記載は，朝食，朝食と昼食の間，昼食，昼食と夕食の間，夕食，夕食を摂取した後，就寝中に目覚めたときなどと，1日の生活リズムに沿って区切った形式の記録が特徴です。このようにすることで，いつ，どのようなものを食べているのかを聞きとることがスムーズにでき，患者さんも答えやすくなります。もちろん患者さん自身で記入できる場合，事前に配布して記入したものを持参してもらっても構いません。しかし，摂取した内容は記入していても，摂取量が不明瞭な場合が多くあります。その際には患者さんとともに再確認することが必要です。もしくは，購入したレシートを保管してもらうことも〝見える化〟の方法としてとても有効です。また，患者さんによって，カップラーメンなどはおやつに含まれないと思われている方もいるので注意します。

次に，過剰摂取と思われるお菓子やジュースなどをどのように減らしていくか，患者さんといっしょに考えます。制限ばかりのダメダメ指導ではなく，患者さんに「このくらいなら私でもできそう」といったイメージしやすい具体的なアドバイスが大切です。たとえば，毎日ジュースを3本飲んでいる患者さんであれば，1本はお茶などに換えてみることから提案し，クリアできたら次は2本をお茶に換えるなど，少しずつハードルを上げていくとよいでしょう。これはお菓子についても同じです。毎日お菓子を食べている患者さんであれば，「1週間のなかで食べない日を数日設定する」「大袋のスナック菓子は避け，小袋のスナック菓子に換える」など，いずれも摂取を禁止するのではなく，摂取量，タイミング，種類などを少しずつ変えていけるようなアドバイスが継続のポイントになります。

1～2回の栄養食事指導で食習慣の改善を求めることは，統合失調症患者さんに限らず困難です。栄養食事指導を継続することで患者さんの小さな変化が発見しやすくなり，その小さな変化を〝褒める〟ことでお菓子やジュースなどの摂取が徐々に減少し，くり返し長期的にかかわることで大きな変化に結びつきます。　〔石岡拓得〕

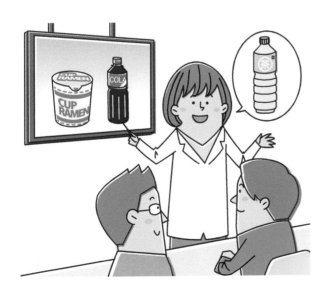

自炊ができず，外食やコンビニを利用している人へのアドバイスは？

A-1 　まず患者さんに食べ物の選び方の基本を知ってもらうため，カード型フードモデルを用いて，主食・主菜・副菜を意識した料理選択の練習をしています（**写真**）。

　外食の指導では，普段利用する飲食店のメニューを確認し，それぞれの料理を，主食・主菜・副菜にカードを仕分けするところからはじめます。自分の注文したメニューがどのような組み合わせであるのかを確認し，不足している主菜や副菜を追加するなど，例を挙げながらできる工夫をいっしょに考えます。店によっては副菜がないこともあり，そのような場合は「他の食事のときに調整しましょう」と話します。また患者さんのなかには，お気に入りのメニューを食べたいから店に行くということがしばしばあります。そのような場合は食べたいものを我慢するのではなく，店ではいつものように注文して，それ以外の食事で調整することを勧めています。

　コンビニについても同様に，普段購入する商品が主食・主菜・副菜のどれにあたるかを確認するところからはじめます。コンビニ食の場合は，主食が過多になっていることが多いので，主菜や副菜をプラスする方向で話しますが，予算オーバーが問題になります。そのような場合はスーパーの利用を勧めます。スーパーでは，惣菜や缶詰，カット野菜などを組み合わせることで比較的安価に主食・主菜・副菜をそろえることが可能だからです。また，それぞれの商品について「材料は何か」「調理法は」と自身で気づけるように，普段の購入商品を確認しながら話をしています。

　このような指導をデイケアや個人指導で重ねることにより，体格が改善した患者さんもおり，カードを選びながら楽しく学んでいます。

　一方で，自炊ができなくてもできる範囲の食事の用意をスキルアップすることも大切です。そのまま食べることができるカット野菜のサラダやカット野菜と肉や魚の切り身などを使った鍋，冷凍野菜を電子レンジで加熱し，お浸しや温野菜サラダをつくるなど，自炊を敬遠している人でもとりくみやすい簡単調理も勧めています。

　外食やコンビニ食，自炊であっても，毎日の食事はマンネリ化しやすいものです。カード型フードモデルを用いた指導は基本のパターンをくり返し学ぶ方法です。基本が身につくことで適切なメニューの入れ替えができるようになり，よい習慣や変化のヒントを自ら見つけることができるようになると感じています。　　　　〔柴原奈津子〕

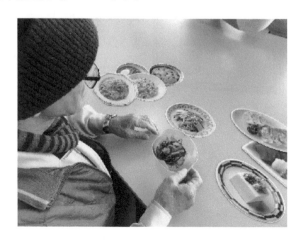

A-2 　自炊できない患者さんは，単品で食事が終わっていて，その食事も同じものばかり食べているのが多くみられます。よって，多種類の食品をバランスよく食べてもらうため，3つの段階を踏んだ指導を行います。

　第一段階は，まず食材に着目させます。単品でも野菜サンドイッチのように炭水化物と野菜類のような組み合わせを選ぶように伝えます。

　第二段階は，多種類のものを選ぶことに着目させます。「サンドイッチ」＋「もう1品」というような選び方を実践してもらいます。この場合，「もう1品」の内容にはこだわりません。パン＋ジュースといった選択でも，「パンコーナー」と「飲料コーナー」に目が向いており，選択の幅が広がっているからです。コンビニや外食を利用の場合は同じ陳列コーナーや好きなメニューに目が向きがちですが，同じところだけではなくコンビニでは冷凍食品や缶詰コーナーなど他のコーナーにも目を向けたり，外食ではいつも好きなメニューが載っているページだけを見るのではなく他のページも見てみたりするなど具体的に例を挙げて選択の幅を広げられるように指導します。その際，言い方には特に注意が必要で，「おにぎりだけではダメですよ」といった否定的な言い方をしてしまうと，患者さんは何を選べばよいか迷ってしまうので，「おにぎりはけんちん汁といっしょに食べると野菜もとれていいですよ」といった提案を入れた言い方をするとよいでしょう。

　第三段階は「もう1品」の栄養素に着目させます。この頃には患者さんが普段摂取できていない栄養素がわかってきます。しかし患者さんは不足しがちな栄養素を含む食品がお店のどこに置いてあるのかわからないことも少なくありません。よって，どの栄養素が不足し，何を食べてほしいのか，また食べてもらいたい食品がお店のどこにあるのかを具体的に示します。「食物繊維が不足しているので」「カウンター横のおでんコーナーで」「大根と昆布を」選びましょうといったように伝えます。

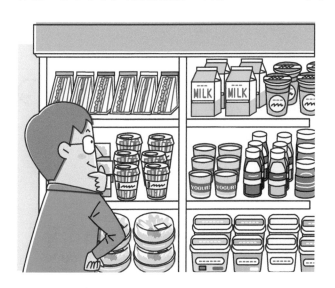

　このように指導したいことを段階的に具体的な表現で伝え，どんな些細なことでもできたことを評価し，患者さんとそれを共有し，次の段階へ進むといったような方法をとることで，患者さんが自ら望ましい食品選択をできるよう指導を進めていきます。

〔滝 由美〕

Q 栄養食事指導で無反応だったり，幻覚や妄想のような話に移行してしまいます。

A-1 　栄養食事指導で管理栄養士が患者さんに話しかけても無反応なことや，こちらが意図する栄養食事指導をしようとしても，患者さんの幻覚や妄想の話に移行してしまうことがしばしばあります。そのような場合，指導中の患者さんの様子を見つづけるようにしています。

　経験から，無反応は初回の指導に多くみられます。問いかけにまったく反応しない場合もあれば，首を振って肯定や否定を表現したり，首をかしげたりします。管理栄養士が思っている以上に患者さんは食生活を指導されることに不安を感じているように感じられます。もしくは対人関係において強い緊張を感じているのかもしれません。このようなケースでは，問いかけに対しての反応を報告書に記します。そのようにすることで，他職種と指導の場面での様子を共有することができ，また経時的に様子を観察することもできます。無反応だからといって無理に反応を引き出そういろいろな質問することは逆にうまくいかないように感じます。また，食事療法を習得する前段階として，ソーシャルスキル（社会のなかで普通に他人と交わり，ともに生活していくために必要な能力）を身につけることは大きな意義があると感じます。あいさつや相談，質問など，食事や生活を通してコミュニケーションをとることは精神科リハビリテーションの一環ともとらえることができるでしょう。

　一方，幻覚や妄想の場合は，患者さんの主張に「そのようなことはありません」と否定的な対応はせず，だからといって肯定もせず，あまり長くならない程度に食事の話に戻すことが大切です。幻覚や妄想のような言動があっても「そのように感じているのですね」と，患者さんのいったことを一旦受け入れてから，異なる視点で食事療法の話に戻すようにします。このときの様子も報告書に書きとめ，情報共有や経時的な観察を行います。

　このように患者さんの様子を継続指導で観察していくと，治療や患者さんの気持ちの変化により徐々に反応が増え，幻覚や妄想のような言動が減ったりすることもあります。

　統合失調症の場合，なにより継続指導が大事なので，指導の感触を悪くして中断させないように心がけることが大切です。患者さんと良好な関係を築き，食事療法の軌道に乗せて改善を図っていくことは，初めのうちは難しく感じるかもしれませんが，指導の経験を積むことでスキルアップにつながります。そして，それが栄養食事指導のやりがいと精神科栄養の専門性につながります。

〔阿部裕二〕

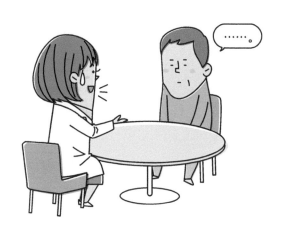

A-2 　症状とはいえ，患者さんの脳のなかで起こっていることは事実だと考えるようにしています。

　無反応に見える場合，栄養食事指導の場面に座っていられるのであれば，無反応に見えるだけなのだろうと考えます。でも，もしかしたらなんらかのサインを返してくれるかもしれないので，表情やしぐさを観察するようにしています。なかには視線を合わさず，無表情で机上の一点を見つめ，しばらく上半身を揺さぶる動作をした後に一瞬だけ顔を上げて「食べた」「おいしかった」などの言葉を返す患者さんもいます。身体の揺さぶり方の変化がだんだんわかるようになりました。

　失敗についても紹介します。患者さんに「間食の状況はいかがですか？」ときいたところ，どのように答えたらよいのかわからず，思考途絶から無反応になってしまいました。そこですぐに「食事以外にポテトチップスやクッキーのようなお菓子を食べますか？」「一日のなかでだいたい何時頃におやつを食べますか？」といった質問に変えました。すると，答え方のヒントを含めた問いかけにすることでスムーズに会話が進むことがわかりました。よって，あらかじめ患者さんの性格や生活背景を把握したうえで，相手が答えやすい質問を準備するよう心がけています。それでも沈黙になってしまうこともあるので，そのときは「眠れないから夜中にお菓子を食べてしまうのかなぁ」などと答え方のヒントになるようなことをつぶやいてみると，会話の糸口になることもあります。

　次に妄想のような話に移行する栄養相談の事例も紹介します。怖い人たちが自宅にやってくるという妄想を現実だと思い込み，暴力的な内容の幻聴に怯えている患者さんです。毎回，この話題からはじまります。このような場合は，患者さんの感情に焦点を当て，「怖い思いをされていてつらいですよね，しんどいですよね」と返し，タイミングを見計らって「私も食事の話をしてもいいですか？」と切り出します。すると少しずつですが妄想の話の時間が短くなっています。この患者さんは周囲が自分の状況を理解してくれず，自身も自信をなくしているので，いつも泣きそうな表情で訴えてきます。否定的な対応を周囲から受けているため対人緊張による防衛的な妄想なのではないかと考えています。

　このようにさまざまな患者さんがいます。統合失調症は慢性疾患なので，食生活の自立に向けたアプローチは，糖尿病などの生活習慣病と同様に必要です。そして，あくまでも食生活の主役は患者さんであることを忘れないようにしています。指導時には，食生活に関する不安や誤解を急かさず丁寧に紐解き，前向きな言葉で肯定的にかかわるようにしています。また，実現可能な成果の出る行動目標となるように相談を進めています。

〔馬場真佐美〕

Q 摂食嚥下の評価やアドバイスはどのように行いますか？

A-1 統合失調症の入院患者さんの場合，精神症状，薬の副作用，セルフケア能力低下による口腔内環境の悪化や，入院環境などにより摂食・嚥下機能の低下をきたすことは少なくありません。特に慢性期の長期入院の場合，やせ・低栄養の傾向から，嚥下障害を引き起こしやすく，誤嚥性肺炎を罹患する割合が高まります。

経口摂取時にむせる，誤嚥性肺炎をくり返すなどの傾向がみられる場合，患者さんの基本情報を調べたうえで患者さんのところに伺い，摂食・嚥下障害評価表（付表2（217ページ））に沿って評価をしていきます。経口摂取の方はこれ以外にも，食事の時間に覚醒しているか，食事形態，食事のペース，スプーンなどのサイズ，喫食時の姿勢，いすとテーブルの高さや距離，両足が床（もしくは車いすのフットレスト）にしっかり着いているかを，実際に食事をしているところで確認します（付図4（218ページ）参照）。

また，介助の場合，介助者の位置，介助方法，スプーン1杯の量，介助のペース（嚥下を確認してから次の介助をしているか）などを確認します。この結果をみて食事内容を決定し，必要に応じて摂食機能療法を併せて行います。

経管栄養や禁食から経口摂取を開始する場合も嚥下評価から食事の形態決定をしますが，ベッド上臥床であれば，筋力低下や廃用症候群（治療により長期間にわたって安静状態を継続することで身体能力の大幅な低下や精神状態に悪影響をもたらす症状）を進行させないために栄養量を確保したうえでできるだけ早期に離床を促します。また，経口摂取をしていない＝口を使っていないから口腔ケアは不要となりがちです。しかし口腔内汚染が誤嚥性肺炎の大きな要因であることを病棟スタッフと確認しておくことが大切です。

嚥下評価の結果から経口摂取可能と判断されても，食事中にむせがあるとその時点で食事を中止してしまったり食事形態を下げたりする傾向があります。しかしよく観察していると，むせの原因として，ポジショニングがきちんととれていない，介助の方法が不適切，一口量が嚥下能力に見合っていない，食事の際に覚醒していないなどの環境による要因が多々見受けられます。ですから，患者さんの嚥下能力に合った食事内容に合わせて環境整備の重要性を看護・介助スタッフにも周知していくことがとても重要です。　〔近藤安恵〕

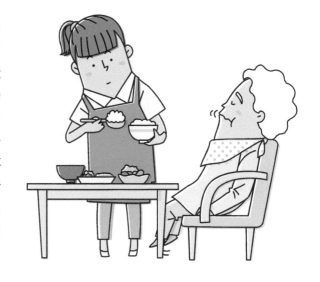

A-2 　口腔内にトラブルがあると摂食嚥下機能は低下します。特に多いと感じるトラブルを表6.1にまとめました。日頃から口腔内チェックを習慣化することが大切です。なお，口腔内チェックする際，ペンライトがあるととても便利です。小さなペンライトで十分なので，日頃から携帯しておくとよいでしょう。

表6.1　口腔内のチェック項目

口腔内の乾燥	☐
舌苔の付着	☐
痰や食物残差の付着	☐
残存歯・義歯の不具合	☐

喫食時の食具やポジショニングなど，摂食嚥下の評価方法については，前の回答で示すものに同感です。ただし，食事介助するスタッフが異なると方法が統一されない場合があるので，使用する食具やポジショニングなど，大切な事項についてはベッドサイドに掲示して情報を共有しておくことをよいでしょう（付図4（218ページ））。

　次に，管理栄養士でも比較的実践しやすい摂食嚥下訓練を紹介します。当院ではパタカラ体操など，間接訓練は管理栄養士が中心に他職種と連携してとりくんでいます。このパタカラ体操ですが，やり方は簡単で「パパパ…」「タタタ…」「カカカ…」「ラララ…」をくり返し発音していきます。それぞれ「パ」は口唇閉鎖の強化，「タ」は舌の先端の力を強化，「カ」は舌の奥の力を強化，「ラ」は舌を巻く力を強化することができます。患者さんが好きな歌の歌詞をパタカラに変えていっしょに歌っても楽しく訓練できます。また，逆に「パ」「タ」「カ」「ラ」を上手に発音できない場合は摂食嚥下機能が低下している可能性が考えられます。もちろん，発音できない人がすべて摂食嚥下機能の低下というわけではありません。しかし，統合失調症患者さんは舌の力が低下しているという報告もあるので，日常会話においても意識して観察することが大切です。また，訓練でベッドをギャッジアップする際は看護スタッフにお願いするようにします。患者さんには輸液ルートや尿道カテーテルなど，さまざまなチューブ類が接続されている場合や，身体拘束されている場合があります。無理にギャッジアップすると思わぬ事故につながるので，医師や看護師など，他職種と連携しながら進めていくことが大切です。

〔石岡拓得〕

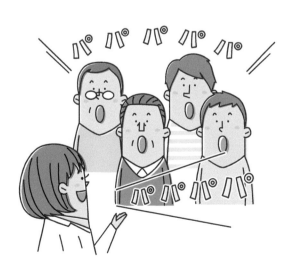

6.2 うつ病

> **Q** 患者さんが朝起きられず，朝食が食べられません。

A-1 これまでの経験における患者さんとのやりとりからポイントを示します。

 「朝食が大事なのはわかっているのですが，朝どうしても起きられなくて，最初の食事は昼頃になります」

　まず，患者さんからの訴えや身体症状などから相談内容を確認します。この発言から患者さんは朝食の重要性はわかっており，朝起きたい気持ちも感じとれます。

　次に1日の生活状況を聞きとり，生活パターンを把握していきます。

 「コンビニのシフトが夕方から深夜が多くなってきました。帰宅は23時か24時で，就寝は3時くらいになります。朝は10時くらいに起きます」

　ここで起床時間から就寝時間までを把握し，睡眠時間がきちんと確保できているか，生活のリズムが整っているかをチェックします。就寝時間が遅くなってしまう理由がわかっているので，まずは深夜までの仕事に対しての労をねぎらいましょう。その際，声のトーンや表情に気をつけ，平坦な言葉にならないよう心がけます。

　それから1日の食事摂取状況を把握していきます。

 「朝食はここ1年食べていません。起きる時間が昼食の時間です。昼食は家にあるものを食べます。カップラーメンやうどんが多いです。夕食はコンビニの弁当やパンを20時くらいに食べ，深夜に帰宅後，家にあるものを食べます」

　この時点では食事の時間帯，内容には触れず，食事がとれていることを褒めます。仕事するためには食事は大切だということを伝え，現在の状況に共感します。この共感をくり返すことで，患者さんの表情が和らぎ，コミュニケーションがとりやくなります。

　患者さんのおおよその状況がわかったところで，現在の食事のとり方や内容をいっしょに振り返りながらアドバイスをしていきます。最初の発言から，患者さんは朝の起床と朝食の大切さを理解していることが把握できました。現状とは別に，本来は朝食を食べられるようになりたいという意志があることをくみとり，次回の栄養食事指導へとつなげていきます。　　　〔瀧下淳子〕

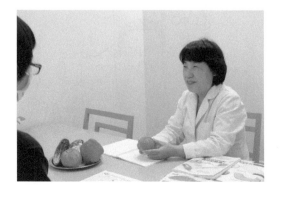

A-2 　朝食の改善を図る際，前日の夕食時間や夕食後の間食，夜食の有無について確認します。うつ病の患者さんは，起床が遅くなって生活が不規則になり，食事の時間が乱れていることが少なくありません。そこで，夕食の時間が遅くなり，それに合わせて就寝時間が遅くならないように食生活の修正をしていきます。また，夜遅くまで起きていて，菓子や飲料などの飲食を続けたり，不眠で眠れないため夜食をとったりすることがあるので，夜遅い時間の食事は睡眠のほかに体重増加や翌朝の消化不良に影響しやすいので是正する重要性を示し，行動修正できるよう促します。患者さんからは「寝る前に少し食べたほうが眠れる」といった声もよく耳にしますが，可能であれば上記の理由により控えるよう勧めます。しかしどうしても，という場合はコップ1杯のホットミルクを勧めています。栄養成分云々よりも時間をかけて摂取できるため過食を抑えることや，ホットミルクで温まった身体がゆっくり元の状態に戻る状況から入眠しやすくすることがねらいです。

　朝食では，うつ病患者さんの目覚めがよくないことや，午前のうつ症状の強さから食事ができないことがあります。朝食を摂取しないことはすでに習慣化されていることも少なくないので，朝食摂取を勧める際には常備しやすく，食べやすいヨーグルトやゼリータイプの栄養補助食品などから提案をしています。食事の用意を簡単にすることも大事なことなので，前日に翌朝の食事を用意してすぐに摂取できるようなアドバイスをします。

　生活のなかでは日光を浴びることも大事です。そこで，回復期で活動が許容されている患者さんには日中に身体を動かすように促し，昼型の生活習慣の形成につなげていきます。しかし生活の改善や朝食の摂取は思うように進まないこともあります。そのようなときは，あれこれと提案せずに緩やかにブレーキをかけて見守る指導に切り替えるようにし

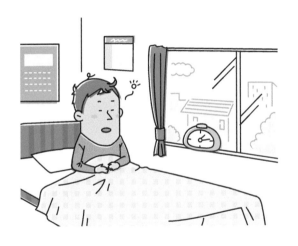

ています。ありのままの状況を認めて，小さな成功体験を積み重ねることができるようなかかわりを心がけています。朝食を食べるという大きな目標をいきなり目指さずに，患者さんが考えたこと，やってみたこと，感じたことを言葉にして表現できることの回復も含めた経過を患者さんそれぞれのペースのスモールステップでともに歩むようにしています。

〔馬場真佐美〕

Q うつ病に多い食生活にはどのようなものがありますか？

A-1 食生活につながる要因と経験から記します。

①抑うつ症状の日内変動：うつ病では，朝は調子が悪く，夕方頃から少しずつ活動できることが多いです。朝食は食べなかったり，昼食や夕食は食事時間が遅くなったりします。夕食1食で多量に摂取する場合や，食べると眠れたという経験から，寝る前に食べる習慣がついてしまう場合もあります。このような点から，規則正しく3食の食事をすることが困難な人が多くみられます。

②行動面や生活状況：外出が難しく，出前をとるには最低限の注文が必要なため2人前注文し，2人前を一度に食べますという患者さん，また人に会うのを避けるため深夜のスーパーに行き，野菜や惣菜などが残っていないことにより食事が偏る患者さんがいました。このほか，金銭面に余裕がない場合も多く，安価ですぐ食べられるパンやおにぎり，カップ麺など炭水化物に偏る傾向があります。このように，行動面や生活状況が食事に影響し，栄養素の偏りや過不足につながることがよくあります。

③仕事の影響：就労している人の場合は，残業などでストレスを感じると，夜遅い時間に過食してしまい，それが自己嫌悪になると話してくれました。また食事をすると眠気が生じ，仕事に支障が出るので朝食は食べず，昼食も量を少なくし，夕食で過食してしまうとのことでした。このような場合，仕事のストレスを考慮し，患者さんが実行しやすい食事療法をアドバイスすることがとても重要になります。

④高齢患者：高齢者でも，独居や高齢世帯による調理の困難があったり，食材の調達に不自由したりすることがあります。そこにうつ症状が伴うと，さらに困難さが増し，栄養不足や体重減少に発展しやすくなります。うつ病とサルコペニアは関係することがあるため，高齢のうつ病患者さんの食事摂取量や栄養状態の確認と，そのアドバイスは管理栄養士の重要な役目になります。

　食事と栄養は精神症状にも影響することを伝えます。炭水化物に偏る食事は，たんぱく質，ビタミン，ミネラルが不足し，うつ症状を悪化させます。基本はおかずを食べることで，主食のほかにたんぱく質と野菜を加えることを指導します。たんぱく質では，ハム，サラダチキン，チーズ，卵，納豆，豆腐，魚肉ソーセージ，鯖缶など，調理せずに食べられる食品のほか，ジュースを牛乳や豆乳に代えることを提案します。野菜はそのまま食べられるトマトやキュウリ，もずく，のり，乾燥わかめ，冷凍野菜，野菜ジュースなどを提案します。そのうえで，患者さんが「これならできる」と思うものを提案し，変容を促します。

〔小池早苗〕

A-2 サンプルは少数ですが，当院の外来を受診するうつ病の患者さんを対象に行った食生活調査結果を下記に示します。

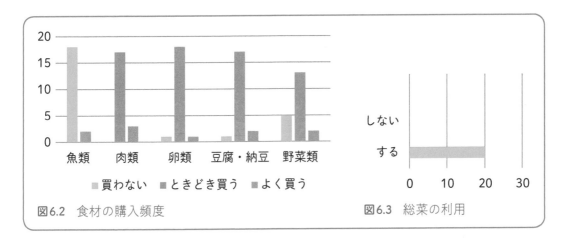

図6.2　食材の購入頻度　　　　図6.3　総菜の利用

表6.2　よく購入する食べ物

よく購入する食べ物			
総菜パン	菓子パン	サンドイッチ	おにぎり
ソーセージ	ウインナー	ちくわ	納豆
唐揚げ	天ぷら	レトルトカレー	ラーメン
ひじきの煮物	なます	トマト	きゅうり
炭酸飲料	スナック菓子	チョコレート	

　食材の購入頻度（図6.2，図6.3）では，調理が簡単なことが選ばれる要因として大きいです。これはよく買う食べ物の質問でも同じで，手軽に食べられるものが多く選ばれる傾向にあります。この結果は毎回同じ傾向にあるため，うつ病の患者さんの食生活のなかで調理の負担が少ないことや，簡単に食べられることが特徴であることがわかります。また，よく購入する食べ物では，パン，おにぎり，ラーメン，菓子などの炭水化物を多く含む食品の割合が多い傾向にあります（表6.2）。これらの食品は購入しやすさと食べたいときにすぐ食べられるといった気軽さの2つの利便性を兼ね備えています。このような傾向を把握したうえで各々の患者さんの食生活改善にとりくみます。　　　　　〔瀧下淳子〕

Q 食欲不振が改善されたら過食ぎみなのですが，どうしたらよいですか？

A-1 　まずは，食欲不振が改善されたことを評価します。次に，食事内容について質問をしていきます。質問は，患者さんが自由な発想で返答しやすい形式にすることを心がけます。また，患者さんからの返答に対し頷き，共感，くり返しなどを行い，患者さんに安心感をもってもらえるような工夫をしていきます。

「食欲について教えていただけますか？」

「今までは食欲がないときも空腹感はありましたが，「食べたい！」という欲求はありませんでした。でも最近は同じように空腹感を感じたとき，「食べたい！」「今まで食べてなかったから少しぐらいいいか」という気持ちになり，食べすぎてしまうことが多くなってきました」

「そうですよね。私も好きな食べものだとつい食べすぎてしまうことがあります」

　患者さんの気持ちを否定せず，共感の言葉を伝えます。あるがままを受け入れることで，患者さんが自分の気持ちを話やすい雰囲気づくりをしましょう。

「食べているときは安心できるんです。でも食べ終わってしばらくすると，また不安になってチョコレートやポテトチップスに手が出てしまいます」

「食べると安心できるのですね。でも，食べ終わると不安な気持ちになるのですね」

　患者さんの気持ちのままをくり返し確認することで，「話を聞いてもらえているのだ」という安心感を得てもらえるよう心がけましょう。

「どのような不安かきかせていただけますか？」

「食べはじめたら止まらないんです。でも太るのも怖いです」

　「食べはじめたら止まらない」という不安に対しては，1日分の食べる量をとり分けておくことや好きな間食の買いだめをしないなど，実際の食習慣と照らし合わせ，より具体的なアドバイスを行いましょう。「太る」という不安に対しては，太りにくい食べ物や食べ方を紹介します。しかし，管理栄養士のアドバイスに対して患者さんが納得しないこともあります。そのような場合は，患者さんの訴えを真摯に受け止め，話をよく聞き，寄り添いながらサポートしていくことが大切です。

〔瀧下淳子〕

A-2 うつ病の回復期では過食や間食量の増加がみられることがあります。食欲のコントロールが難しい場合，患者さん自身も戸惑ったり，悩んだりすることがあります。この時期の患者さんは，一見するとよくなったようでも精神状態の〝揺れ〟がみられます。そのため，否定的に受け止められない対応に気をつけます。

表6.3 「過食がやめられない」と相談されたときの応答例と患者の心の声

例	応答	患者の心の声
①	過食は精神症状のひとつなので主治医と相談してみてください。	精神症状？ 何のための専門家なの？ かかわりを避けているのかな。
②	過食をしたくなっても我慢してください。	我慢が足りないってこと？ 私の努力不足なんだ。
③	おそらく不安があるから食べてしまうのでしょうね。	不安があるなんて一言もいっていないのに決めつけないでほしい。
④	過食がやめられないとつらいですよね。困りますよね。	困っていることをわかってくれた。この人に相談してみよう。
⑤	過食をやめられないことに困っておられるのですね。	この人は理解しようとしてくれている。信頼できそう。

④の支持的な態度や，⑤の理解的態度を心がけます。

一方で，食事摂取量の評価は十分に行い，実際にどの程度の栄養摂取量か，どれぐらい過剰なのかを評価します。うつ病の回復期では，しばしば食欲が増したり，急性期の食欲不振だったときの食事量や減少した体重と比べて，その変化に困惑してしまったりすることがあります。適切に食事摂取量を評価して，どのように改善するとよいか具体的なアドバイスをします。もし回復過程の増加の範囲であれば，それを示すことはとても大事です。また，食事量の調節だけではなく，回復期であれば医師の許容する範囲で活動量の調節を図ることもできるでしょう。臨床検査数値や処方内容，患者さんの意向をくみながら安心感を与えられる指導をすることも必要なテクニックです。

食欲コントロールの不全感によって患者さんが罪悪感や自己評価の低下をもたないように，実施の有無にかかわらず落ち着いて，いつでも変わらない態度で接するようにしています。

〔馬場真佐美〕

抑うつ状態が強い場合，栄養食事指導はどのようにしたらよいでしょうか？

A-1 抑うつ症状が強いときは，指導の負担を減らして患者さんの休息と心の安定をサポートできるようにするとよいでしょう。そして，外来と入院の場合とで分けて考えます。

　外来の場合，強い抑うつ症状を伴った患者さんに対して初回の栄養食事指導が依頼されるケースは極めて少ないです。どちらかというと，継続指導中の患者さんが調子を崩して抑うつ症状が強まって来室するケースのほうが多いです。症状の程度にもよりますが，明らかに抑うつ症状が強く，心のエネルギーも憔悴している状態であれば，短時間で終えるように進めていきます。うつ病は食欲不振を認めることが多いため，まずは食事や水分がどれぐらい摂取できているかを確認します。継続している患者さんは普段の食生活が把握されているので，どのように変化しているか，最低限の栄養補給ができているかなどを確認します。栄養のバランスよりも補給することを優先に考えてもよいでしょう。理想としては規則正しい食事が重要ですが，状況によっては栄養補給を優先させて食べられるときに食べてもらうことが大事になります。無理な励ましや説教じみた対応は禁物で，支持的なかかわりを大事にします。外来で経過観察する場合は通院の間隔が短くなることが多いので，次回の診察時に負担にならない程度で継続して食生活の様子を把握し，食事摂取を支えることが大事です。

　抑うつ症状が強く，入院となった患者さんに対しても栄養評価や栄養管理計画によって入院早期から管理栄養士がかかわる機会は増えています。特に重症で入院となる患者さんにとって入院初期は休息と治療が重要な時期になるので，管理栄養士が聞きとりなどで患者さんに負担をかけないよう心がける必要があります。食事や嗜好についてはチーム医療で看護師から情報を集めるのもよい方法です。入院の場合も外来と同様，無理に励ましたりせずに支持的にかかわり，入院中の栄養管理はチームで行っていくなど，患者さんに安心感を与えるように接するとよいでしょう。

　外来も入院も症状が落ち着けば，医師と相談のうえ，これまでの栄養食事指導を継続したり，退院に向けての食事のアドバイスを検討したりしていきます。

〔阿部裕二〕

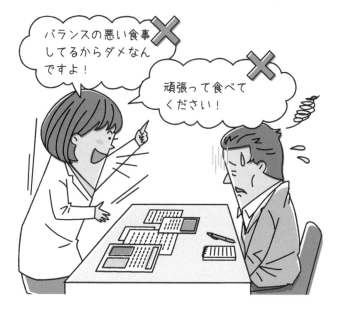

バランスの悪い食事してるからダメなんですよ！

頑張って食べてください！

A-2 抑うつ状態が強い患者さんには，〝やる気がしない〟〝食欲がわかない〟〝時間的不規則〟に配慮したアプローチをしていきます。

　〝やる気がしない〟患者さんには，調理をしなくてもそのまま食べることができるお弁当やおにぎり，惣菜などの市販の食品活用の仕方をアドバイスします。市販品を選ぶこと自体悩んだり，考えこんでしまったり負担になる場合もあります。そこで，食事の量，油や糖分，塩分の過不足を確認する方法について，主食量はおにぎり○個分などの目安量を示したり，肉がメインのお弁当が続いたら次は魚をメインにしたお弁当を選ぶ，パック醤油は全量使わないなどを伝えます。外食が可能な場合は，外食の写真を見ながら定食形式のほうが栄養のバランスがとりやすいことを確認していきます。

　〝食欲がわかない〟患者さんには，欠食を予防するため，手軽に食べられるものを常備することを勧めています。ボリューム控えめであっさりしているものが好まれます。もちろん本人が食べやすいものが優先ですが，お菓子やジュースよりはおにぎり，サンドイッチ，牛乳，豆乳，ヨーグルト，果物など栄養面で偏らないようにいくつか食品を例示すると，患者さんから考えつかなかったので参考になったといわれます。

　〝時間的不規則〟な患者さんには，3食規則正しく食べることにとらわれずに食べる分割食や間食の活用を伝えています。遅い夕食時間や深夜の飲食は胃腸の負担となるため，本来ならば勧めることはできませんが，空腹で眠れないという患者さんもいます。そのような場合は，のり巻きやいなり寿司，サンドイッチ，具だくさんのスープ類を活用してみることを提案しています。

　抑うつ状態の強い時期の患者さんの指導中の会話では思考を要する問いかけを控えています。具体的な献立や食品の例示や，二択のクローズド・クエスチョンを適宜とり入れると会話がスムーズになり，患者さんの表情が少しほぐれる印象がみられます。

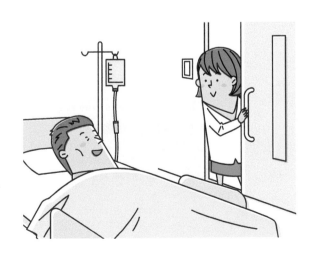

　人とかかわることや，話すのも億劫になるような抑うつ状態が強いしんどい時期は，経験上，こちらがどうにかしなくてはと焦ると，期待に応えなければいけないと患者さんが感じてしまうような気がします。そのため，ゆっくりと待つような接し方を意識しています。顔を見せるだけや，声かけ程度にするなど，コンパクトな接点を持ち続けてかかわりが途切れないようにしています。

〔馬場真佐美〕

うつ病に関係の深い栄養素についてはどのようにアドバイスしますか？

A-1 　うつ病に関係の深い栄養素は栄養食事指導のなかで食生活の状況と臨床検査数値から確認し，患者さんがどのようにしたら適正な摂取につながるかを考えて指導します。

　表6.4 はうつ病の患者さんに多い食生活をまとめたものです。うつ病の患者さんの食事の聞きとりでは，一般と同様に食事の様子を確認していきますが，そのなかでも栄養素の過不足はないかを調べながら進めていきます。なかには，サプリメントや健康食品を利用している場合もあるため，その確認も怠らないようにします。そして，聞きとり時点の食生活を確認します。可能な範囲で，どのくらいの期間そのような食事が続いているかなどを確認すると，栄養素の過不足の状況がわかりやすくなります。ただし，聞きとりだけで栄養素の過不足を判定できるかというと十分ではありません。最近では栄養学的な検査が可能なため，血液検査によるビタミンやミネラルの評価がされていれば，その数値も参考にするようにしています。それらの評価をもとにアセスメントをしていきますが，なるべく患者さんにわかりやすく説明し，具体的な摂取方法を提示します。患者さんがうつ病であることに配慮して，これまでの食生活を否定しないようにしたり，なるべく負担の少ない方法を提示したり，適正摂取による効果などをアドバイスすることが望ましいです。

　サプリメントや健康食品は簡便に栄養補給がしやすいのがメリットですが，食事の評価を適正に行ってアドバイスすること，多種の摂取によって過剰摂取していないかを確認すること，医薬品との相互作用について確認することを留意しておきます。

　また，栄養素の充足による抑うつ症状への効果が報告されてきており，期待も高まっていますが，精神科での薬物治療や精神療法を怠らないように伝えていくことも必要かつ重要なことです。

〔阿部裕二〕

表6.4　うつ病患者にみられる食生活の特徴

●食欲不振	●朝食の欠食
●摂食嚥下機能の異常	●食事時間の乱れ
●手軽な食事（弁当，ファストフード，パンなど）	●過食
●偏食	●健康食品やサプリメントの過剰な利用
●野菜の摂取不足	●メディアの情報からの影響
●間食・夜食の実施	

〔阿部裕二・笠原康平，臨床栄養，表2, 133 (3), 284-289, 2018 より引用改変〕

A-2 うつに関係の深い栄養素を指導するときのプログラムを紹介します。

まずこのプログラムでは患者さんに自宅での食事内容を書いてもらいます。自宅での食事を記入するということがポイントで，患者さん自身に食事内容を把握させることが大切です。また，ここでは外食ではなく，あくまでも自宅を重視します。外食中心の患者さんもいますが，朝食は自宅で食べていることが多いので，朝食だけでも記入してもらいます。記入を終えたら，五大栄養素とそのはたらきについて説明します。その後，患者さんが記入した料理に含まれる食材を書きだしてもらい，栄養素ごとに色分けしてバランスをみてもらいます。ここから，うつと関係の深い栄養素，食材，心身症状（不足するとイライラ，不安，疲労などの原因となるもの）について指導をはじめます。その際，本書籍の編著者である功刀先生監修の『今ある「うつ」が消えていく食事』（マキノ出版）を活用します。

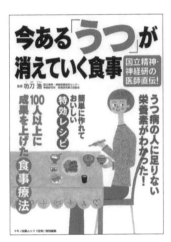

次に，習熟と実践の点から，例題の食事のなかにうつと関係の深い栄養素がいくつ含まれているかをクイズ形式で指導します。

例① 菓子パン　コーヒー　バナナ
例② ごはん　味噌汁（豆腐・わかめ）　焼き魚　青菜のごまあえ
例③ 食パン　目玉焼き　野菜サラダ（レタス・トマト）　牛乳

クイズを通して，どの料理や食品にうつと関係の深い栄養素が含まれるのかを確認してもらいます。そして，患者さんが最初に記入した食事内容をみてもらい，不足している栄養素の確認をしていきます。患者さん自身で栄養素の不足やバランスの不整を気づかせることで，何を加えたらよいのかを考えながら食事内容の改善方法をアドバイスします。一連の指導後，一人ひとりの食事の評価を行いますが，ひとつでも不足していた栄養素が改善されていれば，そこを褒めていきます。最後のほうでは，患者さん自身が振り返ることにより，「自分で料理をしてみようかな？」「朝ごはんは元気の素ですね」「疲れがとれないのは鉄分が不足していたのかな？」などの声がきかれるようになります。そこから食事への興味，栄養素と食品についての関心をもつきっかけにつなげていきます。〔瀧下淳子〕

6.3 発達障害・知的障害

Q いつも決まった食行動があってなかなか改善できません。

A-1 問題と考えられる食行動をすべて栄養食事指導で是正すべきか，というと，必ずしもそうではありません。患者さんの状況を考えたうえで，ときには十分な観察・評価のもとで見守ることや方針の検討を行うことが大事なことがあります。

以前，自閉スペクトラム症をもつ成人の患者さんのお母様と支援者の方が指導を希望して来室しました。患者さんが作業所に到着すると必ず特定メーカーのりんごジュースを飲むという食行動があり，体重管理のためにジュースをやめさせたいとの相談でした。お母様と支援者の方でジュースをやめるよう説得をしたそうですが，患者さんが不機嫌になり，説得は失敗に終わったそうです。患者さんはというと，体重増加による肥満はありますが，特に血糖値や脂質代謝に異常はなく，作業所へも真面目に通所していました。そこで今回，管理栄養士から指導があればジュースを飲む行動をやめるのではないかと期待して来室されました。

しかし私は疑念を2つもっていました。ひとつは体重増加の要因はりんごジュースのみなのだろうか。もうひとつは特に重要なのですが，りんごジュースを無理に介入することで家族や支援者，病院との関係悪化や，作業所への通所が破綻しないかということです。

そこでまず，お母様と支援者の方の希望を叶えるため，患者さんにジュースを控える提案をしてみました。しかし案の定，患者さんはジュースを飲む習慣をやめるつもりはなく，抵抗を示しました。すぐに方針転換をして歩くことを勧めたところ，それは受入れがよく，家族が行っていた犬の散歩を替わって行うようになりました。その後，患者さんの体重増加は止まりましたが，減量には及びません。そこで，患者さんとお母様と関係を築きながら指導を継続したところ，お母様も少しふっくらしてきたように感じられました。しかしお母様は食事ではなくジュースが肥満の原因だと思っているので，食事の様子を少しずつ確認していき，少しずつ食事の是正を進めていきました。

すごく遠回りをしているように感じられるかもしれませんが，患者さんの社会参加をなくさず，本人がとりくみやすい方法を探して健康な方向へ導くこと，また家族の意向と理解に時間をかけて改善へと運んでいくことが大切です。

〔阿部裕二〕

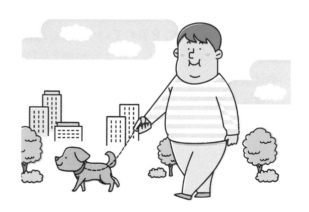

A-2 　栄養食事指導で経験したケースを紹介します。精神遅滞のある60代男性患者さんの決まった食行動は菓子パンとバナナを食べることでした。食事記録には3食の食事の様子が詳細に書かれているのですが，肝心の菓子パンとバナナの記載はありませんでした。そのため，当初はこの食行動に気づかず，徐々に体重が増える原因を探すのに苦労していました。本人も「ウォーキングもはじめたのにどうして体重が減らないのかなぁ」と悩んでいたほどです。しかしあるとき，訪問看護師からの情報で，患者さんが菓子パンとバナナを過食していることがわかりました（患者さんのお気に入りの場所に菓子パンとバナナを置いて隠していた）。ただし，指導では直接その状況を患者さんに問うのは避け，最初は食べてほしいと指導していた納豆・豆腐が毎朝摂取できていたので，まずはそこを褒め，少しずつ核心に迫っていきました。「食べたものは全部書いていますか？」と聞くと，「全部書いています」と答え，「果物やパンなどは食べないのですか？」と聞くと，「それは食事ではないので書いていません」と答えました。その回答を最初に聞いたときは衝撃を受けましたが，本人には「果物とパンは食事ではない」という認識が強く，それらの食事のエネルギーが高く，体重増加につながりやすい食品であるということはまったく理解されていませんでした。患者さんにとって菓子パンや果物は食事ではなく間食（おやつ程度）とされ，食に対する認識や理解は十分でなかったのです。その後，指導でその点も含めた教育を行いましたが，食事記録に間食の記入は1週間に1回くらいしかありませんでした。間食の食べすぎに対する後ろめたさはあるものの調整ができず，体

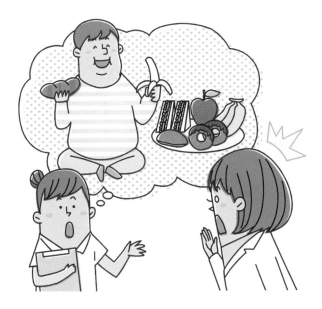

重は増加し，デイケア参加での運動プログラムが加わることで，やっと体重増加は留まる方向に落ち着きました。

　この症例で感じたのは，多職種との情報共有・連携による効果の大きさと患者さん特有の認識や理解を把握する難しさでした。患者さんと接しているスタッフはこの点を十分承知しているので，情報共有・連携を大切にして支えていけるようにするとよいのではないでしょうか。　　　〔井上久仁子〕

6.4 摂食障害

Q 細かなエネルギーや栄養量，食事量の話に終始してしまいます。

A-1 神経性やせ症では肥満恐怖があり，食べ物や栄養素によって太ってしまわないかで頭のなかがいっぱいのことが多いです。そのため，栄養素や，その量に強い関心やこだわりをもっていることがあります。そのような患者さんに栄養食事指導をしていると，全例ではありませんが，細かいエネルギーや栄養素の質問に終始してしまうことがあります。なかには，食品成分表を暗記しているのではないかと思うくらい，1 kcal の単位までこだわる患者さんもいます。

そのようなケースにおいて私は「そういう状態なのだな」ととらえるようにしています。つまり，患者さんは，管理栄養士を前にしても食品に含まれる栄養素が多いか少ないかで頭のなかがいっぱいな状態だということです。経験的には栄養不足が高度で，長期間に及ぶほど細かい栄養量へのこだわりや，どちらを食べたらより栄養量が少ないかの考えが強まるような印象があります。逆に，栄養量にこだわりながらも病院食や栄養剤によって栄養が充実してくると，このような症状は薄らいでくることもあります。

患者さんからの質問に管理栄養士としての知識を試されているようにも感じてしまいますが，栄養が充実されて考え方が変化してくることを期待して栄養改善を進めていくことが大切です。

患者さんの栄養量に関する質問に管理栄養士としてある程度答えることは必要ですが，指導の場が「これは何 kcal ですか」「○○ kcal です」の一問一答では栄養食事指導としての深みを感じず，そこを強化することはあまり勧められません。数字を示すことで安心感につながり，栄養摂取量の増加につながるのであれば患者さんにとってメリットになりますが，単に何かが何かと比べて栄養量が多い，または少ないといった知識の供与では

せっかくの指導の場がもったいなく感じます。栄養食事指導では，栄養摂取の重要性や患者さんの栄養に対する誤解を修正するなどの栄養教育を施行していくことが理想的です。そして，たとえ栄養素の話に終始したとしても，その状態を連携する多職種チームで共有し，どのような方針で治療を進めていくのか，対応を検討していくことがいちばん重要です。　〔阿部裕二〕

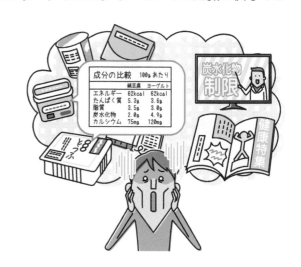

成分の比較　100g あたり

	絹豆腐	ヨーグルト
エネルギー	62kcal	62kcal
たんぱく質	5.3g	3.6g
脂質	3.5g	3.0g
炭水化物	2.0g	4.9g
カルシウム	75mg	120mg

炭水化物制限

健康特集

A-2 　治療の必要性など動機づけにかかわるところは医師に話をしてもらうことが望ましいでしょう。よって栄養食事指導では，動機づけを確認しつつ，そのために栄養が必要であることを説明します。月経が停止している若い女性には，月経を再開するには体重，体脂肪が必要であることを伝え，筋肉や骨密度が低い場合には，将来骨粗しょう症や寝たきりのリスクが高くなるなど，少しでも栄養摂取につながるようにアドバイスします。

　神経性やせ症では，エネルギー量を増やすことが必要です。しかし，頭ではわかっていても，これまでの食行動を変えることができない場合が多くみられます。ですから，それまで体重増加を恐れるため「悪」としていた炭水化物や脂質が身体にとって必要であると教えることも必要です。

　患者さんのなかには食事のエネルギー量やご飯の量にこだわりが強く，「いつもよりご飯が多い」との訴えが続くこともあります。本人にはきちんと計量していることを伝え，安心するように伝えます。量や，このエネルギーは正しいのかなど細部にこだわりますが，そのようなときはなるべく丁寧に答えるようにしています。そして患者さんが落ち着いた頃を見計らって，摂食障害において本当に問題なのはご飯やおかずの量が少し違うことなのか？と考えてもらえるアプローチ方法をとります。体重の増減や細かな数値にこだわる患者さんに管理栄養士自身が振り回されないようにしないといけません。そして不安が強いことを理解し，安心感をもてるような声かけをし，必ずよくなると伝え，管理栄養士自身もそう信じることが大切です。

　神経性やせ症のなかでも過食嘔吐型の人には，過食を防ぐためにも，規則正しい食事をする意義や，極端な食事制限をしないように伝えます。この疾患の患者さんは，食べるか食べないかを極端に考えたり，エネルギー量ばかりに注目してエネルギーの低い野菜ばか

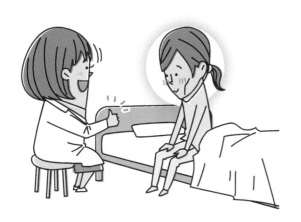

り食べる傾向があります。しかし人間というのは，食べなかったり，エネルギーが不足したりすると身体の防御反応として過食になります。そこで，質と量ともにバランスよく食べる，食事時間を空けすぎないことが大切になります。よって，入院生活も上記のことを理解するきっかけのひとつになるのではないでしょうか。　　　　　〔小池早苗〕

病院食で栄養量を増やす際はどのような指導をしたらよいですか？

A-1 　神経性やせ症でるい痩が顕著な場合は，本人の自覚症状と病状の危険度が乖離していることがいちばん問題となり，治療を進めるうえで動機づけが大切です。そこで当院では，医師から指示される栄養量になるように，病院で提供する食種から提案します。

　まずはエネルギー調整食で徐々に増やすことを提案します。摂食障害では強迫的に考え，決まった食べ方や食べ物へのこだわりがあり，エネルギー調整食ではうまくいかない場合もあります。そのような場合，医師から患者さんと相談するよう指示があり，約束食事箋をもって患者さんと相談します。さまざまな食種から主食量や主食の種類を変更することで医師の指示に合う，本人が納得するものを探していきます。患者さんのなかには好き嫌いが多い人もいますが，基本的に病院のルールに従い，アレルギーや体調が悪くなる食材以外は受けません。ただし，おなかの調子を崩しやすいときは主食を粥に変更し，潰瘍食などの消化がよい食事にします。揚げ物を受けつけないときは低脂肪食や潰瘍食を検討します。どうしても食事だけで目標を満たせないときは半消化態栄養剤や栄養補助食品の利用など，医師の意向も確認しながら折り合いをつけていきます。くり返し栄養プランをいっしょに考えることは時間がかかりますが，そこが大切で，管理栄養士の大きな役目になります。

　また，食べ方や食べるスピードが個性的な患者さんもいて，人前で食べられない，ご飯を一粒ずつ食べるような食べ方で1時間以上かかる，数字にこだわりがあり数分前になると食べるスピードが速くなることがあります。

　このように，患者さんの特徴はさまざまです。なかには表面的に自立を装っていても実は依存が強く，自己評価が低く，強迫的に考え，0か100という極端な思考をすることもあります。そこでまずは，食べることで体調がよくなること，食事をきちんと食べることはよいことだということが自覚できるように話しかけて指導していきます。その際，自己肯定感を高めるような声かけ，褒めて伸ばすことを心がけています。

〔小池早苗〕

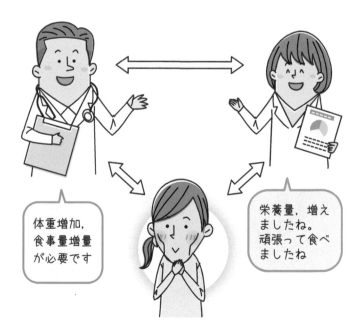

体重増加，
食事量増量
が必要です

栄養量，増え
ましたね。
頑張って食べ
ましたね

A-2 　摂食障害の入院患者さんは拒食していた期間が長く，病院食で栄養を増やしていく際に，食事量へ抵抗感を示し，思いどおりに栄養量を増加できないことがあります。その際，次のような栄養管理の提案や栄養相談を行っています。

　食事量に抵抗のある患者さんには，おかずを半分量に盛りつけたり，主食量を減らしたりなどの食事量の調整をし，視覚的にも食感的にも負担の少ない食事からはじめることがあります。エネルギー調整食を用いることもありますが，単に食事量を減らすだけでは目標とする栄養量の確保が難しいため，確実に食べられる食品を相談し，食事に付加して提供し，食間に食べてもらうようにすることもあります。当院では，衛生上のことを考慮してブロックタイプの栄養補助食品など，常温保管が可能なものなどを活用しています。

　また，栄養量が増加する際に病院食と並行して栄養補助食品を用いることもあります。医師からその選択を委ねられている場合は，管理栄養士が病室を訪問し，液体やゼリータイプなどの食形態や，栄養剤のフレーバーなど選択肢を紹介します。可能であれば試飲をしてもらい，患者さん自身が納得して選択したものを病院食に付加して提供します。補助食品を提供するタイミングも患者さんと相談して決めます。このように，栄養量の増加を試みている期間は，安定するまでは摂取状況を頻回に確認して調整をくり返していきます。

　一方で，患者さんのなかには固形物を食べることや咀嚼_{そしゃく}することが難しい場合もあります。その際には食形態の検討を行って，軟菜食や場合によっては形態調整食にしたり，主食の調整を図ったりすることもあります。その場合も患者さんにとって食べやすい食形態となることと目標とする栄養量が摂取できるように相談することもあります。このように栄養量を増加している間は医療者にとっても患者さんにとっても思うように食事の増量が進まないことが多々ありますが，患者さんを支えつつ栄養補給ができるように相談・指導をしていきます。

　相談時には，患者さんの栄養量が増加することに対する不安や葛藤などの気持ちを温かく受け止められるようなかかわり方を心がけています。また，食べ物の話題だけではなく，ふらつきやめまい，疲れやすさ，歩行不安定さなどの患者さんが自覚している身体症状の有無を確認したり，「買い物に出かける」「映画鑑賞に行く」などの食べることに向けた動機となるような具体的な目標を，自然な会話のなかから探すようにしています。

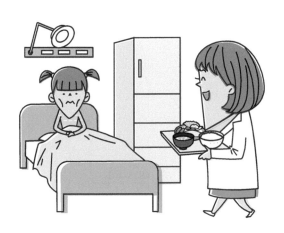

〔馬場真佐美〕

6.5 アルコール依存症

Q 食事内容の改善を指導する際に心がけたほうがよいことはありますか?

A-1 依存症の飲酒の危険な状況として，表6.5に示すHALTという感情を抱いたときにアルコールに再び手を出しやすいとされています。そのなかでも「H　空腹感を感じたとき」の飲酒欲求に対処するために身近な食事で対処できる方法を紹介します。

表6.5　依存症の再飲酒しやすい危険な状況（HALT）

H	空腹のとき：Hungry
A	怒っているとき：Angry
L	孤独でさびしいとき：Lonely
T	疲れたとき：Tired

アルコール病棟の入院治療の一環として「空腹時に手早くつくることができる料理で，飲酒欲求に対処する方法とその調理した素材の栄養素について学ぶ」という目的の作業療法で調理プログラムを実施しています。調理プログラムを通して，料理経験が少ない人でも簡単に調理できる缶詰（付図5（218ページ））や惣菜を用いた時短調理を体験してもらいます。プログラムで調理による飲酒欲求に対処する難易度を下げ，飲酒欲求を抑えることで調理が再飲酒を防ぐ方法のひとつになります。

HALTの「ALT：A　怒っているとき，L　孤独でさびしいとき，T　疲れたとき」を感じたときの飲酒欲求も栄養学という視点で対処する提案をします。怒りやイライラにはカルシウム，疲れには糖分の摂取が効果的であるといった栄養素の摂取で対処できることを伝えます。同時に食行動も飲酒欲求の対処法になるので，「家族や友人と食事をする」「誰かといっしょに料理をして，その過程を楽しみながら食事をする」といった方法を伝え，これらを生活において活かすことで断酒の継続ができ，そこから行動変容につなげることが重要です。また入院中に断酒をはじめると，「嗜好が変わった」「食事量が増えた」「間食や夜食が増えた」といったように，食生活に変化が現れる人が多くみられます。これらの食生活の変化はエネルギー摂取量の過剰につながる内容の場合が多くありますが，栄養学をプログラムのなかで学んでもらうことで，このような変化も断酒を継続していくうえで必要な通過点とし，考慮しながら過剰栄養につながらないように食事内容の改善を行っていくことも大切です。　〔滝 由美〕

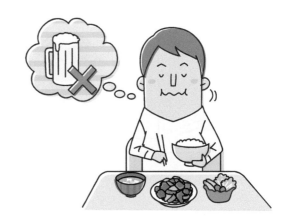

A-2 　指導前には必ず入院に至った背景，体重歴，生化学検査などを把握し，問題点を探り，複数要因やその関連性を調べておきます。指導の導入では過量飲酒が引き起こす身体への弊害を理解してもらいます。この場合，数多くの疾患や症状が指摘されているので，それらを俯瞰できる資料（付図6（219ページ））を提示したうえで2つ以下に絞り展開します。指導項目が多いと患者さんは混乱し，指導に対する理解が乏しくなります。

　当院では筋力の低下を防ぐことを重点に指導を行っています。患者さんの握力測定を通して過去と比較してもらうと大抵は思った以上に低下していることに驚かれます。このように，内容を絞り，過量飲酒の悪影響を実感してもらうことで結果が明確になると身体状況の悪化を理解される場合が多いと感じます。

　また食事療法の必要性を指導する際には，入口を広くして食に興味をもってもらうために，視覚的にわかりやすいリーフレットを作成して使用しています（付図7（219ページ））。過量飲酒の弊害を病態別に説明し，過量飲酒を中心とした不規則な食生活が継続されると将来における QOL（生活の質）低下のリスクが高まることを伝えます。

　当院全体のとりくみとして，アルコール含有の調味料（みりんや料理酒など）は提供する料理に使用していません。そのねらいは節酒ではなく断酒の意味を深く意識してもらい，治療の重要性を高めることにあります。病院食は退院後における食生活のものさしになるため，味つけや量，バランスなどをしっかり説明し，理解度を高められる指導が必要です。

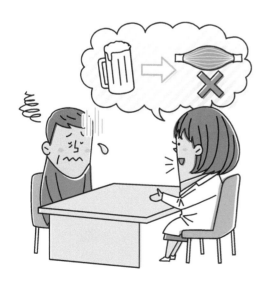

　退院前には該当する検査値や体重において入院時と退院時を比較してもらっています。そのなかで改善または悪化に対して食生活がどのように変化したのか，その要因は何かなど，患者さんがどのように実感したかを必ず聞くようにしています。断酒を含めた食習慣が健康に影響を及ぼすことを実感してもらうことで，継続的な食事療法の大切さに気づいてもらえるように心がけています。

〔福吉大輔〕

6.6 全般

Q 精神疾患の患者さんにおすすめの運動療法はありますか？

A-1 まずは運動療法をはじめる前に，開始前の運動量や体重や体組成を測定して記録しておきます。運動量の測定には歩数計を勧めています。体組成は計測しておくと体重だけではなく体脂肪率などの変化も把握できます。患者さんによっては，体重に大きな変化がなくても体脂肪率に変化が生じている場合があります。運動療法の効果が数値で見えると，患者さんのモチベーションアップにもつながるので，可能であれば測定しておきます。なお，体組成の測定は家庭用の測定機器でもできます。その際は早朝の食事摂取前に計測するなど，時間や条件を統一しておくと誤差が少なくなります。

　おすすめの運動は，最も簡便で安全性が高いウォーキングです。まず，開始前に歩数計を1週間程度装着して普段の平均歩数を測定します。測定後の歩数に1,000歩または時間として約10分程度をプラスして運動療法をはじめると，患者さんのストレスも少なく，減量効果が出やすい傾向があります。また可能であれば，歩数計を継続して装着すると運動量が毎日表示されるため，患者さん自身で運動量の「多い」「少ない」を判断することができます。

　次に，精神疾患の患者さんでは下肢筋肉量が減少している人が少なくありません。筋肉量が減少すると基礎代謝量も低下するため体重が増えやすくなります。下肢筋肉を鍛えるにはスクワット運動が効果的です。スクワット運動が無理な場合，いすの立ち上がり運動でも代用することができます。ウォーキングなどの有酸素運動でエネルギー消費をすることも大切ですが，レジスタンストレーニングなどで基礎代謝量を増やして太りにくい身体をつくるのも必要です。レジスタンストレーニング終了後にたんぱく質やビタミンDなどを摂取すると筋肉の同化が促進されるという報告もあります。

　運動は2～3日継続しただけでは効果はありません。どのような運動であっても継続することがとても重要です。そのためには，「運動は楽しくて気持ちよい」というイメージをもってもらうことが大切です。笑顔で声かけしながら，指導する側も患者さんといっしょになって運動療法にとりくんでみてはいかがでしょうか。　　　　〔石岡拓得〕

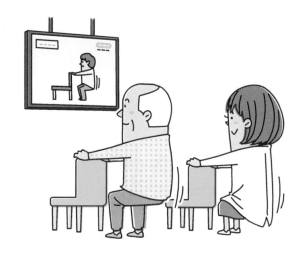

A-2 　精神科のなかでも高齢者においては転倒リスクなどから活動範囲が狭まっていることがあります。そのため，チーム医療で患者個別の状況を情報共有し，患者さんに見合った活動が大事になります。リスクを考え患者さんの身を〝守る〟必要はありますが，要介護度を高めないために活動量を増やす〝攻め〟も必要であるため，そのバランスをどのようにとるかを病院全体で考えることが重要です。

　当院で実施しているパタカラ体操と病棟内ウォーキングを紹介します。パタカラ体操とは食べ物を上手に喉の奥まで運ぶ一連の動作を鍛えるための発音による口腔運動です。口腔機能低下を予防・改善するため高齢者が多い病棟では毎日昼食前に看護師が**写真左**のようなプラカードを掲げ，発音をリードして実施しています（183 ページも参照）。

　またサルコペニアやフレイルを予防するため全身運動であるウォーキングは病棟内の廊下（**写真右**）で作業療法士を中心に実施しています。西城秀樹さんの楽曲『YOUNG MAN（Y.M.C.A.）』をかけながら 1 周 80 m ほどのスペースを利用して一度に 10 人くらいで数周歩くように声かけをしています。初めは歩かない状態でも，複数の患者さんが歩いている光景を見ると歩きはじめる患者さんや，歩いている患者さんに誘われて歩きはじめる患者さんもいます。また，車いすの患者さんも看護師に手引きされながら自分で車いすを動かしてその輪に入ります。このように全体で実施することで，患者さんの運動意欲が高まっているように感じます。

　そこで，管理栄養士は看護師と合同で定期的に下腿周囲長や握力の測定を行っています。測定値の低下がみられる際には運動内容を確認し，運動量増加の際には食事提供量を見直すなど密に連携を図っています。

　このようなとりくみもあり，現在では口から食べられない患者さんはおらず，食事の全介助が必要な患者さんも数人しかいません。入院生活において低下しやすい口腔機能と身体機能をどのような方法で維持・増進するかが大事です。それを病院全体で考えて実行することが最も重要なことかもしれません。

〔福吉大輔〕

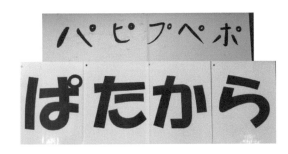
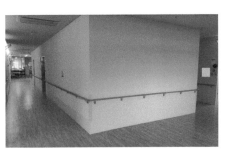

栄養食事指導している患者の情報共有の工夫を教えてください。

A-1 　当院では，栄養食事指導の状況を NST でも報告しています。NST は褥瘡対策委員会に付随して管理栄養士を中心に，医師，看護師，薬剤師，臨床検査技師，作業療法士とともに活動し，栄養管理のみならず栄養食事指導や給食管理などさまざまな栄養関連の情報を共有して検討しています。NST では低栄養の患者さんのほかに過栄養の患者についても体重の経過などを確認しますが，そのなかで一覧表やグラフの提示に合わせて指導の状況や患者さんの様子についても報告しています。このようにすることで，他職種に指導の状況を知ってもらうことができると同時に新たな患者さんの相談依頼を受けたり，患者さんの情報交換を行ったりする貴重な場となっています。

　また，精神科では一般的な栄養食事指導の対象者に加え，精神疾患による食欲不振や過食，独特なこだわりのある食習慣などについて，さまざまな相談を受けることがあります。指導の報告書を作成するまでではない相談内容もチーム医療をするうえで大切な情報です。そのため，指導報告以外の内容については，管理栄養士の活動がまとまったかたちでわかるように，栄養管理計画書の下部や栄養評価・モニタリング記録の一部に自由に書き込みができるスペースをつくり，相談と対応についても情報共有できるようにしています（図6.4）。

〔柴原奈津子〕

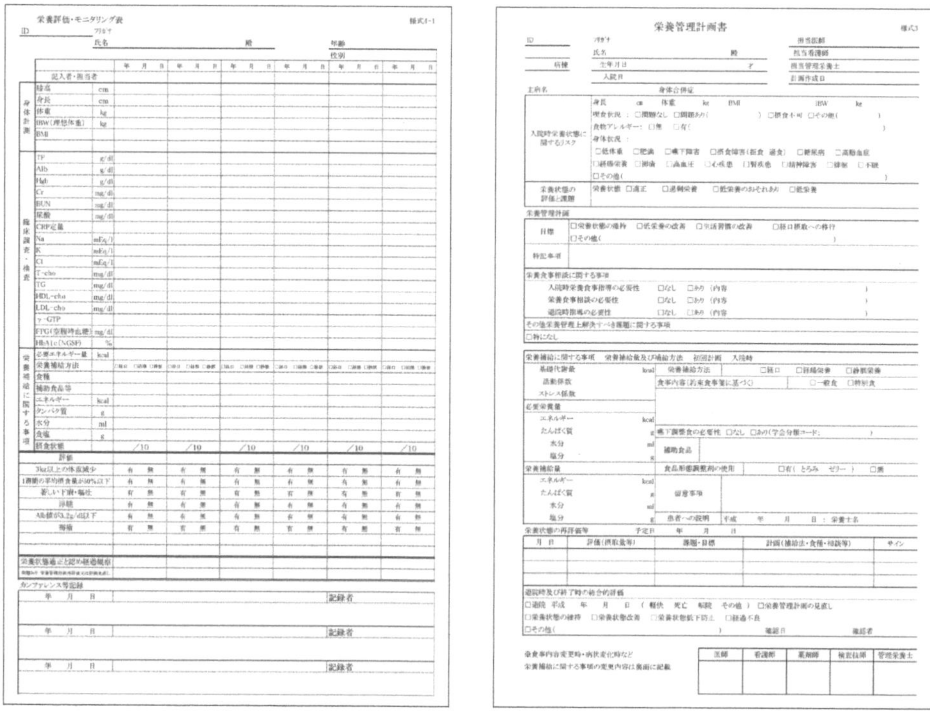

図6.4　モニタリング記録と栄養管理計画書

A-2 　当院では，栄養食事指導の情報共有として，SOAP 形式の栄養指導報告書のほか に電子カルテ上の共同記載欄への指導記録を残す工夫をしています。共同記載は図 6.5 のようなイメージで栄養指導報告書の要約に近く，実施時間が自動入力されたり，定 型文を活用できたりするため記入は簡単になっています。記録を閲覧する医療スタッフ は，他の職種には見せない一面などを確認でき，患者さんの健康に向けた考えや行動につ いて多方面から支援につなげています。栄養指導報告書も多職種で閲覧可能ですが，添付 文書のため開いて確認する必要があるので，時系列の共同記載欄は容易に経過の確認がで きるため情報共有に役立っています。

　また，全 9 病棟の各病棟において栄養カンファレンスを実施しています。月に 1 回 30 分程度病棟で開催し，参加職種は，医師，病棟看護師，薬剤師，管理栄養士をコアメン バーとしてケースワーカー，作業療法士，公認心理士が必要に応じて加わります。協議す る患者さんの抽出は職種を問わず提案可能です。管理栄養士から指導中の患者さんの様子 の報告をすると，予想外の発言や態度に驚かれることもあります。私はできる限り出席者 の意見を求めるようにしています。患者さんが頑張りすぎたり，誤解している情報を得た ときは，指導目標のハードルを下げたり，わかりやすい説明を工夫したりと，長期的に続 けられるような指導内容に軌道修正をします。

〔馬場真佐美〕

■■■栄養指導記録■■■

指導時間：15時〜15時30分
初回の栄養指導を実施しました（報告書は別紙参照）。
体重管理の留意事項の要点：
　① 間食制限（200〜300 Kcalを目安）ノートに記録
　② 病院の外周を3周ウオーキングの継続
　③ ゆっくり食べること
メタボ，中性脂肪値が気になっている。膝や腰の負担がでてきたら困るので体重を減らしたい と前向き。入院中の食事については特盛りから主食量を減らしたほうがよいことは理解してい るが，空腹感から間食が増えるかもしれないとの現実的な見通しの発言あり。相談の結果，主 食量の変更は見送り，運動と間食制限から体重管理をはじめる方法を選択。ノートに間食の内 容を記録するといった本人自らの提案を支持。
　○月○日の再指導時にノート確認予定。
　管理栄養士　馬場真佐美

図6.5　統合失調症に脂質異常症を合併した患者さんの共同記載の例

Q 集団栄養食事指導のよい工夫はありますか?

A-1 肥満を合併した統合失調症患者さんを対象に，間食のとり方について集団栄養食事指導を実施した際にはこのようなやりとりがありました。

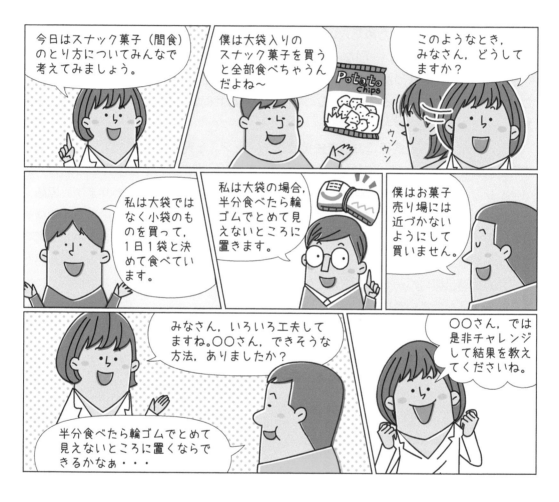

　このような会話で参加している患者さんといっしょに考えていく方法も効果的です。
　そのほか，栄養に関するクイズなどを織り交ぜながら進めていく方法も楽しく学べます。スナック菓子のほかソフトドリンクが止められないという患者さんのときは，事前に準備しておいた水，砂糖，レモン果汁などを用いて患者さんの前で即席ソフトドリンクをつくりながら指導したこともあります。「ソフトドリンクにはこんなに砂糖が入っているの!?」という驚きの声が非常に多く聞かれました。そのほか，患者さんに応じてイラスト，写真，動画などをうまく活用していくと，具体的で理解しやすく，かつ飽きない指導が可能になります。また指導の合間に簡単な運動を紹介し，いっしょに身体を動かすことなども参加している患者さんを飽きさせないという点では有効です。

〔石岡拓得〕

A-2 　集団栄養食事指導は「○○教室」などとして広く行われていますが，当院では多職種で行う「心理教育」に管理栄養士も参画しています。心理教育で行う集団栄養食事指導は，栄養だけではなく意欲や反応，他者との関係性などを評価してチーム医療の支援を行っています。

　心理教育の集団栄養食事指導では，毎回事前ミーティングを行い，患者さんの情報を多職種と共有してからはじめます。各回の統一テーマは，うつ病に関する内容です。管理栄養士は朝食やバランスのよい食事の重要性，適切な間食など生活習慣の改善を中心とした内容で講義をしています。ここで大事にしているのは，患者さんが興味をもって参加できるように回のタイトルを工夫することです。たとえば，間食の回では「チョコレート大好き，食べてもいいの？」といったタイトルにしたときもありました。心理教育の終了後は多職種と講義内容の振り返りを行い，次回につなげていきます。

　ではここで心理教育での栄養の回の事例を紹介します。「若さは食事から」というタイトルのときは，参加者全員が顔を見合わせて笑顔で「聞きたいでーす」と手を挙げてくれました。患者さんたちにとって興味深い内容だったようで，「私にもみなさんの若さの秘訣，教えてもらっていいですか？」などと声かけを行い，場を和ませてから講義に移りました。また「朝食の回」では，うつ病に効果的とされる栄養素を上手に摂取するにはどのように食事を変えたらよいかを検討しました。食品の選択のみならず，よく噛んで食べることや太陽の光を浴びることの重要性など心と体のリセット方法も話します。

　精神科における集団指導に管理栄養士が参画するうえで大切なことは，患者さんの表情や，講義内容にとりくむ様子などを観察しながら，患者さんに寄り添った指導を行うことと考えます。声のトーンやタイトルの工夫など，質問をしやすいリラックスした雰囲気づくりも大切です。

〔瀧下淳子〕

表6.6　虹と海のホスピタルで行われている心理教育の概要

● 心理教育の目的	疾患に対する正しい知識を得ることによって，今後の対処法を考える
● 管理栄養士の回の目的	うつと栄養についての正しい知識を学び，食生活の改善につなげる
● 担当スタッフ	医師，看護師，管理栄養士，薬剤師，作業療法士，精神保健福祉士，公認心理師
● 時間	各回1時間
● 頻度	週1回，全12回

在宅訪問栄養食事指導の方法とポイントを教えてください。

A-1 　カルテからの情報収集は基本ですが，他職種からの情報収集もとても大切です。患者さんが利用しているスーパー，お弁当屋さん，ヘルパーの利用状況など，食生活に関連する情報については事前に収集しておきます。可能であれば患者さんが利用しているスーパーやお弁当屋さんなどは事前に調査してお店の特徴を把握しておくと，その後の指導がスムーズに行えます。このちょっとした調査で，「○○スーパーだと野菜コーナーにカット野菜が1袋○○○円で売っていますよ」とか「○○のお総菜屋さんではお弁当のご飯の量が調節できますよ」など，非常に具体的で理解しやすい指導につなげることができます。

　また，単身生活者では「購入した食材や調味料が使い切れない」といった悩みも多く聞かれます。当院では使用する調味料の種類が少なくてすむ食材別のレシピなどを作製し，必要な患者さんに配布することで対応しています（付図8（219ページ））。

　さらに，まな板，包丁，鍋などといった基本的な調理機器が一切ないため電子レンジしか使えず，食事のほとんどがスーパーのおにぎりか外食ですませるという患者さんもいました。栄養バランスが非常に悪く，極度の貧血でしたが，電子レンジのみで調理可能なレシピを作成して配布したところ，料理に興味をもちはじめ，その後はフライパンなどを購入して少しずつ自炊をするようになりました。それとともに貧血も改善しています。実際に患者さんが生活しているお宅に訪問して生活状況に応じた指導はとても大切です。

　次に，実際に在宅訪問する際はコンパクトな体重計を持参することをお勧めします。患者さんのなかには長期間，体重を計測していない場合もあれば，体重計がない場合などもあります。体重計測は栄養管理の基本なので携帯しておいて損はしません。同様に，クッキングスケールも携帯しておくと何かと便利です。食材の量，特にご飯の量を具体的に示すことができるので重宝します。患者さんが毎日使用しているお茶碗などを用いて適量のご飯をいっしょに盛りつけると，適正量が理解しやすくなります。また，お宅を訪問した際，最も気になるのは冷蔵庫です。患者さんによっては冷蔵庫のなかを見せることに抵抗する場合もありますが，「どのような食材が残っているか冷蔵庫のなかを見せていただけますか？」などと上手に声かけすると，比較的スムーズに見せてもらうことができます。

　最後に，患者さんのお宅を訪問してみると，料理や食材などを冷蔵庫に保管せず室内に放置されていることもあります。さらには，調理に使用するまな板などの調理器具が不衛生にとり扱われていることもあります。その際は可能な範囲でよいので食中毒予防の点からも食材などの適切な保管方法，調理器具の洗浄・消毒方法，手洗い方法などについても併せて指導することが大切です。

〔石岡拓得〕

A-2 精神疾患の患者さんの訪問栄養食事指導を経験したなかから，ここでは導入と目的の重要性について述べたいと思います。

　これまで訪問栄養食事指導を行った患者さんは，ほとんどが不定期に外来で指導をしている，もしくは作業療法士と連携した料理教室に参加している方でした。訪問栄養食事指導は患者さんの自宅に伺うので，ある程度，患者さんとの関係性を築けていることが重要です。一例だけ，栄養食事指導を行っておらず，また料理教室にも参加していない患者さんの自宅を訪問したことがありましたが，このケースは，すでに関係が築けている看護師と精神保健福祉士に同行したものでした。このときは訪問栄養食事指導料を算定することもなく，今後の支援を検討するための目的でした。ですから最初は指導というよりも関係の構築を図ることになります。訪問栄養食事指導を行うにあたっての導入部分はとても重要なので，指導を行う際には事前にチーム医療を通じて患者さんと管理栄養士の関係を築いておくことが必須といえるでしょう。

　次に目的の重要性です。これは手探りで訪問栄養食事指導していたときに経験した例を紹介します。統合失調症の患者さんの自宅に訪問し，家にあるものでいっしょに調理をするという調理指導を行っていました。この指導では，患者さんの自宅に伺うまで料理は決まっておらず，その場の判断で自宅にある食材で調理の工夫や食事の用意・片づけを指導していました。すると，何回か訪問しているうちに患者さんが「これあるから○○をつくって」と料理のリクエストをするようになり，さらには調理への参加意欲も失せ，「つくっておいて」というようになってしまいました。これは大きな反省点で，訪問栄養食事指導における事前説明と目的設定の重要性を痛感しました。このような経験もあり，のちの訪問では，調理指導を実施するにせよ，しないにせよ，事前に患者さんと訪問当日の流れや習得するスキルなど目的を明確化して行うようにしています。

〔阿部裕二〕

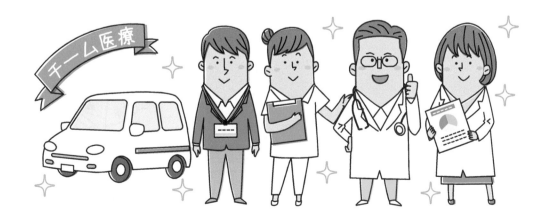

Q 栄養食事指導の件数を増やす工夫はありますか？

A-1 　栄養食事指導の件数を増やすには指導の効果を上げることです。指導によって患者さんの健康や疾病が改善した経験は，患者さんのみならず，依頼した医師，担当した管理栄養士にとってプラスに働きます。効果があれば，医師はさらに栄養食事指導の依頼をしてくれるようになるでしょうし，管理栄養士自身も自信をもって指導を行うようになります。

　効果を上げるためには，病態に対する知識だけではなく，指導に活かす行動医学の視点，カウンセリングや心理・行動変化への手法を研鑽することが必要です。しかし初めからうまくできる人はいません。ですから，まずは誠実に話を聞いて患者さんを知ること，患者さんの立場に立って考え，負担の少ないちょっとした頑張りで効果が出ることを考えることが大事です。効果があればやる気につながりますが，一度にたくさんの課題をこなすことは難しいので，ひとつひとつの課題をじっくり解決していくのがよいでしょう。

　精神疾患の患者さんの栄養食事指導は一筋縄ではいきません。その人の知的能力，こだわり，経済面，生活，サポート体制など，さまざまな情報を考慮することが必要です。対人恐怖をもつ場合や，他者とのコミュニケーションが苦手な場合，話が長い場合や，逆になかなか話さない場合などさまざまです。話ができるような信頼関係をつくることからはじめます。

　入院患者さんの場合は，栄養管理の一環で，本人と話す際に食事や栄養について困っていることはないか確認しながら，そのときの反応をみてその場でアドバイスをし，「詳しく知りたいようであれば個別で栄養指導をしましょうか？」と声をかけるようにしています。

　糖尿病や脂質異常症などの病気を併発している場合は，患者さんだけではなく医師へも可能であれば栄養食事指導をしたい旨を伝えます。または，看護師と「食生活が問題ですよね，栄養指導はどうでしょう？」と話をしておくと，看護師から患者さんや医師へ提案してくれることがあります。入院中に看護師が患者さんの退院後の生活を検討している場合も多いので，いっしょに栄養食事指導に入ってもらうことも望ましい方法です。多職種と連携することで，患者さんの生活全般を考えた指導ができ，患者さんの満足度を高めることができるでしょう。

〔小池早苗〕

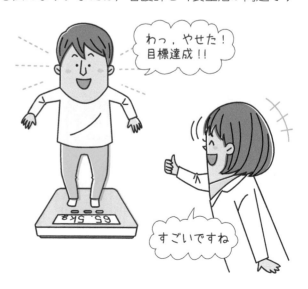

わっ、やせた！
目標達成！！

すごいですね

A-2 　少し異なった視点で外来の栄養食事指導の件数を増やす工夫を考えてみたいと思います。

　通常の指導は，診察後に栄養指導室に寄っていただき実施することが多いと思いますが，診察前の待ち時間を利用して行うのも工夫のひとつです。診察前に指導を行うことが直接的に指導件数の増加につながるかというと必ずしもそうではありませんが，そのメリットがいくつかあります。

　1つめは患者さんの待ち時間を減らすことができます。検査や診察をひととおり行った後で栄養食事指導になると，患者さんの都合や疲労などによって指導が中断となってしまうことがあります。そうならないためにも患者さんがスムーズに診療を受けられるように医療従事者が診療の流れを築くことは大切で，その一環として診察前に指導を行うことを検討してみるのもよいでしょう。

　2つめは栄養食事指導の様子をすぐに医師と共有できることです。たとえば食事療法を努力して減量に成功した場合，診察前に指導を行っていれば，その様子を栄養指導報告書に記すことで具体的な努力のポイントや体重管理がうまくできたことへの受け止め方などを医師へ知らせることができ，指導の効果が伝えやすくなります。

　3つめは，経験からですが，診察後に患者さんに栄養食事指導を行っていると，生活状況を振り返るうちに「気になっていた症状や心配事を先生に伝え忘れてしまった」などということがしばしば起こります。診察前の指導では，そのような症状や気がかりな点の表出があれば，それを後の診察で医師と忘れずに確認するようにアドバイスすることが可能になります。

　実際，国府台病院では精神疾患の患者さんの栄養食事指導を多く行っており，その指導を診察前・後で割合を調べたものが図6.6になります。診察後に指導を行っている患者さんもいますが，いろいろな工夫をして指導を受けやすくすることは患者さんにとって有益で，栄養食事指導の件数が増えるきっかけになるかもしれません。　　　　　〔阿部裕二〕

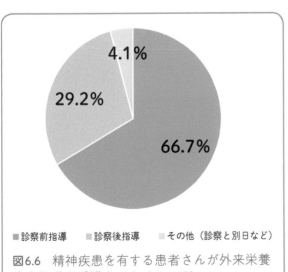

■診察前指導　■診察後指導　■その他（診察と別日など）

図6.6 精神疾患を有する患者さんが外来栄養食事指導を受講するタイミング

〔国立国際医療研究センター国府台病院のデータより〕

精神科の栄養食事指導でスキルアップする方法はありますか？

A-1 精神科の栄養食事指導は，精神疾患にさまざまな身体的疾患を合併していることが多く，精神疾患の患者さんに特徴的な食生活を加味考慮した指導が求められます。そのため，一般診療科の知識に加え，精神疾患に対応するための高度な知識と技術が必要となります。そこで，精神疾患の基本や，精神科疾患をもつ患者さんの栄養食事指導・栄養管理についての研鑽する方法を 2 つ紹介します。

ひとつは日本精神科医学会です。各県の精神科病院協会に所属している施設に勤務している管理栄養士・栄養士は，自動的にその上部団体である公益社団法人日本精神科病院協会が主催する日本精神科医学会の会員となります。学会員は精神科の基礎を学ぶ通信教育スタンダードコースを受講することができます。通信教育制度では 1 年間のスタンダードコースを修了すると，日本精神科医学会認定栄養士の受験につなげることができます。さらに，日本精神科医学会では毎年学術大会を開催しており，管理栄養士の参加も可能です。また，日本精神科医学会学術研修会栄養士部門や，各県の精神科病院協会が主催する栄養部門の研修会などに参加して研鑽を深めることもできます。

もうひとつは精神科の管理栄養士・栄養士が専門に学ぶ場として全国精神科栄養士協会があります。精神科に関心のある管理栄養士や栄養士が全国から集い研鑽を行っています。毎年首都圏を中心とした全国精神科栄養士研修会と各地をまわる NNP セミナーを開催しており，全国精神科栄養士研修会は日本精神科医学会認定栄養士の更新要件にもなっています。

このほか，公益社団法人日本精神神経学会や，一般社団法人日本精神神経薬理学会など，関連学会も最近では多職種協働が進むなかで医師以外のコメディカルの参加も歓迎しています。さらなるスキルアップのためにも関連学会への参加も勧めます。　　〔西宮弘之〕

認定栄養士資格要件	要件 1：日本精神科医学会会員（正・準）であること 要件 2：医療保健機関等に勤務する常勤の管理栄養士 5 年経験 要件 3：日精協主催の通信教育「STANDARD コース」終了 要件 4：「日本精神科医学会認定栄養士研修会」を 5 年以内に修了
試験内容	一次審査：書類審査 二次審査：筆記試験・論文・面接
更新要件	研修会：認定期間 5 年間の研修会 2 回以上受講 　日本精神科医学会あるいは学術研修会栄養士部門を 1 回以上受講 　全国精神科研修会 1 回以上受講 論文：症例等提示 2 事例（栄養管理・栄養指導・給食管理から 2 種） 審査：書類審査・論文審査

A-2 　栄養食事指導に限ったことではありませんが，「要点をわかりやすく伝える」ことは日常の業務でも意識しています。それは間接的に精神科栄養食事指導のスキルアップにつながっていると感じているからです。

　栄養食事指導でいう「要点」とは，指導内容の中心となる最も重要なポイントであり，指導する患者さんにいちばん伝えたいことです。しかし，患者さんに要点のみを伝えても，ほとんど指導効果はありません。また要点が長くなると，何が重要なポイントなのか理解しづらくなり，相手に伝わりにくくなります。そのため，短く理解しやすい要点とするためには日頃から訓練が必要です。たとえば，会議の議事録や報告書などの日常で作成する文章の字数は可能な限り短く，読む相手が十分理解できる文章となっているかを常に意識して作成することも訓練方法のひとつです。

　次に「わかりやすく伝える」という点ですが，栄養学以外の話題や知識を組み合わせることで，相手の理解が深まることをよく経験します。近所のスーパーの特売日の話題，最近のニュースやスポーツ情報など患者さんが関心を寄せていることであればなんでも構いません。そのような話題を織り交ぜ，ときにはたとえ話などを用いることで要点をわかりやすく伝えることが可能となります。もちろん，一方的に伝えるばかりではなく，患者さんの話を丁寧に傾聴することも忘れてはいけません。また，指導の対象となる患者さんの多くは日常の食生活が崩れており，それを修正するのが管理栄養士の役割です。特に精神疾患の患者さんは，調理の能力や環境，金銭面などの生活状況は個々で大きく異なるので，柔軟に対応できる幅広い料理の知識，献立作成能力が不可欠です。

　精神科領域の栄養を学ぶ機会が少なく，悩まれる人は多いと思いますが，近年では多くの学会や研究会で精神科領域の栄養が注目されはじめています。自身が必要と思う研究会や学会に積極的に参加し，新たな知識を習得することも必要です。まずは，日常業務へのとりくみ方，そしてとりくむ姿勢を正していくことこそが精神科栄養食事指導でスキルアップするいちばんの近道と考えます。それが実践できたら，臨床で得られた研究結果や貴重な症例などを学会発表や論文投稿したり，アウトプットを意識した勉強にチャレンジしてください。たとえば，学会発表などは他者との活発な討論が可能となり，論文投稿は他者から査読を受けるので，自分のとりくみが客観的に評価されます。このようなとりくみもスキルアップには大切です。

〔石岡拓得〕

精神疾患の栄養食事指導
〔資料集〕

食生活状況聞き取り調査票

(記入者：　　　　　　　)
- 記入日＿＿＿年＿＿＿月＿＿＿日
- ID：＿＿＿＿＿＿　患者名：＿＿＿＿＿＿＿＿＿
- 疾患名：＿＿＿＿＿＿＿＿＿　(合併症：　　　　　　　　　　　　　　　　　　　)
- 喫煙の有無：なし　・　あり(　　　本/日)

○身体状況・生活状況について
- **身長**(　　　)cm　　**体重**(　　　)kg　　**BMI**(　　　)kg/㎡
- **体脂肪率**(　　　)%　　**握力**(　　　)kg　　**歩数**(　　　)歩
- その他身体計測値(　　　　　　　　　　　　　)青字はわかる範囲で記入
- **最近、大きな体重変化はありましたか？** 減少　・　増加(　　頃から　　　　kg)
- **定期的に実施している運動などはありますか？**
　　　ない　・　ある(月・週・日に　　　　　を　　　　　程度実施している)
- **現在の生活は？**
　　独り暮らし　・　施設　・　家族と同居(父・母・兄弟・妻・夫・子供・孫・その他(　　　))
- **起床時間・就寝時間はだいたい決まっていますか？**
　　　決まっていない　・　決まっている(起床：　　　　　就寝：　　　　　)
- **健康、運動および食生活などについて相談にのってくれる人はいますか？**
　　　いない　・　いる(　　　　　　　　　　　　　　　　　　　　　　)
- **便秘はありますか？**　ない　・　ある(対処方法：　　　　　　　　　)
- **歯磨き習慣はありますか？**　ない　・　ある(朝食前・朝・昼・夕・就寝前)
- **歯や口腔内、摂食嚥下に関することで困っていることはありますか？**
　　　ない　・　ある(　　　　　　　　　　　　　　　　　　　　　)

○食習慣について
- **普段の食事は主に誰が準備しますか？**
　　　自分　・　施設の食事　・　その他(　　　　　　　　　　)
- **食事内容は？**　手作り　・　お総菜　・　お弁当　・　その他(　　　　　)
- **食事は1日3食摂取していますか？**
　　　摂取している　・　(朝食・昼食・夕食　)を摂取していない
- **食事の摂取時間は決まっていますか？**
　　　朝食：(決まっていない　・　決まっている(　　　　))
　　　昼食：(決まっていない　・　決まっている(　　　　))
　　　夕食：(決まっていない　・　決まっている(　　　　))
- **常に空腹感を感じて食欲が止まらなくなることはありますか？**　ない　・　ある
- **甘い食べ物や甘い飲み物などが無性に欲しくなることはありますか？**
　　　ない　・　ある(どの様な時？　　　　　　　　　)
- **ジュース，コーヒーなど好んで摂取している清涼飲料水はありますか？**
　　　ない　・　ある　(何を？　　　　　どの程度？　　　　)
- **強い喉の渇きを感じることはありますか？**
　　　ない　・　ある(どの様な時？　　　　　　　　　)
- **夜食や間食を摂取する習慣はありますか？**
　　　ない　・　ある(何を？　　　　　どの程度？　　　　)
- **外食は頻繁にしますか？**
　　　しない　・　する(何を？　　　　　どの程度？　　　　)
- **飲酒の習慣はありますか？**
　　　ない　・　ある　(何を？　　　　　どの程度？　　　　)

全国精神科栄養士協議会

付図1　アセスメントシート

栄養指導アンケート

このアンケートは、これから指導する上で、効果的に行うために
必要な健康状態・食習慣などをお聞きするものです。詳しくご記入下さい。

記入日　　　年　　月　　日

氏名		男・女		外来・入院（　　）	担当医	
住所					TEL	

生年月日	明治・大正・昭和	年　月　日生	
身長	cm	体重	Kg	職業
同居家族（本人含めて）			人
主な調理担当者	本人・妻・母・嫁・その他（　　　）		

1．最近の体調はどうですか？（いくつでも可）
　　1．普通　　2．良い　　3．疲れやすい　　4．だるい　　5．便秘ぎみ
　　6．その他（　　　　　　　　　）

2．食欲はどうですか？
　　1．普通　　2．よく食べる　　3．食欲がない

3．食物アレルギーはありますか？
　　1．ない　　2．ある（食品名　　　　　　　　）

4．親族に同病の方がいますか？
　　1．いない　　2．いる（病名　　　　　誰ですか　　　）

5．栄養指導をいままでに受けたことがありますか？
　　1．ない　　2．ある　（いつ頃　　　　病名　　　　　）

6．食事の時間及び就寝時間はだいたい何時頃ですか？
　　朝食　　時頃，昼食　　時頃，夕食　　時頃，就寝時間　　時頃

7．間食はしますか？
　　1．しない　　2．時々する　　3．よくする
　　　（食品名　　　　　　何時頃　　　　　　）

8．外食はしますか？
　　1．しない
　　2．時々する（月に何回くらい　　　回・何を食べますか　　　　　）
　　3．ほぼ毎日する（何を食べますか　　　　　　　　　　　）

9．市販の惣菜・弁当・レトルト食品・カップ麺等を使いますか？
　　1．使わない　　2．時々使う　　3．よく使う
　　　（何を使いますか　　　　　　　　　　　）
　　　（週に何回くらい使いますか　　　　　）

10．味付けはどうですか？
　　1．うすい　　2．普通　　3．甘い　　4．塩味が強い　　5．辛い

11．好きな食べ物（　　　　　　　　　　　　　　　　）

12．嫌いな食べ物（　　　　　　　　　　　　　　　　）

13．コーヒー・紅茶などをよく飲みますか？
　　1．飲まない　　2．時々飲む
　　3．毎日飲む（1日何杯位飲みますか　　　　杯）
　　　（1日に砂糖とミルクは？　砂糖　　杯　甘味料　　杯　ミルク　　杯）

14．スポーツドリンク類・ジュース類・缶コーヒー類等飲みますか？
　　1．飲まない　　2．少し飲む　　3．よく飲む（1日に　　　本位）
　　　（種類は何ですか　　　　　　・週に何回ですか　　　　）
　　　（1回量はどれくらいですか　　　　　　　　　　　）

15．アルコール類は飲みますか？
　　1．飲まない　　2．少し飲む　　3．毎日飲む
　　　（種類は何ですか　　　　　　・量はどれくらいですか　　　）

16．常用しているサプリメントや健康食品などはありますか？
　　（　　　　　　　　　　　　　　　　　　　　　　）

17．タバコは吸いますか？
　　1．吸わない　　2．以前吸っていた（いつ頃まで　　　　　）
　　3．吸う（　　　本）

18．通勤以外に運動をしていますか？
　　1．してない　　2．している
　　　（何をしていますか　　　　　　・週に何回ですか　　　　）

19．食事の事等で、知りたい点、気になる点がありましたら記入して下さい。
　　_____
　　_____

東京武蔵野病院　栄養科

付図2　栄養指導アンケート

付表1　食事記録表

食事記録表（1）

氏名＿＿＿＿＿＿＿＿＿

※2日間の食事内容を出来るだけ正確に記入して下さい。

東京武蔵野病院

記入例				月　　日			月　　日		
献立名	材料名	使用量		献立名	材料名	使用量	献立名	材料名	使用量
パン	食パン	6枚切り1枚	朝食						
	マーガリン	5g							
牛乳	牛乳	コップ1杯							
炒り卵	卵	1個							
	玉ねぎ	30g							
	油	3g							
きつねうどん	うどん	1玉	昼食						
	油揚げ	半分							
	なると	2切れ							
	ねぎ	少し							
	砂糖	少し							
	しょうゆ	少し							
みかん	みかん	2個							
ご飯	ご飯	軽く1杯（150g）	夕食						
塩焼き	さんま	中1尾							
	大根おろし	少し							
	しょうゆ	少し							
お浸し	ほうれん草	80g							
	糸かつお	少し							
味噌汁	豆腐	1/4丁							
	若布	少し							
	味噌	10g							
缶ジュース		1本	間食						
あんぱん		1個							
コーヒー	コーヒー	小1杯							
	砂糖	小1杯							
	ミルク	5g							

お食事日記

	月 日（ ）		月 日（ ）		月 日（ ）	
	食べたもの	量	食べたもの	量	食べたもの	量
朝食						
おやつ						
昼食						
おやつ						
夕食						
おやつ夜間						
総摂取量	摂取量 エネルギー タンパク質 脂質 糖質 繊維 コレステロール		摂取量 エネルギー タンパク質 脂質 糖質 繊維 コレステロール		摂取量 エネルギー タンパク質 脂質 糖質 繊維 コレステロール	

・ジュースや果物、お菓子なども飲んだり食べたりしたら、記入して下さい。
・カップラーメンも食事時間以外に食べた場合はおやつに記入してください。

〔弘前愛成会病院診療部栄養科〕

付図3　お食事日記

付表2 摂食・嚥下障害評価表

摂食・嚥下障害評価

<table>
<tr><td rowspan="3">栄養方法</td><td rowspan="2">経口摂取</td><td>□ 常菜</td><td>□ 軟菜</td><td>□ 軟菜一口大</td><td colspan="2">□ 極刻み</td></tr>
<tr><td>□ ミキサー</td><td>□ 流動食</td><td>□ 絶食</td><td colspan="2">□ その他(　　　　　)</td></tr>
<tr><td>水分</td><td>□ トロミなし</td><td>□ トロミ付き</td><td>□ 禁</td><td></td><td></td></tr>
<tr><td colspan="2">補助(代替)栄養</td><td>□ なし
□ その他(　　)</td><td>□ 経鼻経管</td><td>□ 胃瘻</td><td colspan="2">□ 点滴</td></tr>
<tr><td colspan="2">座位耐久性</td><td>□ 十分</td><td>□ 不十分</td><td>□ 不可</td><td></td><td></td></tr>
<tr><td rowspan="4">① 認知</td><td>意識</td><td>□ 清明</td><td>□ 不清明</td><td>□ 傾眠</td><td></td><td></td></tr>
<tr><td>意思表示</td><td>□ 良</td><td>□ 不確実</td><td>□ 不良</td><td></td><td></td></tr>
<tr><td>従命</td><td>□ 良</td><td>□ 不確実</td><td>□ 不良</td><td></td><td></td></tr>
<tr><td>食への意欲</td><td>□ あり</td><td>□ なし</td><td>□ 不明</td><td></td><td></td></tr>
<tr><td rowspan="7">② 食事</td><td>摂食量</td><td>□ 100〜76%</td><td>□ 75〜51%</td><td>□ 50%以下</td><td></td><td></td></tr>
<tr><td>摂食時間</td><td>□ 早い</td><td>□ 普通</td><td>□ 遅い</td><td></td><td></td></tr>
<tr><td>摂取姿勢</td><td>□ 椅子</td><td>□ 車椅子</td><td>□ 端座位</td><td colspan="2">□ bed up (　　)°</td></tr>
<tr><td>摂取方法</td><td>□ 自立</td><td>□ 見守り</td><td>□ 部分介助</td><td colspan="2">□ 全介助</td></tr>
<tr><td>飲食中のムセ</td><td>□ なし</td><td>□ 時々</td><td>□ 頻回</td><td></td><td></td></tr>
<tr><td>口腔内食物残留</td><td>□ なし</td><td>□ 少量</td><td>□ 多量</td><td></td><td></td></tr>
<tr><td>流涎</td><td>□ なし</td><td>□ 少量</td><td>□ 多量</td><td></td><td></td></tr>
<tr><td>③ 頭部</td><td>頸部可動域</td><td>□ 制限なし</td><td>□ 少し動く</td><td>□ 不動</td><td></td><td></td></tr>
<tr><td rowspan="2">④ 口腔</td><td>義歯</td><td colspan="3">□ あり (□ 適合　□ 不適合　□ 未使用)</td><td colspan="2">□ なし (□ 必要　□ 不要)</td></tr>
<tr><td>衛生状態</td><td>□ 良好</td><td>□ 不十分</td><td>□ 不良</td><td></td><td></td></tr>
<tr><td rowspan="6">⑤ 口腔咽頭機能</td><td>開口量</td><td>□ 3横指</td><td>□ 2横指</td><td>□ 1横指以下</td><td></td><td></td></tr>
<tr><td>口角下垂</td><td>□ なし</td><td>□ あり(右)</td><td>□ あり(左)</td><td></td><td></td></tr>
<tr><td>軟口蓋運動</td><td>□ 十分</td><td>□ 不十分</td><td>□ なし</td><td colspan="2">□ 観察不可</td></tr>
<tr><td>咬合力</td><td>□ 十分</td><td>□ 不十分</td><td>□ なし</td><td></td><td></td></tr>
<tr><td>舌運動　挺舌</td><td>□ 良好</td><td>□ 下唇を超え無い</td><td>□ 不能</td><td></td><td></td></tr>
<tr><td>偏位</td><td>□ なし</td><td>□ あり(右)</td><td>□ あり(左)</td><td></td><td></td></tr>
<tr><td rowspan="3">⑥ スクリーニングテスト</td><td>反復唾液嚥下テスト(RSST)</td><td>□ 3回以上</td><td>□ 2回以下</td><td>□ 実施不可</td><td></td><td></td></tr>
<tr><td>改訂水飲みテスト(MWST)</td><td>□ 1点　□ 2点</td><td>□ 3点</td><td>□ 4点</td><td>□ 5点</td><td>□ 判定不能</td></tr>
<tr><td>フードテスト</td><td>□ 1点　□ 2点</td><td>□ 3点</td><td>□ 4点</td><td>□ 5点</td><td>□ 判定不能</td></tr>
<tr><td colspan="2">⑦ 発語明瞭度</td><td colspan="2">□ よくわかる
□ 聞き手が話題を知っていればどうやらわかる</td><td colspan="3">□ ときどきわからない話がある
□ ときどきわかる話がある　□ 全くわからない</td></tr>
<tr><td>⑧ 呼吸機能</td><td>随意的な咳</td><td>□ 十分</td><td>□ 不十分</td><td>□ 不可</td><td></td><td></td></tr>
<tr><td colspan="2">⑨ 摂食・嚥下機能に影響を与える薬物摂取の有無</td><td colspan="5">□ なし　□ あり(以下に詳細)
□ 抗精神病薬　□ 抗不安薬　□ 抗うつ薬　□ 抗てんかん薬
□ その他(　　　　　　　　　　)</td></tr>
</table>

〔慈雲堂病院診療支援部栄養科〕

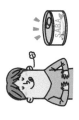

管理栄養士の お手軽簡単レシピ

<サバ缶丼> 約413 kcal

分量（1人分）
ごはん…200ｇ
サバ水煮缶…1缶
たまねぎ…1/2個
めんつゆ…大さじ1杯
紅生姜…適量

作り方
1. ごはんを温める
2. たまねぎを薄切りにする
3. フライパンにたまねぎを入れその上にサバ缶を汁ごと入れめんつゆをかける
4. 中火で5〜6分煮る
5. 丼にご飯を盛りつけ、4をのせ好みで汁をかけて紅生姜を飾る

栄養ポイント

サバの特徴は脂質が多いこと。
不飽和脂肪酸のDHA（ドコサヘキサエン酸）やEPA（エイコサペンタエン酸）がたっぷり補給できます。
DHAは中性脂肪を下げる効果があり、また神経伝達のやりとりをスムーズにするので認知機能を高め、認知症改善や学習機能の向上、視力低下の抑制にも効果を発揮します。EPAも中性脂肪を下げる効果があり、同時に血栓を防ぐはたらきが期待できる。また、動脈硬化の予防にも効果的です。

生のサバは傷みやすいのですぐに調理する必要があります。が、サバ缶は保存することができます。また、圧力処理をされているので骨ごと食べられるところも魅力のひとつです。

[成増厚生病院栄養科]

付図5 時短調理のレシピ例

食事摂取のポイント ～座位編～

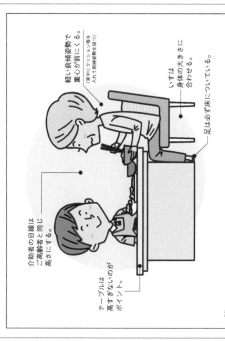

・肘付きの椅子などを用いて肘の位置の固定を図る（テーブルに肘をのせてもOK）
・テーブルと身体の隙間はこぶし1個分まで近づける
・テーブルの高さは肘をのせた際に肘が90度
・おとがい（下あご、または下あごの先）と胸骨までの距離はこぶし1個分に調整

介助者の目線はご高齢者と同じ高さにする。

軽い前傾姿勢で重心が前にくる。（背中にクッション等を入れて前傾姿勢を促く）

いすは、身体の大きさに合わせる。

足は必ず床についている。

テーブルは高すぎないのがポイント。

●食事形態をダウンする前に
・口腔内の保清は良好ですか？
・患者に合ったスプーンを使用していますか？
・適正な姿勢で摂取していますか？
・箸やスプーンなど食具は適切でしたか？

適正なポジショニング、口腔ケア、食具を用いて誤嚥・窒息事故を防ぎましょう。

[弘前愛成会病院 栄養チーム会]

付図4 食事摂取のポイント ～座位編～

「キャベツ」使いきりレシピ

◆このレシピで使用する基本調味料は塩、こしょう、砂糖、しょうゆ、ソース、ケチャップ、マヨネーズ、サラダ油です。

●キャベツの卵炒め
使用する材料：キャベツ、卵、塩、こしょう、ソース、サラダ油
・キャベツ：ひと口大に切る。卵：1〜2個を割りほぐしておく。
・フライパンにサラダ油を熱しキャベツを炒め、塩・こしょう、ソースで味つけする。
・最後に卵を加え、卵に火が通るまで炒めたら完成。
※卵がないとき：魚肉ソーセージ、ちくわ、ツナ缶などで代用できます。

●キャベツのオーロラサラダ
使用する材料：キャベツ、マヨネーズ、ケチャップ
・キャベツ：千切り（細長く切る）
・切ったキャベツにマヨネーズとケチャップを加えてかき混ぜて完成。
※ゆでたり切った卵、ツナやサラダチキン、魚肉ソーセージをいっしょに混ぜてもおいしくなります。

●キャベツの親子丼
使用する材料：キャベツ、焼き鳥缶、卵、こしょう、しょうゆ、砂糖
・キャベツ：ひと口大に切る。卵：1〜2個を割りほぐしておく。
・鍋に切ったキャベツ、焼き鳥缶、水（コップ半分）を入れたら火にかけて煮る。
・しょうゆ、砂糖で味つけしたら卵を加えて卵が半熟になれば完成。
※焼き鳥缶がないとき：ツナ缶、鯖水煮缶、油揚げなどで代用できます。

●煮込みキャベツ
使用する材料：キャベツ、鶏肉、塩、こしょう、ケチャップ
・キャベツ：ひと口大に切る。鶏肉：ひと口大に切る。
・鍋に切った鶏肉と水（コップ半分）、塩・こしょうを入れたら火にかけて煮る。
・沸騰したらケチャップを加えてかき混ぜて20分程度弱火で煮込めば完成。
※鶏肉がないとき：豚肉、ひき肉、牛肉、冷凍ハンバーグなどでも代用できます。

[弘前愛成会病院診療部栄養科]

付図8 キャベツのレシピ例

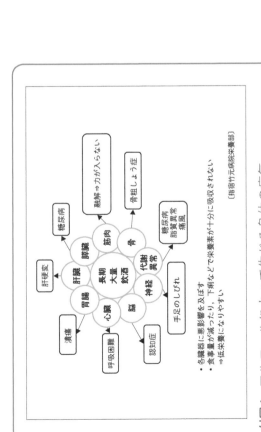

・各臓器に悪影響を及ぼす
・食事量が減ったり、下痢などで栄養素が十分に吸収されない
→低栄養になりやすい

[指宿竹元病院栄養部]

付図6 アルコールによって生じる身体の病気

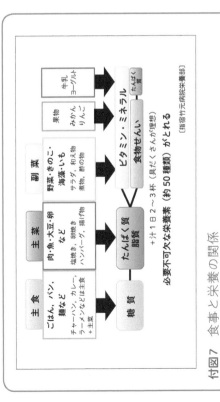

必要不可欠な栄養素（約50種類）がとれる

汁1日2〜3杯（具だくさんが理想）

[指宿竹元病院栄養部]

付図7 食事と栄養の関係

219

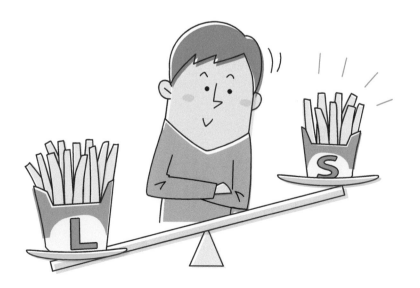

索 引

● ● ●

 や行

ら行，わ行

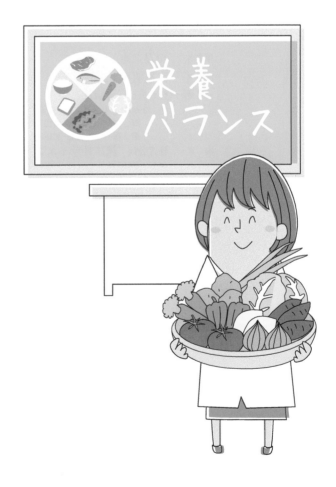

編者紹介

功刀　浩（くぬぎ　ひろし）（博士（医学），精神科医）

1986年　東京大学医学部卒業

現　在　帝京大学医学部精神神経科学講座主任教授・同大学医学部
　　　　附属病院メンタルヘルス科診療科長

阿部裕二（あべ　ゆうじ）（修士（心身健康科学），管理栄養士）

2000年　東京農業大学短期大学部栄養学科卒業
2008年　人間総合科学大学大学院人間総合科学研究科修了
現　在　（独）国立病院機構 東京病院栄養管理室栄養管理室長

NDC 493.7　　239 p　　　26 cm

臨床に役立つ精神疾患の栄養食事指導（りんしょうにやくだつせいしんしっかんのえいようしょくじしどう）

2021年 7 月26日　第 1 刷発行
2023年 2 月 9 日　第 3 刷発行

編著者　功刀　浩（くぬぎ　ひろし），阿部裕二（あべ　ゆうじ）

発行者　髙橋明男

発行所　株式会社　講談社
　　　　〒112-8001　東京都文京区音羽 2-12-21
　　　　　　　販　売　（03）5395-4415
　　　　　　　業　務　（03）5395-3615

KODANSHA

編　集　株式会社　講談社サイエンティフィク
　　　　代表　堀越俊一
　　　　〒162-0825　東京都新宿区神楽坂 2-14　ノービィビル
　　　　　　　編　集　（03）3235-3701

本文データ制作
カバー・表紙印刷　株式会社双文社印刷
本文印刷・製本　株式会社ＫＰＳプロダクツ